心路医路™
呼吸分册

心路醫路

——呼吸分册

主编◎ 钟南山 王辰

U0224293

中国协和医科大学出版社

图书在版编目（CIP）数据

心路医路. 呼吸分册/钟南山，王辰主编. —北京：中国协和医科大学出版社，2011.9666

ISBN 978 –7 –81136 –571 –9

Ⅰ. ①心… Ⅱ. ①钟… ②王… Ⅲ. ①临床医学 ②呼吸系统疾病 –诊疗 Ⅳ. ①R4 ②R56

中国版本图书馆 CIP 数据核字（2011）第 186460 号

心路医路——呼吸分册

主　　编：钟南山　王　辰
责任编辑：谢　阳　赵　赵

出版发行：中国协和医科大学出版社
　　　　　（北京东单三条九号　邮编 100730　电话 65260378）
网　　址：www. pumcp. com
经　　销：新华书店总店北京发行所
印　　刷：北京佳艺恒彩有限公司

开　　本：700×1000　　1/16 开
印　　张：21. 25
字　　数：260 千字
版　　次：2011 年 9 月第一版　　2011 年 9 月第一次印刷
印　　数：1—5000
定　　价：58. 00 元

ISBN 978 –7 –81136 –571 –9/R · 571

《心路医路·呼吸分册》编委会

主编 钟南山　王　辰

编委（按姓氏笔画排序）

探索心路医路

开创医患和谐

钟南山

前言
Foreword

　　我国的呼吸病学有着非常悠久的历史。中国古代的许多医药典籍，如《黄帝内经》、《金匮要略》等，都对呼吸系统的疾病有着独到的描述。像人工呼吸，这个看似很现代的名词，其实在战国时期就有了相关的记载。到了东汉，名医张仲景就在《金匮要略》里明确地记述了对自缢者进行人工呼吸急救的方法。如果对这段历史不了解，我们还以为西方人才是人工呼吸的师祖，其实在这一方面西方人比我们晚了一千多年。

　　了解一些呼吸病学的发展历史，对广大医学工作者和医学生们有着很重要的意义。比如"甲流"，甲型 H1N1 流感就曾经让我们大感恐慌。它在历史上也曾经以不同的面目出现。如果我们了解相关的历史，就可以从中找到甲流流行甚至变异的规律，为下一次流感来袭做好充分的准备。

　　为什么现在要提倡大力发展呼吸病学？让我们来看看相关的数据。据 2006 年全国部分城市及农村前十位主要疾病死亡原因的统计，呼吸系统疾病 (不包括肺癌) 在城市的死亡病因中占第四位 (13.1%) ,在农村占第三位 (16.4%)。这主要是由于工业经济的发展，空气污染日益严重，加之人口老龄化以及吸烟的普遍性所导致的。一些主要的呼吸疾病，如慢性阻塞性肺疾病 (COPD)，发病率一直居高不下。据世界卫生组织公布的数据显示，在继缺血性心脏病、心脑血管疾病之后，COPD 目前已经成为威胁人类健康的"第三杀手"。在我国，据有关部门发布的数据，2000 年，共有 128 万人死于"慢阻肺"，占总死亡人数的 17.60%。2006 年我国曾经作过一项调查，"慢阻肺"已经不再只眷顾老年人，40 岁以下的青壮年人群发病率日益增长。而在导致"慢阻肺"的一系列因素当中，吸烟是第一诱因。而吸烟所导致的呼吸疾病不止 COPD 一种，其他如肺癌、心血管疾病等，与吸烟也大有渊源。近十年来，"SARS"、"禽流感"、"甲流"的轮番来袭，说明国人的"肺"依然在遭受着极大的威胁。虽然暂时风平浪静，但防治任务依然十分艰巨。

《心路医路》的大部分文章，特别注重对医学史的叙述，把一种疾病、一项技术的来龙去脉写得非常详尽，同时也记载了医学前辈们的高尚事迹。我一直都在强调，作为一名医生，不能光知道开药方就行了。一名合格的医生，不仅要用眼睛看透患者的病症，而且心中还要能感触到病人切身的痛苦。换句话说，医生作为一种特殊的职业，要具备较高的人文素养，要以"人"为本。医生的工作是跟各种疾病打交道，躺在手术台上的却是活生生的生命。医生的职责就是为这些受病痛折磨的生命减轻痛苦，而不是多多"创收"、为医院赢得多少利益。

随着我国医学教育的不断发展，医学生的素质也在不断提高。虽然我国的医改目前面临着许多问题，但诊治技术水平已经与世界先进水平不相上下了。但同时，由于过分地注重技术层面，再加之现在市场机制的引入，医学教育往往忽视了人文素质的培养。

古代的医生坐堂，堂上都挂着一块匾，上面写着"悬壶济世"。"济"就是救济，"世"就是人世间。说白了，"济世"

就是治病救人。我国有许多名医，不但医术高超，医德尤其高尚。如做过我国第一例全肺切除手术的张纪正先生，在天津行医时，就免费给许多穷苦市民治疗过肺结核。南京鼓楼医院的创始人、加拿大籍医学博士威廉姆·爱德华·麦克林，给普通中国人治病时，为了检查方便，经常跪在地上。而现在医疗设备如此先进，有些医生还嫌病人麻烦，态度轻慢浮躁，有时甚至与患者之间发生冲突，给医生的形象造成了不好的影响。

《心路医路》既非高深晦涩的专业教科书，也不是市面上常见的科普人文读物。我们的初衷是希望读者通过对呼吸病学发展史和医学前辈们的事迹的了解，懂得"医道"的真谛和创新的不易；同时，也希望通过展示一些经典的临床试验，让医学生们可以获得思维方式的启迪。

钟南山

2011 年 8 月于广州

目录 **Contents**

第二篇　经典临床试验

第三篇　专家风采

（按姓氏笔画排序）

第一篇

呼吸医学大事记

审稿专家 编委会

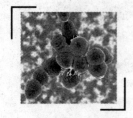

1. 千年追凶，无形杀手终被擒获
——肺炎链球菌的发现

·引子·

　　阿雷提乌斯（Aretaeus）是公元前2世纪古希腊卡帕多西亚地区的一名医生，在目前我们所能看到的有关记录中，他曾经描述过这样一种病症：

　　（病人）突然体温升高，继而头痛难忍，浑身颤抖。他们不停地咳嗽，胸部剧烈起伏，简直要把肋骨折断了。他们还吐出红褐色的痰……没过多久就死去了。

　　这种可怕的症状在长达两千年的时间里屡次被医学家们提及。有些人认为一定有某种可怕的"无形的邪恶力量"侵入了人体，致使人生病、死亡。

　　那么，现在让我们顺着历史的长河向前回溯，沿着一代又一代科学家的足迹，去揭开这股"无形的邪恶力量"的神秘面纱。

🧑‍🚀 细菌学的诞生

　　列文·虎克（Antonie van Leeuwenhoek，1632—1723）是荷兰著名生物学家。列文幼年时没有受过正规教育，1648年到阿姆斯特丹一家布店当学徒。20岁时回代尔夫特自营绸布，中年以后被代尔夫特市长指派做市政事务工作。列文有一个磨制透镜的爱好，据说其一生共磨制了不同类型的透镜 400 多个，这些透镜帮助他打开了微生物世界的大门。

"大量难以相信的各种不同的极小的'狄尔肯'（Dierken，拉丁文，即微小活泼的东西）……它们活动相当优美，它们来回地转动，也向前和向一旁转动……一个粗糙沙粒中有 100 万个这种小东西；而一滴水——在其中，狄尔肯不仅能够生长良好，而且能活跃地繁殖——能够寄生大约 270 多万个狄尔肯。"

上述的记录摘自列文所撰写的报告《列文·虎克用自制的显微镜，观察皮肤、肉类以及蜜蜂和其他虫类的若干记录》。1673 年，列文在好友解剖学家德·格拉夫的劝说下，把这篇报告寄给了英国皇家学会，结果在科学界引起了轰动。

1683 年，列文从一位看门人的牙垢里观察到了一些比"狄尔肯"更微小的东西。他描述它们"像小蛇一样优美地扭动着"。直到 1828 年，德国生物学家埃伦伯格（Christian Gottfried Ehrenberg，1795—1876）根据他观察到的杆状"狄尔肯"，正式给这种"小东西"命名为"细菌"（Bacteria）。这一命名来源于希腊语 βακτηριον，意为"小棍子"。

那么，这些"小棍子"到底是怎样产生的呢？长期以来，科学界流行着一种所谓的"自然发生说"。"自然发生说"认为，不洁的衣物会自生跳蚤和虱子，污秽的死水会自生蚊蚋，肮脏的垃圾会自生虫蚁，粪便和腐败的尸体会自生蝇蛆。总之，生物可以从它们存在的物质元素中自然发生。在中国明代的《菜根谭》里就有这样的记述："粪虫至秽变为蝉，而饮露于秋风；腐草无光化为萤，而耀采于夏月。"这也是一种"自然发生说"。

古希腊学者亚里士多德，中世纪神学家阿奎那，甚至连 17 世纪的大科学家牛顿，都相信这种学说。有些过于执著的"自生论"者，例如 17 世纪的比利时化学家、医生范·赫尔蒙脱，甚至想入非非地提出了"用小麦孵化老鼠"的方法。

1859年，达尔文在经过了长期的实地考察后，出版了《物种起源》这一伟大的著作，在科学界掀起了轩然大波。宗教势力对此大加抨击，称其为"异想天开的恶魔言论"，但也有许多科学家对此坚信不疑。德国博物学家海克尔（E.Haeckel，1834—1919）就是一位坚定的达尔文主义者。在达尔文主义的影响下，他还建立了"一元论"哲学，认为世界上的一切事物和现象都有一个"起点"，都是由某种"一元物"发展演变而来的。并且，他认为"细菌"就是"一元物"之一。因此，1866年，他公开建议使用"原生生物"（Protoctists）来命名包括细菌在内的所有单细胞生物（细菌、藻类、真菌和原生动物等）。

随着19世纪物理学、化学的进步和显微镜的改进，人们对细菌的认识也越来越深入。但人们没有想到的是，即使渺小如斯的存在，有时也会造成大的劫难。

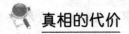 **真相的代价**

塞梅尔魏斯·伊格纳兹·菲利普（Semmelweis Ignaz Philipp）是匈牙利的一位妇产科医生。1846—1850年间，他在维也纳综合病院的第一产院工作。妇产科大夫平时接触最多的当然是孕妇，而菲利普在工作中发现，这些妇女生育后经常有人因患产褥热而死去，病死率很高，大概每十个产妇中就有一个。

当时人们对于产褥热的发病原因尚不明了。为了解开谜团，菲利普尝试了许多方法。他一开始怀疑产房的空气中含有"有毒气体"，但很快就否定了这一想法，因为接生的大夫和新生的婴儿并没有受到任何"有毒气体"的侵害。接着，他又尝试着从产妇对分娩的恐惧心理、便秘等现象入手，还是一无所获。他甚至尝试改变妇女的分娩姿势、改变哺乳期等，但还是无法控制产褥热的发病。菲利普的研究一时陷入了困境。

随着研究的深入，菲利普发现，在第一产院（医学生的实习医院）的产妇和新生儿因产褥热引发的病死率高达 18%，而培训接生员的第二产院中产妇和新生儿因该病死亡者却仅有 2.7%，甚至在家中分娩的妇女患产褥热的机会都少于第一产院。这是什么缘故呢？

1847 年，菲利普的一位做法医的朋友在做常规病理解剖时，不小心割破了手指。当时这位法医并未在意，但很快他就得了败血症，没多久就去世了。在做尸体检查时，医生们发现了一个奇怪的现象，就是这位患败血症而死的法医的表现已经发生了一些变化，竟然与患产褥热而死的产妇非常相似。这一现象引起了菲利普的注意。

菲利普把朋友的死和产妇的死联系在一起进行调查。他发现，许多第一产院的医生和实习生在太平间里做完病理解剖后，不洗手就直接进入产房为产妇接生。由此，菲利普恍然大悟，他知道自己已经找到了答案。

法医朋友因为在做手术时接触到了病人的尸体，手指被割破后感染了某种"有机物或有机毒素"（这是菲利普当时的认识），从而引发了败血症；而医院的大夫在解剖完尸体后，手上也带有了一些致病的"毒素"，从而使得产妇患上了产褥热。第二产院的接生员们并不参加病理解剖，所以接触到这种"毒素"的机会很少，这也同样解释了为什么那些在家生育的妇女很少患产褥热。虽然菲利普还没有弄清这种"毒素"到底是什么，但有一点是肯定的，那就是医生在接生时一定要处理好个人卫生。

因此，菲利普要求医生们在做手术或为产妇接生时一定要先用漂白粉溶液洗手。当时很多医生认为这是多此一举，但经不住菲利普的再三强调，还是照样做了。结果大家发现，产妇因患产褥热而死亡的比例大大降低。后来，菲利普又用漂白粉溶液浸泡手术器械，进一步降低了产妇的病死率。

菲利普留下了一个遗憾，那就是他并没有看透所谓的"有机毒素"的真实面目。而此时历史已经进入了 19 世纪中叶，离真相的揭开已经不远了。

擒获"真凶"

就在菲利普去世的 1865 年，欧洲各地突然暴发了一种奇怪的"蚕病"，大批的蚕不断地生病，不吐丝，不作茧，浑身起棕黑色的斑点，并且成批地死亡，对养蚕业造成了极大的打击。

法国化学家路易斯·巴斯德（Louis Pasteur）受政府的委托，前往法国南部调查蚕病事件。巴斯德发现，这种黑斑病见于蚕卵、蚕身及蛾身上，呈现出棕黑色的小斑点，就好像撒开的胡椒粉一样。大部分病蚕在结茧之前就死亡了。

这到底是一种什么病？蚕是怎样得病的呢？巴斯德陷入了深深的思索。

巴斯德取了一只死掉的病蚕，放在容器里加水研磨成汁，然后取了一滴放在显微镜下观察。他发现在蚕的浆汁里充满了椭圆形的棕色微粒。这些微粒非常活跃，而且还能进行快速地繁殖。他又取了一只健康的蚕，照样磨成汁后进行观察，结果没有发现那些微粒。

看来，这些"微粒"就是罪魁祸首了。由于它们能使植物或动物致病，巴斯德便称它们为"病菌"，即"致病的细菌"。

这是人类历史上第一次发现细菌能够致病。此后，巴斯德继续研究，发现了更多类型的病菌。

1880 年 12 月，巴斯德从一位狂犬病患者的唾液里发现了一种呈短链状排列的细菌。

巴斯德用牛肉汁培养这种细菌，将菌液再次注射到兔子和狗体内，毒力再度表现出来。检查这些动物的血液，看到了与培养物相同的细菌。

狂犬病的潜伏期通常是很长的，而从唾液中分离的病原菌致死作用却很快。这引起了巴斯德对这种病原菌的怀疑，他猜想可能有一种微生物与狂犬病的病原体同时存在于唾液中。

1881年1月，巴斯德公布了他发现的这一病菌。但此时他还不清楚这种病菌会导致哪种疾病。凑巧的是，3个月后，远在大洋彼岸的美国，也传来了发现相同病菌的消息。

在美国发现这种短链状细菌的是美国军医乔治·米勒·斯坦伯格（George Miller Sternberg，1838—1915）。当时还是在1880年9月，乔治正致力于病原学的研究。在一次体检中，他发现自己患了大叶性肺炎，就取了自己的唾液样本进行观察，结果发现了巴斯德所见的同样的细菌。由于他还没有弄清这种细菌的致病机制，所以迟迟没有公布。一直到巴斯德的论文发表后，乔治意识到两人发现了同一种病菌。于是，在1881年4月，乔治也公布了自己的发现，并在文章中指出就是这种病菌导致了大叶性肺炎。

1884年4月，德国医生艾伯特·法兰克尔（Albert Fraenkel）从一名大叶性肺炎患者的口腔和喉咙里再一次发现了这种短链状细菌。1886年，艾伯特发表了自己的论文，在文章中给这种细菌正式命名为"肺炎链球菌"（*Streptococcus pneumoniae*），简称"肺炎球菌"。

现在我们知道，肺炎链球菌通常潜伏在人的鼻腔里，通常多数不致病或致病力很弱，少数则致病力较强。它的致病机制是在自身外面形成一层荚膜，这层荚膜能够抵抗人体吞噬细胞的吞噬作用，从而使得肺炎链球菌大量繁殖。由它引起的疾病主要有中耳炎、败血症、菌血症、肺炎及脑膜炎等。

到这里，已经真相大白。阿雷提乌斯提到的那种可怕的疾病，就是由肺炎链球菌引起的细菌性肺炎；而菲利普遭遇到的产褥热，其主要致病细菌就包括肺炎链球菌。时至今日，据世界卫生组织的统计，目前在所有可以通过接种来预防的疾病里，肺炎链球菌疾病是导致全球5岁以下儿童死亡的头号病因。

肺炎疫苗的问世

1882 年巴斯德就曾指出，预防接种具有抗肺炎球菌感染的可能性。1911 年，人们开始试用全菌体疫苗来预防肺炎球菌感染。全菌体疫苗的第一次大规模应用是在 1914 年的南非金矿矿工暴发大叶性肺炎的事件中。1915 年，5 价疫苗开始进入临床。但这种疫苗的局部不良反应较强，免疫效果太差。

1918 年，欧洲暴发了"西班牙流感"，同年，美国也受到波及。事后统计，全球共有约 5 000 万人在这场大流感中丧生。这场灾难的真正凶手虽然是甲型 H1N1 流感病毒，但最终导致人员死亡的真正病因却是由肺炎链球菌引起的细菌性肺炎。

面对肺炎链球菌的肆虐，人们加快了疫苗研制的进度。1928 年，英国细菌学家弗雷德里克·格里菲斯 (Frederick Griffith) 发现了两种不同的肺炎链球菌，一种是有荚膜、毒力强、菌落呈光滑型 (S) 的 3 型肺炎链球菌，另一种是无荚膜、毒力减弱、菌落呈粗糙型 (R) 的 2 型肺炎链球菌。经过试验，前一种对实验白鼠有毒，而后一种没有毒。他把有毒菌株加热杀死后和无毒菌株混合，结果发现无毒菌株可以接受有毒菌株的 DNA，从而使无毒菌株转化为有毒菌株。这一现象被称为"转化"，是生物学上一个非常重要的概念。格里菲斯据此试图研制出肺炎链球菌疫苗，不过因为技术上的原因，这一尝试失败了。

1937 年，婴儿免疫接种继续使用 1 型肺炎球菌全菌疫苗，但没有取得理想的效果。这时人们认识到人的生命早期对多糖抗原的免疫应答达不到最佳程度，因而全菌体疫苗也就逐渐退出了历史舞台。

1946 年，美国研制出了 14 价肺炎球菌多糖疫苗，并获得了生产许可证。可是，随后不久，因为磺胺类及其他抗生素而使它的应用中断了。尽管抗生素在减少细菌感染中取得了显著效果，但是药物并没有完全阻止病人的死亡。于是，在一些医学专家的坚持下，肺炎球菌疫苗的研究得以重新开展。14价和23价的肺炎球菌疫苗分别在1977年和1984年获得生产许可证。

我国（中生集团）成都生物制品研究所于1996年开始对23价肺炎球菌多糖疫苗开展一系列研究。1999年连续3批试样品经中国药品生物制品检定所检定全部合格，产品主要质量指标达到了《欧洲药典》的标准。2005年1月4日经国家食品药品监督管理局（SFDA）批准，23价肺炎球菌多糖疫苗获得新药证书。这是中国首家自主研发成功的23价肺炎球菌多糖疫苗（商品各：惠益康），填补了国内的空白。

2006年8月获得GMP（Good Manufacturing Practice，良好作业规范）证书后，成都生物制品研究所成为全球第三家23价肺炎球菌疫苗生产厂家，结束了跨国公司独占中国疫苗市场的时代。

· 尾声 ·

肺炎链球菌是引起社区肺炎、支气管炎常见的病原菌之一，肺炎链球菌也可以引起中耳炎、鼻窦炎、脑膜炎和菌血症。全球每年约有70万~100万5岁以下儿童死于肺炎球菌性疾病。在全球疫苗可预防疾病中，肺炎球菌疾病已成为导致5岁以下儿童死亡的首要病因。低龄儿童（尤其是2岁以下儿童）是肺炎球菌疾病的主要易感对象，并且往往是肺炎球菌携带和传播的源头。

目前肺炎球菌疫苗由纯化的23型肺炎球菌多糖组成。尽管该疫苗覆盖了致病型的大部分，但它不能预防所有肺炎球菌型引起的疾病。而且与其他多糖一样，肺炎球菌多糖抗原是非T-淋巴细胞依赖性抗原，2岁以下婴幼儿不能对疫苗产生保护性抗体应答，而该年龄段人群是肺炎球菌感染的高危人群。为了能在2岁以下的婴幼儿中控制肺炎球菌疾病,需要发展免疫原性更好的疫苗。

惠氏医药公司（现为辉瑞医药公司）于2000年研制并在美国上市了7价肺炎球菌结合疫苗（商品名沛儿），以肺炎球菌荚膜多糖结合蛋白载体（CRM197）构成完整的抗原体系，在低龄儿童（包括2岁以下儿童）中使用，也可有效实现疫苗保护作用。针对5岁以下儿童流行病学特点，沛儿筛选7种最常见的肺炎球菌血清型4、9V、14、19F、23F、18C 和 6B，覆盖了80%以上致病血清型，对于婴幼儿预防肺炎球菌感染起到了很好的免疫保护作用，这种疫苗也已在我国临床上使用。

（审稿专家：周新）

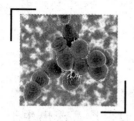

2. 1933年人类第一例肺癌手术取得成功

·引子·

在我国古代中医学理论著作《黄帝内经·素问》篇中，有这样一段对某种病症的描写：

"大骨枯槁，大肉陷下，胸中气满，喘息不便，内痛引肩项，身热，脱肉破胭，真脏见，十月之内死。"

即使如此简短的描写，也足以令人想到患者遭受病痛折磨的惨状。古人把这种给呼吸系统造成极大损伤的疾病称为"肺积"，即"阴阳之气郁积于肺"而造成的病变。

现代医学证明，这种在中医上称为"肺积"的疾病，实际上就是"肺癌"。它是原发于支气管黏膜和肺泡的癌肿，也是最常见的恶性肿瘤之一。在科技水平低下的古代，面对这样一种绝症，医生们只能眼睁睁地看着病人慢慢地在痛苦中煎熬，直至死去。

进入20世纪以后，对于肺癌的认识逐渐科学化、理性化，医学家们想尽种种方法，试图找到攻克肺癌顽疾的途径。失败，尝试，再失败，再尝试，现代医学就这样在坎坎坷坷中一路走到了今天。

研修化学的医学生

埃瓦茨·爱姆布罗斯·格雷厄姆（Evarts Ambrose Graham，1883—1957）是一位著名的美国医学家。1883 年 3 月 19 日，埃瓦茨出生于美国伊利诺斯州芝加哥市。他的父亲大卫·格雷厄姆是芝加哥西部地区一位很有名望的外科医生，母亲艾达·巴奈特·格雷厄姆则是一位把毕生精力都奉献给了公共卫生事业的非凡女性。在这种家庭环境下，埃瓦茨非常自然地走上了外科医生这一人生道路。

1907 年，埃瓦茨从拉什医学院获得了医学博士学位，同年进入长老会医院，成了一名实习医生。就在那里，埃瓦茨结识了一位对他影响非常大的人——内科医生罗林·伍德亚特博士。

伍德亚特是一个始终充满激情的人，有着近乎狂热的科学精神和敏锐的洞察力。他早年师从德国著名医学家弗雷得里希·穆勒教授，穆勒教授在化学方面亦很有研究。伍德亚特受导师的影响，立志要成为一名像穆勒教授那样的"通才"。在伍德亚特的带动下，埃瓦茨也对化学产生了浓厚的兴趣，并且认识到了化学知识对于医学的重要性。于是他暂时放下了对临床医学的研究，准备花上两到三年的时间，系统地学习化学。

当时人们对于各个学科之间的交叉联系尚不明了，埃瓦茨这一"超前"的想法让很多人无法理解。埃瓦茨的父亲就对此明确表示反对，但埃瓦茨最终按照自己的意愿去研修化学。在此之前，丹麦病理学家克里斯蒂安·芬格已经发表了他在细菌学和传染病学方面的一些研究成果，揭示了公共卫生和传染病之间的必然联系。埃瓦茨通过自己的学习，逐渐认同了芬格的观点。当时，包括埃瓦茨的父亲在内的许多外科医生都对外科手术中的无菌消毒技术不甚了然。于是，在父亲为病人动手术前，埃瓦茨不厌其烦地反复要求父亲处理好个人卫生，一度使得父亲大为恼火。在长老会医院的外科手术室里，人们经常会看到这样的情景：一位穿着白大褂的医生在一位年轻人的督促下，极不情愿地反复洗手，有时甚至还要清洗自己的大胡子。

埃瓦茨在化学方面的认真学习，为他打下了深厚的病理学功底。可以说，他以后的所有成功均肇端于此。

1918年，造成全球5 000万人死亡的"西班牙流感"肆虐一时。当时已经成为美国陆军军医的埃瓦茨奉命前往新泽西州的李堡军事基地参加疫情防治。在此期间，埃瓦茨发现有许多士兵患有脓胸症，而当时大部分医生采用的都是打开病人胸腔排脓的办法，结果许多人在手术结束前就死在了手术台上。埃瓦茨结合自己以前研修的细菌学知识，认为这样做会使得大量病菌侵入肺部，致使病人猝死。于是，他在手术中先把病人的肺门扎紧，阻止了空气进入染病的肺部。这样，士兵就不会在手术过程中猝死了。

这一看似简单的举动实则是临床医学上的"创举"，不仅验证了病原学说的有关理论，而且给埃瓦茨日后进行首次肺切除手术积累了宝贵的经验。

 ## 世界上首次左全肺切除手术

詹姆斯·基尔默是宾夕法尼亚州匹茨堡市的一名产科医生。在长达7个月的时间里，他遭受了慢性咳嗽与发热反复发作的折磨，并且经常感到左胸疼痛难忍。之前他也曾在匹茨堡接受过气胸疗法，但症状一直未见好转。由于基尔默本人毕业于华盛顿医学院，对于这里的情况很熟悉，所以他就来到华盛顿医学院的巴恩斯医院进行进一步的检查。

这时是1933年，埃瓦茨当时就在巴恩斯医院任外科主任医师，全程负责了基尔默的诊断与治疗。在对基尔默进行全面身体检查后，埃瓦茨断定病人得了支气管鳞状细胞癌。

在征得病人同意后，1933 年 4 月 5 日，埃瓦茨正式对基尔默进行开胸切除肺叶的手术。

打开病人的胸腔后，埃瓦茨就发现了支气管透镜检查未曾发现的问题。癌变的组织位于基尔默的左肺上叶支气管开口附近，与左主支气管非常接近，而同时叶间裂发育并不完全，如果按照预先的方案，单纯切除左肺上叶，保留下叶，这样操作起来非常困难。同时，埃瓦茨还发现，在基尔默左肺的下叶也出现了细微的结节性病变。虽然当时埃瓦茨并不能肯定那就是恶性结节，但考虑到病人左肺上叶的情况，下叶恶性结节的可能性较大。如果冒险保留，一旦癌细胞扩散至右肺，病人就再无治愈的希望了。

在进行快速而又慎重的考虑后，手术台上的埃瓦茨果断地决定对基尔默进行左全肺切除。

当时世界上还没有一例全肺切除的手术。外科界对于这种"大动作"顾虑重重，担心这样做会引起大出血、败血症或呼吸衰竭等致命的状况。事后，埃瓦茨回忆说："之前我只是在动物实验中进行过全肺切除，但是我想：我为什么不能在人身上这样做呢？况且当时我没有别的选择，为了治愈病人，我只能那么做。"

在手术前，埃瓦茨想起了在 1918 年大流感的防治中自己"独创"的疗法，认为可以再用一次。于是，他先用一根橡胶管穿过肺门并扎紧，并用血管钳夹住橡胶管的另一端，这样就关闭了整个肺门结构，防止病菌感染健康的机体组织。当时，在场的其他医生担心这样做会使病人发生肺栓塞，但实际上病人情况很稳定，并没有什么危险的情况发生。

然后，埃瓦茨用电灼刀切除了基尔默的整个左肺，用两道铬肠线对残余组织进行了结扎。同时，埃瓦茨还考虑到有可能存在的残余癌细胞，就在肺门残端周围插入了 7 枚氡针。这种局部放射性疗法是埃瓦茨的又一"创举"。

手术进行了 1 小时 45 分钟。在此期间，病人的状况一直很稳定。虽然术后由于失血过多，基尔默恢复得很慢，但最重要的是，他还活着。手术成功了！

基尔默在巴恩斯医院一直待到 6 月 18 日。他对埃瓦茨未经他授权就切除了他的左肺没有什么抱怨，因为经过对切除部分进行检查后，证实埃瓦茨当时的决定是对的。

基尔默一直活到了 1963 年，在其 78 岁的时候因患其他疾病而去世，术后存活了 30 年之久。

尽管在现在看来，埃瓦茨所进行的第一例左全肺切除手术的成功存在着许多偶然的因素，但不可否认这一成功具有里程碑式的意义。它第一次向人们证实了全肺切除的可行性，并验证了肺切除手术在治愈肺癌中的价值。在埃瓦茨的鼓舞下，仅在 1933 年当年，美国便有 36 例成功的全肺切除手术。

 ## 东方的"埃瓦茨"

在埃瓦茨开创性地进行了第一例全肺切除手术后，1941 年，在中国北京协和医院里，张纪正医生也进行了中国第一例全肺切除手术。

在今天的天津大理道 41 号院内，矗立着一幢别致的英国庭院式三层小楼，砖木结构，清水砖墙，坡瓦顶，大屋檐。室内房屋规整，设施完善。周围环境幽静。这就是我国著名医学家张纪正的故居。

张纪正于 1905 年 5 月 13 日出生于山东省潍县北乡大常疃村。同样是著名胸外科医师，张纪正与埃瓦茨的身世背景却截然不同。埃瓦茨出身名流，有着优越的家庭环境，从小就受到良好的教育。而张纪正祖上世代务农，从他父亲那一辈起才开始进入旧学堂读书，其母亲则是一位目不识丁的农村妇女。而这一对普通的中国农村夫妇，在思想上却也有"开放"的一面，他们都很虔诚地信仰着基督教。这也是张纪正和埃瓦茨在身世背景上唯一相同的一点，即自幼都受到了基督教思想的影响，而且都曾经进入过美国长老会学校读书，都有着济世救人的慈悲情怀。

出身贫寒的张纪正在学业上表现出了惊人的天赋，加上他勤奋刻苦，求学之路倒是一路青云，顺利进入齐鲁大学医学院预科。1928年，日本在山东济南市制造了震惊中外的"五卅惨案"，杀害中国爱国军民3 000多人。这一血淋淋的事件深深震撼了张纪正年轻的心灵。从那时起，他暗暗发誓，要为中华民族的崛起而发奋图强。

这时齐鲁大学因国难停课，张纪正随后转入北京协和医学院继续读书，并于1931年毕业。他是自己家乡的第一位大学生。

1937年，在民族危亡的重要关头，张纪正的命运也随之发生了重大转折。这一年，清华大学官费留美项目中有胸外科一项，由美国洛克菲勒基金会提供奖学金。张纪正报名参加了考试，结果成为70多人中唯一被录取的考生，得到了进入美国密执安州立大学医学院进修的宝贵机会。在密执安州立大学医学院获得硕士学位后，张纪正又考取了美国专家学会会员的资格。

当时美国有多家医院和研究机构向张纪正发出了邀请函，并承诺提供优厚的年薪和先进的研究设备。张纪正后来回忆说："如果说我没有心动过，那是说瞎话，但我一闭上眼，就想起了自己饱受苦难的祖国，良心不安。"

就这样，张纪正谢绝了美方的高薪聘请，带着自己的美国妻子（陈必娣），毅然回到了炮火连天的祖国，进入了北京协和医院，成为了一名外科医生。于1940年升任外科副教授，并担任胸外科主任。

亚洲第一刀

埃瓦茨在美国进行全肺切除成功的消息传到中国后，同为胸外科医师的张纪正感到十分震撼和兴奋。他借助多种渠道详细了解了埃瓦茨的手术过程，对这位美国同行的勇气和高超的技术深表钦佩。所以，当1941年他也遇到了一位和基尔默症状相似的肺癌病人的时候，张纪正心中不禁涌起了"尝试"的念头。

这位病人叫周庆满，是一位49岁的男性。在过去的几个月中，他先是感觉到左胸部胀痛，继而低热不断，经中医调理后缓解一段时间，很快又复发。接下来就是不停的咳嗽，直至咯血。他以为自己得了"肺痨"（肺结核），才到北京协和医院就诊。

当时在中国，严重的呼吸疾病以肺结核为最多，其次为支气管扩张、肺脓肿等肺化脓性感染疾病，肺癌病例并不多见。北京协和医院是能做此类手术的为数不多的医院之一，有着当时中国最好的外科医生和最先进的医疗设备。

张纪正对周庆满进行了详细的检查，结果发现他患的也是支气管鳞状细胞癌，但病情比基尔默还要严重。癌细胞大面积扩散，肺上叶和下叶分别出现两个恶性肿瘤结节。针对这样的状况，张纪正意识到病人必须进行左全肺切除，否则无法治愈。

张纪正认真参考了埃瓦茨的方法，也翻阅了许多美国其他成功的手术案例。在经过缜密的论证和充分的准备后，1941年3月14日，张纪正医师对周庆满进行了左全肺切除手术。

肺切除术的关键在于对肺门的精确解剖。张纪正在具体操作时，采取了将支气管与血管分别处理的方法，先将支气管周围的病变淋巴组织摘除，再切除静脉，而后切除动脉，最后将整个左肺用电灼刀切除。张纪正在这次手术中运用的方法后来成为了肺切除手术中的标准操作流程。

这次成功的全肺切除手术挽救了周庆满的生命。术后周先生恢复得很快，而且存活了 10 年之久，于 1951 年死于其他疾病。

由于这是中国乃至亚洲第一例全肺切除手术，所以当时医学界称之为"亚洲第一刀"。张纪正也因此名扬海外。

在做完这次手术后不久，张纪正就来到了天津，与方先之、柯应夔等名医一起创办了天津天和医院并担任院长。当时中国的社会危机已经非常严重，下层民众生活日益艰难，食难果腹，更谈不上看病服药。张纪正出身贫苦，自然对老百姓的苦难生活感同身受。他经常免费给那些交不起医药费的贫民看病，有时还赠送给他们药物和盘缠。一时，张大夫的善名传遍了整个天津。

有一次，张纪正坐黄包车出诊时，发现车夫拉车时不停地咳嗽，甚至咳出血来，就赶紧带他到医院检查，结果发现这位车夫已经患上了严重的肺结核。张纪正立即安排他住院，并亲自为他动手术。事后，痊愈的车夫找到张纪正，感动地不知怎么办才好。

而就是这样一位医术高明、医德高尚的名医，在二十世纪六七十年代那场史无前例的浩劫中，被定为"反动学术权威"，因他美国妻子的缘故，又被扣上了"里通外国"的罪名，受尽了迫害与折磨。

十年浩劫结束后，天津市第一中心医院党委给张纪正平了反，恢复了他的工作和职位。劫后"重生"的张纪正好像忘记了当年的那些苦痛的经历，一如既往地兢兢业业；对曾经迫害过、欺辱过他的人，也毫不介意，从来没有做过打击报复的事。对于他而言，生命中最重要的就是自己的家人和心爱的医学事业。除此之外的一切，都是可以忘却的。

1984 年 10 月 11 日，一代名医张纪正与世长辞，享年 79 岁。

· 尾声 ·

1952年Allison报道了首例右上肺癌做袖式切除，最大程度保留了健肺组织，使患者术后生活质量得到改善。

2009年，北京胸科医院专家许绍发和刘志东医师带领的胸外科团队为一名68岁的男性患者成功实施了完全电视胸腔镜下袖式肺叶切除术，此举填补了国内在此项技术领域的空白。

2009年，上海胸科医院罗清泉、赵晓菁率领的医师团队运用"达芬奇手术机器人系统"，在胸腔镜下成功地为一名39岁的女性肺癌患者切除了肿瘤。手术中，医生在患者胸部打了4个小洞，每个小洞安装了一个机器人手臂，随后主刀医生在操作台上操控机械手实施手术。

达芬奇手术机器人系统由美国航空航天局等部门联合开发。它的手术特点犹如意大利著名画家达·芬奇的作画手法一样精细。它将传统25cm的大创伤缩小至三四个小孔，对肋骨和肌肉损伤很小，使手术造成的创伤降到最低点。

（审稿专家：陈宝元）

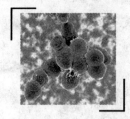

3. 围剿 "邪恶螃蟹"
——我国肿瘤学的发展历程

·引子·

许多人认为肿瘤是一种 "现代病"，其实不然。近几十年来，考古学家在世界各地发现了200多具患有肿瘤的史前人类尸骨。2001年考古学家在俄罗斯图瓦地区挖掘出的塞西亚古坟中，发现了一男一女两具骷髅。在男性骷髅上，古病理学家发现了转移性前列腺癌的痕迹。这是目前所发现的最早的肿瘤患者。

据有关数据显示，肿瘤现在已经成为威胁人类生命的 "第一杀手"。我国每年大概有160万人死于恶性肿瘤，而各种肿瘤患者的总数约为600万人。这是一个触目惊心的数字！

人类对抗肿瘤的历史

肿瘤其实就是机体在各种致癌因素作用下，局部组织的某一个细胞在基因水平上失去对其生长的正常调控，导致其克隆性异常增生而形成的新生物。同时，肿瘤也有良性与恶性之分，对人体造成危害则是恶性肿瘤。上皮细胞发生的恶性肿瘤才称为 "癌"。

早在公元前1500年，古埃及的文献中就有了关于肿瘤的详细、明确的描述，并第一次提出了用砷化物油膏来治疗有溃疡的肿瘤。具有"医学之父"之称的古希腊名医希波克拉底（公元前460~前370）也在他的谈话记录中对肿瘤进行了描述。公元150年，罗马医生盖伦（Galen）在描述乳腺癌时，发现癌性淋巴炎的外观很像一只螃蟹，就用德文中的Crab（螃蟹）一词来为之命名。这一命名一直沿用至今，并在英文中演变成了Cancer（癌，肿瘤）。

肿瘤有两个明显的临床特征：一是肿瘤的转移特性。二是早、中期肿瘤无症状。对于无症状的肿瘤病人，肿瘤标志物常常是唯一能早期发现肿瘤的线索。

肿瘤标志物是指特征性存在于恶性肿瘤细胞或由恶性肿瘤细胞异常产生的物质或其宿主对肿瘤反应而产生的物质。这些物质存在于肿瘤细胞和组织中，也可进入血液和其他体液，当肿瘤发生、发展时，这些物质明显异常，标志着肿瘤的存在。

1848年Henry Bence Jonce在多发性骨髓瘤患者尿中发现一种特殊蛋白，后来称其为Bence-Jonce蛋白（本-周蛋白）。这是人们发现的第一种肿瘤标志物。从此人们就开始了针对恶性肿瘤引起的体内某种特定成分含量过高或出现新成分的检测，即肿瘤标志物的检测。此后，一系列的肿瘤标志物相继被发现。1979年英国第七届肿瘤发生生物学和医学会议确认"肿瘤标志物（tumor marker）"一词。肿瘤标志物在临床肿瘤学中起到判定预后、监测和疗效评价工具的作用，个别标志物还可用于诊断。

1940年以前，外科切除是治疗恶性肿瘤的主要手段，而对转移性病人的治疗却方法甚少。二十世纪四五十年代，放射治疗开始成为某些原发癌如宫颈癌、头颈部癌及淋巴瘤可供选择的一种治疗方法，同时还用于转移癌的姑息性治疗。

1942年，美国医生吉尔曼（Gilman）和菲利普斯（Philips）在*Science*上发表了应用氮芥治疗淋巴瘤的成果，标志着肿瘤内科学的诞生。肿瘤内科治疗是利用化学治疗、内分泌治疗、免疫治疗与中医中药治疗等多种方法，旨在从根本上消灭恶性肿瘤的治疗方式。相对于外科切除术的"粗暴"和放射治疗的"双刃剑"，肿瘤内科治疗是一种全身性的、根本性的治疗方式，除了辅助手术和放射治疗外，还要负责降低副作用、调养身体和彻底根治可能的转移和扩散，可以说是综合治疗的基础。所以，从这个意义上说，肿瘤内科治疗是肿瘤临床上最重要、最具有发展前途的学科之一。

 ## 我国临床肿瘤学的开拓者

20 世纪初，西方临床肿瘤治疗已经发展到了放射治疗阶段，而在饱经战火的中国，在现代临床肿瘤治疗方面还是一片空白。直到1933 年，金显宅先生在北京协和医院成立了肿瘤科，才开始了对这一领域的研究和探索。

国家的战乱和那场史无前例的"文化大革命"，一度给金显宅先生造成极大的事业阻断和人身迫害。他本着对祖国的忠诚和对医学事业的热爱，一次次地顶住了压力，克服了困难，想尽一切办法，开医院、办诊所，保留住了中国肿瘤学的火苗；并利用一切机会，奔赴国外，学习先进的医学理念和治疗方法。

在那个年代，和金先生一样怀着医学救国思想的志士中还有一位吴恒兴先生。吴先生出生于非洲的毛里求斯。回国后，他在上海复旦大学攻读医学。1937 年，在获得医学博士学位之后，又先后到比利时、英国和法国进修，并在英国从事肿瘤的研究和医疗工作。1946年，已是英国伦敦皇家医学院放射治疗科副主任的吴恒兴，毅然放弃了在欧洲的优裕生活，回到祖国，出任中比镭锭医院院长。1958 年，这位中国放射治疗先驱在中国医学科学院主持创立肿瘤研究所和肿瘤医院（原日坛医院）。这个融医疗、科研、教育为一体的机构的成立，使中国的肿瘤治疗和研究向前迈出了一大步。

在吴先生受命创建肿瘤医院的时候，他遇到了一位得力的助手和真挚的朋友，她就是原我军八路军医疗队队长，后来的肿瘤医院党委书记兼副院长李冰女士。

李冰是中华人民共和国开国元勋李克农将军的女儿。由于父亲的原因，她自幼就生活在紧张的革命斗争中。李冰初中毕业后，以名列前茅的成绩考取了芜湖弋矶山医院高级护校，从此走上了医学之路。

与金显宅、吴恒兴等长期从事肿瘤学科的医疗、研究不同，李冰很早就参加了革命工作。她曾因为国民党的通缉而长期随母亲在大半个中国辗转流离。到延安后不久就加入了中央医院，本来学习护理专业的她不得不适应根据地人才匮乏的现实，当上了临床医生。后来，又担任了八路军医疗队队长。

中华人民共和国成立后，她受卫生部的委托，同吴恒兴先生一起，负责筹办肿瘤医院。吴先生负责医疗和科研，她则专门负责医院的行政管理。她在经费非常紧张的情况下腾出行政办公用房，开辟了图书馆；拨出经费购买中外有关肿瘤防治的图书和杂志；定期组织报告会、读书会，介绍国内外肿瘤医学的发展动态；还根据需要，从四面八方大量"收罗"专业人才。

此外，在中医治疗肿瘤方面，还有一位奠基者余桂清先生。余先生出生于武汉，1947 年毕业于国立江苏医学院。1955 年时受命调至刚成立的中国中医研究院（今中国中医科学院）。西医出身，对中医一窍不通的余桂清花了两年时间刻苦学习，并于 1963 年在广安门医院创立了中国第一个中医肿瘤科，在上级的支持及余桂清的带领和努力下，逐步开展了肿瘤中医治疗的探索和系统性防治，为之后的研究者奠定了基础。

我国的肿瘤学事业从一穷二白到今天的蒸蒸日上，与这些前辈的努力奋斗和无私奉献是分不开的。他们不仅为肿瘤治疗研究建立了相关的学术基础，还培养了大量的专业人才，使得中国肿瘤医学得以经受住了经济困难、政治运动等困境险阻，一步步地成长壮大起来。

 我国肿瘤内科的诞生

1958 年，肿瘤医院成立后，院长吴恒兴、副院长李冰等领导在讨论医院的组织和前景时，制定了以综合治疗为模式的方向。要想实现综合治疗肿瘤的目标，当务之急是要发展肿瘤内科。而当时中国还没有一所医院设有肿瘤内科。于是，经过认真考虑后，他们便委托一位年轻的医生孙燕来筹建肿瘤内科。

孙燕当时年仅 30 岁，刚刚从北京协和医学院获得了博士学位。年轻的孙燕精力充沛，敢闯敢干。接到任命后，便立即投入了筹建工作。

当时不只在中国，就是在国际医学界，肿瘤内科治疗也是一个新兴的学科。在刚刚诞生的新中国，人力、物力、财力都非常匮乏的情况下，发展一门新兴学科，其难度可想而知。

在此之前，我国已经有中国科学院上海分院的序彬从苏联学成回国和上海医药工程研究院的张椿年一道开展抗肿瘤药物的临床前研究。在临床上，有部分血液学家从事白血病化学治疗的探索；对于实体瘤，只有上海肿瘤医院放射治疗科的张志义医生在吴桓兴教授的指导下兼职开展了一些化疗工作。

孙燕刚刚开始创建肿瘤内科的时候，实际上只有一个化学治疗组。主治医师包括孙燕在内只有三人，病床只有 5 张，药物则只有 4 种。由于人手不够，院长吴恒兴也不得不"客串"查房。

就在这种"家徒四壁"的情况下，化学治疗组开始了艰难的发展。直到 1965 年，化学治疗组才正式改称肿瘤内科。这时，孙燕身边已经有了 6 位主治医师，病床也增加到了 35 张，药物的研制工作进展也比较顺利。

在医院里，孙燕把肿瘤内科的行政工作委托给了另一位医师周际昌负责，自己则专攻临床和科研，尤其是抗肿瘤新药的开发。

经过不懈的努力，孙燕带领着他的小团队，在极其艰苦的情况下，取得了一系列成果。20世纪60年代初，他和同事们用刚研制出的新药N–甲酰溶肉瘤素治疗睾丸精原细胞瘤以配合手术，取得了非常好的疗效并且获得了卫生部甲级成果奖。

从1972年开始，孙燕开始了有关中药治疗肿瘤的各种研究。他尝试着把我国中医"扶正祛邪"的治疗原则和现代临床免疫学结合起来，相继证实了一些中草药的确对肿瘤治疗有着较好的疗效。

女贞子是一种常见的中草药，多用于降血脂和抗动脉粥样硬化以及降血糖和抗肝损伤等。孙燕经过研究，从女贞子中提取了一种"扶正女贞素"（齐墩果酸）——一种促免疫的有效成分。通过多中心双盲临床研究，证明扶正女贞素治疗肿瘤具有良好的效果。

长期以来，孙燕逐渐摸索出了一套中医治疗肿瘤的模式：最大限度祛邪–扶正，促进免疫功能恢复—清除残留肿瘤—再扶正巩固"。临床证明，孙燕的这一套理论确实是行之有效的。在此基础上研制的贞芪扶正冲剂和胶囊、扶正女贞素自正式投产以来，畅销国内外。1995年在新加坡召开的亚太肿瘤会议上，孙燕报告了5 101例患者的治疗结果，当时被认为是亚太地区的最高水平。

 肿瘤内科治疗的现状及展望

当前，在多数常见肿瘤的综合治疗中，内科治疗已经是不可或缺的重要手段之一。在过去的半个世纪，一些重要的生物学和药理学概念得以界定，其中包括肿瘤负荷的大小、细胞的异质性、耐药、给药方法和剂量强度、宿主因素等对疗效的影响；以及综合应用化疗、内分泌治疗或生物治疗等所取得的成功。这些都标志着肿瘤内科学已经发展成为了一个成熟的学科。

同时，在肿瘤研究的各个领域，如肿瘤生物学、新型抗肿瘤药物和新机制、化学预防、单克隆抗体、分子生物学研究等方面，医学家们都取得了重大突破。

临床经验的积累，治疗手段的多样化以及新药研制技术的不断进步，都促进了肿瘤内科的深入发展。

20世纪90年代，我国的肿瘤学科也得到了快速发展。1997年，在国家卫生部、科技部、民政部、国家食品药品监督管理局、中国科协以及中国抗癌协会的支持下，包括一批海外归国学者在内的200多名高级肿瘤专科医师汇聚北京饭店，正式成立了中国抗癌协会临床肿瘤学协作专业委员会（CSCO）。CSCO成立后，于2003年分别与美国临床肿瘤学会（ASCO）和欧洲内科肿瘤学会（ESMO）实现了会员资格互认。2006年，我国又从美国引进了"癌症综合治疗网络"，经过本土化编制后形成了中国版本，进一步提高了癌症的综合治疗水准。

1983年，中山大学管忠震教授和赵香兰教授等人筹建了我国第一家（抗肿瘤）药物临床研究中心，同年被卫生部确定为首批部属"临床药理基地"。2001年，经国家科技部、教育部和国家食品药品监督管理局批准，成为国内首家"国家新药（抗肿瘤药物）临床试验研究中心"。目前，该中心每年有80多项新药的临床试验，其中20%是国际多中心协作研究。目前，我国有能力从事和组织抗癌药物临床研究的机构已达81家。

孙燕院士指出，肿瘤内科治疗正在从姑息向根治过渡。使用适当，有近20种肿瘤治愈率可得到提高，在一些肿瘤的综合治疗中占相当重要的地位。"能够通过内科治疗取得根治性疗效的肿瘤（治愈率在30%以上）有：淋巴瘤、睾丸肿瘤、滋养叶细胞肿瘤、某些儿童肿瘤和急性白血病等；术后应用能在一定程度上提高治愈率的肿瘤有：乳腺癌、大肠癌、卵巢癌和软组织肉瘤；可以明显延长生存期（治愈率在30%以下）的晚期肿瘤有：小细胞肺癌、非小细胞肺癌、大肠癌、胃癌、卵巢癌、头颈部癌等；有一定疗效，但尚未证明能延长生存期的有：肾癌、黑色素瘤、前列腺癌、子宫内膜癌等。"[1]

近年来，多种作用机制新颖的抗癌药物进入了临床。同时，多药耐药基因被发现、生物和基因治疗在临床上也取得了一定成功，这些均给肿瘤内科治疗注入了新鲜血液，突破了禁锢发展的瓶颈，相关学术研究呈现出越来越活跃的态势。进入新世纪后，根据肿瘤的基因、受体和激酶而发展的靶向治疗使得肿瘤治疗水平得到了较大幅度提高且更为个体化。这无疑是新世纪肿瘤内科学发展的重要方向。

· 尾声 ·

预防和靶向治疗成热点

2006年，WHO正式推出癌症是慢性病的概念，2007年又重新强调了预防的地位。预防手术后转移是当前肿瘤临床研究的重点之一。常见肿瘤辅助内科治疗已经取得多项成果。

分子靶向治疗开启了肿瘤防治的新领域。近十年来，新的针对肿瘤受体、调控和生长关键基因的靶向药物不断问世，从分子、受体、信号转导方面的研究把病因学、预防和治疗很好地联系起来。

目前，由于技术和经济上的原因，分子靶向治疗现在还不能代替传统的治疗如手术、放疗和化疗等，但其重大意义在于指出了一条发展的方向，提供了一种新的思路。随着科技的进步，医保政策的继续推行，相信靶向治疗一定会给广大患者带来新的希望。

---

[1]孙燕：《肿瘤内科治疗的发展与现状与对未来的展望》，载《中国医院用药评价与分析》，2007年第1期。

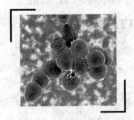

4. 生命的嫁接

——1963年人类首例单侧肺移植手术的成功

·引子·

人体器官移植，这是困惑了几代医学家的世界性难题，也是一个具有重大意义的美好梦想。如果这一梦想成为现实，人类就会在最大程度上延长自己的寿命，提高生命的质量。

肺移植是器官移植的一种，是把病人有严重疾病的肺切除一侧或双侧，移植上因其他原因死亡者的健康肺，是现在治疗终末期病变（指双侧肺均有严重的、目前内外科方法均无法治愈的病变）的最后唯一有效的方法。同所有的器官移植一样，人类各个时期的医学家在这个课题上付出了艰辛的努力。1963年，美国密西西比大学医疗中心的詹姆斯·哈迪（James D.Hardy）博士成功地进行了首次人体单侧肺移植，这在人体肺移植历史上具有里程碑式的重大意义。

 "美国外科界最受鄙视的人"

詹姆斯·哈迪博士1918年5月14日出生于美国阿拉巴马州的伯明翰。他在少年时期经历了美国历史上著名的"大萧条"，度过了一段艰难的岁月。进入大学后，哈迪主修化学专业，并辅修生物学和德语。毕业后，他的第一份求职简历投到了阿拉巴马大学德语系，但不幸被拒绝了。正如多年后同他的一位朋友所说："作为一名知名科学家和著名医疗机构的领导者，大概没有人会以求职被拒为荣。但我们不得不承认，当年哈迪的第一次职被拒的确是值得我们庆幸的一件事情。因为在此之后，一位天才开始把目光放在外科医学上了。"

1955年，哈迪博士进入了新开办的密西西比大学医疗中心。从1955年到1987年退休，哈迪一直担任该中心的主任。医疗中心开始创办的时候，筚路蓝缕，困难多多。但哈迪并没有因为有一些困难就降低医疗中心的标准，他坚持要求每一位医疗中心的医生必须通过外科委员会的认证。这样，在一开始的时候，医疗中心就网聚了一大批美国外科界的优秀人才，如神经外科专家奥兰多·安迪博士、麻醉学专家GB.彼特伯格博士、骨科专家威廉·安纳金博士以及知名的外科专家柯蒂斯·安茨博士和瓦特·韦伯博士。后来，安茨博士成为了美国南卡罗来纳州立大学医学院院长，韦伯博士也成为了杜兰大学医学院院长。这些都证明哈迪当时的眼光和决定是对的。密西西比大学成为世界著名的医科大学就是在这一刻打下了坚实的基础。

哈迪端正严谨的科学态度和开拓创新的进取姿态让当时的一些保守派感到很不满。因为在当时，移植人体器官在世俗看来还是一件不可思议的事情，除了技术上的瓶颈外，研究者们还要承受来自道德伦理、政治、宗教等多方面的压力。所以当哈迪带领着他的团队紧锣密鼓地积极进行肺移植实验的时候，有人便批评他"亵渎了上帝的权威"、"异想天开的疯子"、"残忍的科学怪人"、"注定没有结果的瞎忙碌"。后来在20世纪60年代初进行过人类肝脏移植的著名外科医生托马斯·史塔泽博士回忆说："当时，我和哈迪都是美国外科界公认的最受鄙视的人。"

世俗的偏见并非没有理由。因为器官移植属于活性移植，在技术上需要攻克的难关很多，主要有三个方面：首先，移植器官一旦植入受者体内，必须立刻接通血管，以恢复输送养料的血液供应，使细胞赖以存活，这就要求有一套不同于缝合一般组织的外科技术，幸运的是，这种完善的血管吻合操作方法，早在1903年已经由A.卡雷尔创制了出来。

其次，医疗上用的器官来自另一个人。但是接受者作为生物体有着一种天赋的能力和机构（免疫机构），能对进入其体内的外来"非己"组织器官加以识别、控制、摧毁和消灭。到20世纪60年代才陆续发现有临床实效的免疫抑制药物，这以后才能使移植的器官长期存活。

最后，切取的离体缺血器官在常温下很短时间内（少则几分钟，多则不超过1小时）就会死亡，不能用于移植。而要在如此短的时间内完成移植手术是不可能的。因此，要设法保持器官的活性，这就是器官保存。方法是降温和持续灌流，因为低温能减少细胞对养料的需求，从而延长离体器官的存活时间，灌流则能供给器官必需的养料。直到1967年由F.O.贝尔泽、1969年由G.M.科林斯（均为美国人）分别创制出实用的降温灌洗技术，包括一种特制的灌洗溶液，可以安全地保存供移植用器官的活性达24小时。这样才能为器官移植手术赢得所需的时间。在哈迪进行单侧肺移植的1963年，这些技术还没有出现，这是哈迪要面对的最大难题。

克服困难，第一个吃螃蟹

其实，人类器官移植的设想由来已久。在我国古代典籍《列子·汤问》中就记载了名医扁鹊关于心脏移植的有关理论。20世纪初，由于血管吻合术的进步，激发了外科医生对器官移植的兴趣。就肾脏移植而言，1902年3月1日，奥地利医生尤尔曼（Emerich Ullman）首次成功地将一只狗的一侧肾脏移植到颈部，并且顺利排出尿液，可惜他没有再继续这方面的研究。1905年法国医生卡尔（Carrel）突破了血管吻合技术的瓶颈，后因其对器官移植的贡献而获得诺贝尔奖。

在肺移植方面，肺移植的一个基本要求是切开和缝合气道后能满意的愈合，1939 年英国医生爱劳斯尔切除了一个气管腺瘤，证实了气道的这种愈合能力。随后 Clement Price-Thomas 在 1947 年做了第 1 例袖状肺叶切除术，支气管吻合处愈合良好。这些呼吸系统的成功案例为哈迪的临床肺移植提供了珍贵的经验。

尽管理论上完全行得通，但移植整个人肺与上述的局部手术在难度上有着天壤之别。哈迪作为一位负责任的外科医生，当然不会拿病人的生命开玩笑，为此，他进行了大量的实验。1955 年哈迪进入医疗中心之后，在附近买了房子就走马上任了。他的实验室里摆满了各种人体器官，肝脏、心脏、肺、小肠、甲状腺、子宫、卵巢等。他用这些器官不停地进行着移植研究。研究工作进展非常缓慢，因为实验所需要的数据量非常大，哈迪和助手们的主要工作就是对各种实验数据进行分类整理，以找出关键的信息。这包括捐赠者和受体的条件限制、手术环境、药物禁忌、术后处理、注意事项等。这些工作占据了哈迪大部分的时间。

在反复进行了 400 多次动物（主要是狗）肺移植实验之后，哈迪认为时机已经成熟了，尽管没有完善的保存移植器官手段，但哈迪相信凭借自己和助手们娴熟的技术，完全可以在最短的时间内进行肺移植。本来哈迪还想再进行一段时间的完善，但就在这时，医疗中心接诊了一位病人，一位患有左侧肺门部鳞癌及对侧肺气肿的 58 岁老年人。老人的病情已经到了晚期，如果不及时进行手术就无法挽救他的生命，而唯一的方法就是对他进行单侧肺移植。

在征求患者的同意和周密的准备后，1963 年 6 月 11 日的晚上，哈迪博士和他的助手们开始了这场史无前例的单侧肺移植手术。

"这是一个具有重大意义的夜晚，因为在短短几个小时之间，密西西比州就站到了世界舆论的风口浪尖上，这场伟大的科学实践对世人所造成的震撼是所有人都始料不及的"，当年哈迪博士的助手马丁·丹顿博士回忆说。就是他，把装有捐赠者肺的精密容器交到了哈迪博士的手里。哈迪博士极其熟练的操作大大缩短了手术时间，90分钟之后，老人的手术切口缝合完毕。哈迪博士和助手们则紧张地在病床前进行观察。危险期度过，老人从麻醉中苏醒过来，一切生命指数正常，手术成功了！

虽然这个病人在20天之后还是不幸死于肾衰竭和营养不良，尽管由于免疫技术不完善导致长期效果令人失望，但哈迪博士和他的团队向世人证明了人类肺移植是可行的。这次充满勇气和叛逆精神的临床实践给1986年乔尔·库伯博士所进行的首次长期存活的肺移植手术打下了一个良好的基础。

"他并不是第一个做这种移植手术的人，我也从未听哈迪博士说过他是第一个，"医疗中心外科部门的主任威廉·特纳博士说，"真正令我们感到难以置信的是他把这些技术第一次应用到了临床医疗中。"

 ## 永远不知疲倦的人

作为医疗中心的领导者，哈迪博士和他的团队最值得称道的大手笔有三次：1963年首例单侧肺移植，1964年破天荒地将一颗黑猩猩的心脏移植到了人体中，还有1987年第一次实现在不触及心脏的前提下进行双肺移植。

在进行一系列开创性的临床手术之后，他的名气飙升，获得了每一个外科医生都渴望得到的所有荣誉。许多世界著名大学医学院向他发出了聘用邀请，但他还是留在了密西西比大学医疗中心，直到退休。

"他本来可以在世界上的任何一个地方，但是他最终还是选择留在了这里。他始终忠于他的事业，而不是所谓的名誉与金钱。"哈迪博士曾经的实习生，麦克马伦博士在哈迪博士的葬礼上致悼词时如是说，"他是一个不知疲倦的人。他经常在手术室里工作一个通宵，在没有任何休息的情况下紧接着第二天的工作，有时还要在做完手术的同一天坐飞机到另一个城市去做报告。他所取得的成就是以耗损生命为代价的。"

"他在管理一个庞大的医疗中心的同时还带着实习生，他经常在半夜打电话给他们，讨论问题，研究第二天将要进行的手术。不管在夜里，在家里，在旅途上，他不停地写作。"他在国际权威医学杂志上发表了 500 多篇论文，撰写了 23 本著作，其中有两本现在已经成了美国的医科大学所配备的标准教材。

尽管他身上光环无数，但对他的学生和病人却总是和蔼可亲。他经常出现在手术室里，他用自己的实际行动来为学生们做最佳的示范。他曾经说过："我的学生和实习医生在这里学习做手术，如果他们从未在手术室里见过我的话，我是无法教他们的。毕竟，外科的最终目的还是做手术。"就这样，在哈迪以身作则的带领下，医疗中心培养出了大量的优秀外科医生。

就这样，哈迪博士凭借着过人的才智、严谨的态度和永不放弃的精神，执著地进行他的移植实验，当年的心肺移植手术所造成的轰动直到他的论文在《美国医学会杂志》发表后才渐渐平静。

2003 年 2 月 19 日，哈迪博士死于心力衰竭，享年 84 岁。他逝世后，国际医学界及各大媒体都表示了沉痛的哀悼。密西西比州 *Clarion-Ledger* 报的一篇社论这样评价："他（哈迪）对人类的贡献将使他的名字永远留在我们国家历史最辉煌的章节中。"

我国肺移植技术的发展

肺移植手术发展到了今天，在技术上日益完善。自从哈迪博士的开创性临床实践之后，截至 1998 年 3 月 1 日的统计，全世界共有

150 个机构完成肺移植 8 055 例次（单肺移植 4 777 例次，双肺移植 3 278 例次）。美国做的肺移植最多，其次是英国、法国和德国。平均 1 年存活率超过 70%，3 年存活率超过 50%，5 年存活率超过 40%，7 年存活率超过 30%[①]。20 世纪 90 年代初期，肺移植例数迅速增长；到 90 年代后期，每年手术量增长趋于缓慢。1995 年以来基本保持在每年 1 500 例左右。2002 年底世界登记的肺移植术共 15 000 例，单肺移植和双肺移植数量各占 50%，约 67% 在美国完成。[②]

国内肺移植的研究起步较早，1979 年北京结核病研究所为 2 例肺结核患者进行的单肺移植，分别于术后 7 天和 12 天后因排斥反应和感染把移植肺切除，手术以失败告终。

1995 年 2 月 23 日，北京安贞医院胸外科主任陈玉平教授为一位终末期肺结节病的患者做了我国第一例成功的肺移植手术。该患者手术前有长达 3 年的进行性呼吸困难，肺功能极差，即使在休息时也会感到胸闷气短。经过检查，X 线胸片见双肺广泛纤维化及边缘肺气肿，中度肺动脉高压，如不进行肺移植，存活时间最多为 1~2 年。手术成功后，该患者恢复良好，半年后生活完全正常化，并且能负担一些轻松的工作。

1998 年首都医科大学北京安贞医院又为一原发性肺动脉高压患者在体外循环下进行了双侧序贯式肺移植，成为我国首例成功的双肺移植。

移植受体为一 30 岁男性患者，因患原发性肺动脉高压症，自 1993 年开始，长期感到疲乏、头晕、气短，手术前 4 个月的时间里反复咯血 3 次，每次均超过 1 000ml。经过检查，医生认为患者原发性肺动脉高压症已发展到终末期，必须尽快接受双肺移植手术，否则随时会有生命危险。安贞医院组织专家团队对患者的病情及双肺移植的适应证进行了反复论证，制定了多种手术方案，并组织有关部门及

[①]The Registry of the International Society for Heart and Lung Transplantation: Fifteenth Official Report—1998. *J Heart and Lung Transplant*, 1998, 17: 656~668.

[②]孙振峰，许凝：《肺移植 50 年》，载《中国组织工程研究与临床康复》，2008 年第 31 期。

科室进行了周密的准备。

1998 年 1 月 20 日，胸外科陈玉平教授及心外科周其文教授主刀为患者进行了同种双肺移植手术。手术过程中，两位医师采取了先移植右肺，再移植左肺的方案，具体操作与单侧肺移植相同。手术进行非常顺利，患者于术后第 11 天就脱离了呼吸机。以后的几个月内患者曾出现呼吸困难，经球囊扩张支气管通畅后，即可自由活动。

随着国内医疗技术和经济水平的提升，临床肺移植与其他器官移植在 2000 年以后相继进入蓬勃发展期。从 1995—2006 年，至少有 32 家医院报道了大约 50 例肺移植，其中尤以无锡市人民医院、上海市肺科医院和上海市胸科医院最为活跃。

2002 年 5 月，无锡市人民医院胸外科学术带头人陈静瑜从加拿大多伦多总院肺移植中心研修回国后，成立肺移植团队，开展猪肺移植动物实验，并在此基础上开展临床肺移植手术。9 月 28 日，陈静瑜及其同事完成了 1 例肺移植治疗慢性阻塞性肺疾病（COPD）。到 2007 年 12 月，该院已成功实施了 63 例肺移植手术，肺移植病人 1 年成活率达 76%，3 年成活率达 58%，首例肺移植病人已健康存活 5 年零 4 个月。

同济大学附属上海市肺科医院是国内最早开始探索肺移植的中心之一。早在 1979 年，丁嘉安教授就已开展犬肺移植动物实验 300 余例，最长存活时间超过 2 年，为肺移植走向临床作了充分的技术准备。由于客观条件不成熟，临床肺移植在技术准备已经完成的情况下搁浅了。不过，当时所积累的经验为国内肺移植动物实验研究乃至以后的临床肺移植都起到了重要的引导和铺垫作用。2002 年底，上海市肺科医院姜格宁、丁嘉安等顺利施行单肺移植手术，在此后的数年中，双肺移植、亲体活供者肺叶移植术相继成功。截至 2011 年 6 月，完成各类肺移植总计 48 例，适应证涵盖 COPD、支气管扩张症、肺囊性纤维化、肺动脉高压等，术后 1、3 和 5 年生存率分别为 78%、66% 和 52%。除了肺移植临床外，上海市肺科医院也在学术和科研上积极探索。目前，承担或参与的肺移植相关科研 10 余项，累计科研资金逾 500 万元。2008 年，出版了国内第一本肺移植专著《肺移植》，内容涵盖肺移植临床、科研及相关学科领域，为国家"十一五"重点图书，获上海市科技专著出版基金资助，2009 年被评为"华东科技图书一等奖"。

上海交通大学附属上海市胸科医院亦于 2002 年底开展临床肺移植，截至 2011 年 6 月，完成单、双肺移植 30 余例。

·尾声·

陈静瑜曾经撰文指出：据2008年统计，我国人体器官移植总量居世界第二位，全国累计完成肾移植86 800例，占全球的54%；肝移植14 643例，占全球的40%~45%；而肺移植165例，仅占全球的0.86%。是何种原因造成如此大的悬殊呢？[1]

陈静瑜认为，我国不缺肺源，目前我国每年肺移植仅有30~40例左右，仅利用了1.5%的供肺资源。关键是病人对于器官移植认识不清，许多患者对生活质量要求不高，宁愿忍受长期的呼吸困难，只有到了濒死时刻才会到医院寻求肺移植。

还有就是肺移植费用高昂。目前我国肺移植手术费用需30万~50万元，而心肺移植在我国大部分地区尚未列入医疗保险，这是普通民众无法承受的经济负担。

（审稿专家：李惠萍）

---

[1]陈静瑜：《肺移植在我国缘何难以开展》，载《科学时报》，2010 年 12 月 24 日，B1 版。

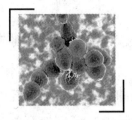

5. 同源异名的困惑
——慢性阻塞性肺疾病（COPD）的定名之旅

·引子·

慢性阻塞性肺疾病，简称"慢阻肺"（chronic obstructive pulmonary diseases，COPD），是一种具有气流受限特征的肺部疾病。据世界卫生组织公布的数据显示，在继缺血性心脏病、心脑血管疾病之后，COPD目前已经成为威胁人类健康的"第三杀手"。在我国，据有关部门发布的数据，2000年，共有128万人死于COPD，占总死亡人数的17.6%。

COPD并不是单一的一种疾病，而是多种具有相同相似症状肺部疾病的合称。国际临床医学界对这一概念的定义和命名经历了相当长的历史进程。

 检测肺功能的必备仪器——听诊器和肺量计的发明

恩格斯曾经说过这样一句话："社会一旦有了技术上的需要，则这种需要就会比十所大学更能把科学推向前进。"医学史上的两大发明：听诊器和肺量计，就是在需要它们的时候应运而生的。

在19世纪以前，医生们在检测病人的心肺功能时，只能把耳朵贴近病人的胸部来进行诊断。这种方法准确性低，而且也不卫生。1816年，法国医生何内·希欧斐列·海辛特·雷奈克（René-Théophile-Hyacinthe Laennec）为一位患有心脏病的女士看病时，为了避免男女接触的尴尬，用一张记录纸卷成圆筒状，一端贴到女士的胸部上进行听诊。后来，雷奈克又做了一番改进，制作了一根长30cm、直径0.5cm的空心木管，为了便于携带，还从中间一剖两段，接口处有螺纹可以旋接。

就这样，世界上第一个听诊器诞生了。由于它的外形像一根笛子，所以有人称之为"医生的笛子"或"医学小喇叭"。雷奈克的叔叔则称它为"胸腔仪"。雷奈克思虑再三，最终把这种仪器命名为"听诊器"。

肺量计是一种用于测定肺的气体容量或流量的仪器。它是测试人体肺功能是否正常的基本仪器之一。测定肺部通气的实验最早可以追溯到公元前200—前129年之间。1681年，英国医生伯雷利第一次尝试着测量一个正常人"一口气"的体积。当时还没有办法直接测量气体的体积，人们还是采用古希腊科学家阿基米德创下的方法，通过测量同等体积的水来获得需要的数值。伯雷利从一个充满水的密封容器里吸出一口水，这口水的体积就是容器里所含有的气体的体积，也就是他的"一口气"的体积。在测试中，他注意紧闭自己的鼻子，防止吸入或呼出额外的气体，以避免影响实验的精确度。这一细节直到今天仍然是肺活量测量当中必须遵守的准则。

在此后200年的时间里，人们一直没有停止过研制肺量计的脚步。1852年，英国医学家约翰·哈切尔森终于发明了一部具有临床诊察功能的实用肺量计。为了验证肺量计的精确度，从1844年开始，他记录了超过4 000个人的肺活量数据。在这部厚厚的医疗档案中，他还给自己的病人进行了详细的分类，如"贫民"、"士兵"、"拳击手和摔跤手"、"巨人和侏儒"、"女孩和绅士"，等等。通过大量的第一手资料，约翰不断地对自己的发明进行调试改造。他认为，一个人的肺活量跟身高有着直接的联系，但与体重完全无关。虽然现在他的这一结论已经被推翻了，但他发明的肺量计依然被广大的医疗工作者使用着。

　　听诊器和肺量计的发明使得人们对于肺心病的兴趣大大增加，可以说，人们对于肺病的正式研究就是在听诊器和肺量计发明之后开始的，因为它们都是肺功能检查中所需要用到的基本仪器。研究证明，肺功能检查在 COPD 的诊断、严重程度评估、病情进展及预防中具有非常重要的指导意义。

 ## COPD前传

　　1769 年，英国的莫干尼（Morgagni）医生就曾经接诊过 19 名患有"气胸病"的病人，这些病人终以医治无效死亡。莫干尼的记录上说"他们的肺部莫名其妙地充满了气体，这最终导致他们窒息而死"。

　　现在我们知道这种肺部"膨胀"的疾病实际上就是"肺气肿"，是 COPD 的一种。但对这种疾病的命名以及病理机制长期以来得不到确认。听诊器的发明者雷奈克曾专门对这种疾病进行了研究。他在自己的论文中这样写道：

　　"我对自己正在研究的这种疾病知之甚少，而且之前也没有人能够正确地描述它……在使用了听诊器之后，我更坚定了自己的看法。因为我注意到了这种疾病的致命性，而且肯定这一切不会是偶然的因素导致的。我曾经认为哮喘在很多情况下是由于过度紧张导致的，但现在我认为事实并非如此。"

　　同时雷奈克注意到了这一现象，"在打开后的胸腔中，我们发现肺部并没有破裂，但其中各个角落都充满了空气，以至于对心脏造成了极大的压迫……在呼吸的时候，支气管也会发生通气困难。"

　　实际上，雷奈克已经发现了肺气肿和慢性支气管炎之间的联系，只不过他自己还没有意识到而已，因为当时还没有人对这些疾病的病理机制进行描述。

于是，对于慢性支气管炎和肺气肿这两种症状相似的疾病的区分和命名长期以来在医学界得不到解决，还因此引发了一场长达十数年的"英美之争"。

英国医学研究委员会以呼吸问卷的形式对相关呼吸症状作了大范围的调查研究之后，首先对"慢性支气管炎"的定义作了详细阐述，即"它是一种支气管疾病，主要表现为咳嗽、咳痰，在排除其他引起慢性咳嗽、咳痰的心肺疾患之后，咳嗽或伴有咳痰达3个月，并连续2年者"。英国医学研究委员会认为慢性支气管炎是慢性或反复发生的一种支气管黏液的高分泌状态。当时的研究显示，黏液的过度分泌并不引起气流阻塞，因而，早期的定义中并未涉及气流受限这种功能性的改变。

与英国提出的"慢性支气管炎"相对应，美国的呼吸科专家则采用了另一个名称即"肺气肿"，将其描述为"肺部终末细支气管远端气腔出现异常持久的扩张，并伴有毛细支气管的破坏而无明显的肺纤维化"。

1944年，COPD研究先驱之一罗纳德·克里斯汀博士指出，当病人发生呼吸困难时，医生就应该意识到肺气肿的发作可能，而不是等到病人支气管痉挛或心脏衰竭，因为到那时病人很有可能并发慢性支气管炎和哮喘。从这篇报告中，我们清晰地了解到克里斯汀确认了COPD的主要组成部分。在此基础上，1953年，奥斯瓦德医生描述了1 000多例"慢性支气管炎"和"肺气肿"病人的临床特征，从中获取了大量的数据。这些都为后来COPD的最终定义打下了坚实的基础。

最终的命名

说到COPD的命名，我们不得不提到两个具有里程碑意义的会议：一个是在1959年召开的CIBA特邀座谈会（The CIBA Guest

Symposium），另一个是 1962 年的美国胸科学会年度会议（The American Thoracic Society Committee）。就是在这两次重要的医学会议中，与会的专家们给 COPD 下了一个当时能够为大多数人接受的定义。这个定义实际上构成了今天 COPD 定义的基础。

比如，美国胸科学会运用临床医学术语，把慢性支气管炎定义为"慢性咳嗽达 3 个月并持续 2 年者"，对肺气肿进行定义时，则运用了解剖学术语：胸腔的扩大及肺泡内部出血的症状。这两种定义都没有运用病理学的标准。这也反映了当时专家们对于 COPD 的组成及病理的理解在一定程度上还存在着不小的分歧。

对于哮喘，专家们把它描述为一种"呼吸道对大量刺激的强烈反应状态"。而哮喘性支气管炎，则被认为是一种哮喘发作时产生的并发症。

其实，COPD 这一首字母组合在当时还有其他的解释，如"慢性阻塞性支气管肺病"（chronic obstructive bronchopulmonary disease）、"慢性气流阻塞症"（chronic airflow obstruction）、"慢性阻塞性肺部疾病"（chronic obstructive lung disease）、"非特异性慢性肺病"（nonspecific chronic pulmonary disease）以及"弥散性阻塞性肺病综合征"（diffuse obstructive pulmonary syndrome）等。这些五花八门的命名也可以看做当时医学界标准不统一的一种反映。

这种命名法上的混乱给临床上带来的麻烦就是医生们无法确诊病人的病情，造成许多医疗事故以及医疗资源的浪费。为了改变这一状况，1963 年，在美国科罗拉多州风景如画的旅游胜地阿斯彭，胸外科专家们举办了第九届阿斯彭肺病学会议。在这次会议上，美国医生威廉·布鲁斯科（William Briscoe）第一次提出了"慢性阻塞性肺疾病"（chronic obstructive pulmonary diseases）的概念，用以统称临床上以持续性呼吸困难为主症、有持续阻塞性肺功能障碍的一组慢性肺疾病。布鲁斯科的这一提议得到了与会专家的一致认同，从此"慢阻肺"就结束了命名混乱的历史，医学界对它的诊断与治疗也逐渐走上了正轨。

鉴于肺气肿、慢性支气管炎、支气管哮喘3种疾病的基本病理基础都是慢性气道阻塞，有时鉴别颇为困难，1965年美国胸科学会（ATS）曾将这三种疾病合称为"慢性阻塞性肺疾病"。

1987年美国胸科学会又提出"慢性气道阻塞"（CAO）的概念，认为包括COPD和支气管哮喘。而COPD只包括肺气肿、末梢气道疾病和慢性支气管炎，不包括支气管哮喘。

目前研究提出至少三种情况构成COPD：①慢性支气管炎（黏液高分泌）；②成人慢性细支气管炎（小气道或外周气道疾病）③肺气肿。黏液高分泌作为慢性支气管炎的主要特征，一直被认为与FEV_1的加速下降和COPD的致残无关。近来这种观点受到质疑，两项研究表明痰量与FEV_1加速下降、病人住院次数增加、病死率增加相关。按照肺气肿CIBA会议的定义，肺气肿不伴有肺间质纤维化，但近来研究表明在显微镜下肺气肿向肉眼下肺气肿发展的过程中，有明显的胶原物质净增加，这提示在肺气肿时有肺泡壁的纤维化。[①]

 ## 我国COPD的流行病学状况

2001年5月，美国国立心、肺和血液研究所（NHLBI）和世界卫生组织（WHO）成立了以罗曼·帕维尔斯（Romain Pauwels）为主席的专家组，并邀请了一批包括呼吸内科学、流行病学、社会经济学、公共卫生学和健康教育等领域的著名专家，在原有的COPD诊治指南以及关于COPD发病机制的大量新资料的基础之上，制订了《慢性阻塞性肺疾病诊断、治疗和预防全球策略》报告。至2001年4月，专家组发表了"慢性阻塞性肺疾病（COPD）防治全球倡议"（GOLD），把COPD

①张忠鲁：《COPD病理机制的认识进展》，载《医学与哲学》，2006年第5期。

定义为"是一种疾病状态，以不能完全可逆的气流限制为特征"。

我国中华医学会于 1997 年发布了《COPD 诊治规范（草案）》，又于 2002 年在 GOLD 的基础上发布了《慢性阻塞性肺疾病诊治指南》，以后历年均有修订，目前最新版本为 2007 年修订版。

我国于 1992 年，对北京、辽宁、湖北三地农村地区的 15 岁及以上的人群调查中 COPD 患病率平均为 3%，湖北和辽宁分别为 1.8%和 1.6%，而北京地区高达 4.5%，估计全国有 2 500 万例 COPD 患者。[①]

2006 年 8~10 月，中华医学会呼吸病分会常务委员、北京大学人民医院呼吸科主任何权瀛教授带领项目指导小组，在葛兰素史克（中国）投资有限公司的协助下，开展了"中国慢性阻塞性肺病患者现状研究"。据介绍，该研究属于横断面的现状调查，沈阳、北京、西安、上海、广州和成都近 30 家三甲医院的 720 例 COPD 患者被纳入这项调查。其目的旨在了解目前我国 COPD 患者对该病的认识情况，及其对该病所采取的态度和行为，同时了解 COPD 对患者生活质量的影响以及对社会造成的负担。

研究结果表明，COPD 患者男性居多，占 73%；患者出现低龄化现象，最低年龄者仅为 37 岁，而且 9%的患者反映，其初次确诊COPD 时的年龄在 40 岁以下。患者最常见的症状是咳嗽、咳痰、呼吸急促及喘息发作：过去 3 个月内，有 24%的患者在一周中绝大部分时间内都有咳嗽，有 21%的患者一周中有数天咳嗽，25%的患者一个月内有数天咳嗽；咳痰、呼吸急促和喘息在许多患者中也都有不同频次的发作，12%的患者因为呼吸太困难而无法出门；14%的患者在平地上行走几分钟后，必须要停下来喘气休息；23%的患者比大多数同龄人走得慢。在过去 12 个月内，43%的患者至少有过一次因该病住院治疗的经历，这个数据远远高于 2003 年国家卫生服务调查中城市

---

①徐永健，谢俊刚：《国内外 COPD 流行病学进展》，载《中国实用内科杂志》，2006 年第 18 期。

全人群 4.2% 的住院率。城镇 COPD 患者每年人均门急诊费用为 4 200 元，住院费用为 7 120 元，自购药物费用为 412 元，总的直接医疗费用约 11 700 元，直接非医疗费用（包括交通费、营养费及护理费等）约为 1 570 元。[1]

从上述研究结果我们可以看出，"慢阻肺"已经不再只眷顾老年人，40 岁以下的中壮年人群发病率日益增长；大多数 COPD 患者都有咳嗽（特别是非常频繁的咳嗽）、呼吸急促等症状。由于肺功能下降，患者一般很少活动，机体功能越来越差，由此形成恶性循环，使得自身的日常活动受到很大的限制。日常活动受限造成患者生活质量明显低于正常人，同时也加重了患者的经济负担。

·尾声·

在我国，慢性支气管炎、肺气肿的术语已经家喻户晓，但 COPD 在医学界还没有为广大医务人员所熟悉。为此，我国教科书还不得不对慢阻肺、慢性支气管炎、肺气肿作分别描述。一方面说明慢阻肺的定义还有商榷的余地，另一方面说明这几种疾病的错综复杂性。在广泛使用慢阻肺定义的同时，如何区别使用原来疾病分类中的慢性支气管炎、肺气肿的定义，还有待各个部门的协调和统一，包括指南的制定、病历书写规范、疾病分类、教科书和工具书对 COPD 定义的统一等。

在 COPD 的治疗方面，我国科学家已经取得了重大的突破。2009 年，由钟南山院士主持的团队所发表的论文《羧甲司坦对慢性阻塞性肺疾病急性发作的作用（PEACE

---

[1] 靖九江：《一项调查显示：COPD 对患者生活造成严重影响》，载《中国医药报》，2006 年第 183 期。

研究）：一项随机安慰剂对照研究》以最高票数获得《柳叶刀》杂志"2008年度优秀论文"。这项研究给了广大COPD患者一个惊喜。一种普通的国产祛痰药"羧甲司坦"居然在治疗COPD上疗效显著。国产羧甲司坦目前只有3.5元/盒（内含12片），每月费用只有52.5元，比起目前常用的美国、英国、瑞典等进口吸入治疗的每月500元来说显得物美价廉。按照国际标准的吸入治疗方法的比例计算可以减少85%的费用，每人每年可节约治疗费用3 670元，平均每患者的急性发作治疗费用也可节约2 480元。

（审稿专家：沈华浩）

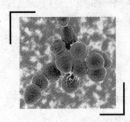

6. 聚焦 "战争幽灵"
——急性呼吸窘迫综合征的发现

· 引子 ·

急性呼吸窘迫综合征（acute respiratory distress syndrome，ARDS），是患者原心肺功能正常，后在如严重创伤、烧伤、休克、感染、大手术等过程中出现以肺泡毛细血管膜损伤，肺内微血栓形成，并以肺水肿和微肺不张为病理特征，临床表现为呼吸窘迫和顽固性低氧血症的一种临床综合征。目前ARDS仍是国内乃至国际上的诊治难点，尤其是早期发现率低，在病因持续存在的条件下，或伴发其他器官衰竭，病死率高达50%~70%。[1]

 ARDS简史

最早的有关ARDS的记录可以追溯至第一次世界大战期间。当时在美国军队中曾出现过一种怪病。许多伤兵发生严重的呼吸困难，不停地咳嗽，咳出的痰液呈粉红色的泡沫状。还没等军医们弄明白什么病症，病人便发生呼吸衰竭，很快就死去了。这种情况并非孤例，甚至造成了大量的战斗减员。军医们对此束手无策，直到大战结束，这种"怪病"的原因依然是个谜。

"一战"结束后，这种怪病大规模暴发的情况也就消失了。但很快，等到第二次世界大战爆发后，各国军队中都出现了先前的那种怪病。此后，20世纪50年代的朝鲜战争、60年代的越南战争，每当有大的战事爆发时，这种怪病也就随之而来。因此有人戏称这种病为"战争幽灵"。

怪病难以诊断是因为它的原发病很多，比如枪伤、撞击、溺水、炮弹爆炸引起的气浪冲击等。据粗略估计，怪病的原发病多达100多种。

后来我们知道了这种怪病其实就是ARDS。士兵们在战场上受重伤后触及肺部，从而引起了呼吸窘迫。由于当时没有认清它的发病机制，从而延误了治疗，造成了高达50%~70%的病死率。

20世纪40年代，在有关报道中，有人把受到严重创伤后发生的呼吸衰竭称为"创伤后湿肺"。创伤性湿肺是指由胸部损伤所引起的肺组织充血、间质水肿或出血的综合性病变，"湿肺"是指肺部受创或挤压后积存了超量的肺液，从而影响了正常的呼吸。

1950年又有以"充血性肺不张"为名描述与ARDS类似的外伤引起的呼吸衰竭，1960年以来，由于创伤、失血性休克等治疗条件的改善，伤者常能度过休克的难关，但最终仍因呼吸衰竭而死亡。于是"休克肺"的问题重新被重视和研究。

1967年美国医生阿什保（Ashbaugh）等人首次报道平民创伤后的急性呼吸衰竭，当时认为表面活性物质代谢和功能失常是病症的主要病因，提出了成人呼吸窘迫综合征（adult respiratory distress syndrome，ARDS）这一名称。1971年Petty等正式使用"成人呼吸窘迫综合征"作为诊断名词。[1]

同时，阿什保等也注意到了此病与刚出生的婴儿常患的呼吸窘迫颇为相似。婴儿发生呼吸窘迫又称肺透明膜病，主要见于早产儿，由于缺乏肺表面活性物质，呼气末肺泡萎陷，致使出生后不久出现进行性加重的呼吸窘迫和呼吸衰竭。

1992年欧美危重病及呼吸疾病专家联席会议提出将ARDS中

"A"的含义由"Adult"（成人）改为"Acute"（急性），更名为"急性呼吸窘迫综合征（ARDS）"。[2-3]

 ## ARDS的发病机制

急性呼吸窘迫综合征实质上是一种以进行性呼吸困难和顽固性低氧为特征的急性呼吸衰竭。换言之，ARDS并不能简单地定义为一种疾病，而是一系列病理改变的连续变化过程。"综合征"本身就具有双层含义：①"综合征"不是一个独立的疾病，而是一组"症候"。②每个"综合征"都有几项基本特征。如"获得性免疫缺陷综合征（AIDS）"的命名就表明，罹患AIDS（艾滋病）的全体病人都符合两个基本条件："获得性"（不是遗传性）和"免疫缺陷"，而个体病人可以表现为恶性肿瘤、肺炎、真菌感染等多种多样的具体疾病。

1996年，国外学者保恩（Bone）经过研究发现，机体在感染或受到创伤时会释放促炎介质，但同时也会释放大量的抗炎介质。保恩以此为依据提出了一个"代偿性抗炎反应综合征"（compensatory anti-inflammatory response syndrome，CARS）的概念。如果危重病人的代偿性反应能力降低以及发生代谢功能紊乱，就会引起全身过度的炎症反应，使机体陷入高动力循环及高代谢状态中。这种状态在1991年被美国胸科学会和危重症医学会命名为"全身炎症反应综合征"（systemic inflammatory response syndrome，SIRS）。[2]

在病情的初期阶段，SIRS和CARS有一个相对的平衡期。这是由于内源性抗炎介质的增加"抵挡"住了少量炎症介质的释放。但如果病情进一步发展，大量的炎症介质进入循环，引发"瀑布效应"，抗炎介质不足以抵消其作用，造成炎症反应的扩散和失控。这种扩散和失控不但破坏局部组织细胞，还可以"远程打击"各个器官。

肺部在SIRS发作时首当其冲。肺泡上皮细胞及毛细血管内皮细胞损伤，造成弥漫性肺间质及肺泡水肿，导致急性低氧性呼吸功能不全，从而引发急性肺损伤（acute lung injury，ALI）。一般认为，ALI是 ARDS 的早期阶段，严重的 ALI 即被定义为 ARDS。

同时，SIRS 发展至严重阶段则可引起多个系统或（和）器官的急性功能障碍或衰竭，导致"多器官功能障碍综合征"（multiple organ dysfunction syndrome，MODS）的发生。其中，MODS 发展中最早、最多发生的症状就是 ALI；MODS 最终可发展为多器官衰竭（multiple organ failure，MOF），ARDS 即 MOF 在肺部的表现。

可以导致 ARDS 的病因很多。流行病学研究表明，脓毒血症和多发性创伤是 ARDS 的最常见病因，ARDS 发病中有 40%~60% 由脓毒血症、20%~35% 由多发性创伤、10%~20% 由医院获得性肺炎（HAP）和误吸性肺炎、9% 由大量输血、7% 由急性胰腺炎所致。单个易感因素存在时的发病率为 5.8%，多个因素存在时的发病率为 24.6%。单纯菌血症时，有 5%~20% 并发 ALI，而菌血症导致全身炎症反应或器官衰竭时，有 25%~40% 的患者会发展成为 ARDS，多发性创伤时有 5%~8% 发生 ARDS。在基础疾病相似的情况下，高龄患者发生 ARDS 的危险性更大。

至于诱因，是根据目前所谓的"二次打击（second insult）"的假说提出来的。这一假说认为，创伤、烧伤和大手术等为"第一次打击"；脓毒血症等则为"第二次打击"。受"第一次打击"后，机体对"第二次打击"的反应发生异常，从而发生 ARDS 或 MODS 等灾难性的后果。

 ARDS的诊断与治疗

鉴于 ARDS 在实质上是一种以进行性呼吸困难和顽固性低氧血症为特征的急性呼吸衰竭，所以动脉血氧分压和氧合指数的相关数据就成了诊断 ARDS 的主要标准。最早报道 ARDS 的美国医生阿什保等人就是根据动态监测动脉血气，从而发现和提出了 ARDS 的概念。

1992 年欧美 ARDS 联合专题会议制定了 ARDS 的诊断标准《急性肺损伤和急性呼吸窘迫的建议标准》。这份 ARDS 诊断标准主要列出了以下 4 项指标：①急性起病。②$PaO_2/FiO_2<39.9kPa$（300mmHg）为 ALI，$PaO_2/FiO_2<26.6kPa$（200mmHg）为 ARDS。③X 线胸片显示双肺浸润影像。④肺动脉楔压<2.4kPa（18mmHg）或无左房高压的临床证据。

这四项标准虽然操作起来简单易行，但也存在着过于宽松的缺陷，致使诊断的准确性降低。此外，该标准仅集中在肺的生理学异常而忽视了病因的不同。同时，由于没考虑到因病因不同进展为 ALI/ARDS 这一综合征的过程亦各异这种现象，因此不能反映不同病因所致的脏器功能障碍的严重程度和病理生理改变。

在我国，1997 年中华医学会急诊学会、呼吸学会联合召开 ARDS 研讨会，根据我国具体情况，提出与国际接轨，修订标准为：①ARDS 的原发病或诱因，如脓毒症、多发伤、胃内容物误吸、肺挫伤、重症肺炎、淹溺和急性胰腺炎等，多呈急性起病。②呼吸困难甚至窘迫。③氧合指数 $PaO_2/FiO_2<26.7kPa$，不管 PEEP 水平的高低，但 FiO_2 最好在呼吸机密闭环路中测定。④X 线胸片表现为肺纹理增多，边缘模糊，斑片状或大片阴影等间质性肺泡性改变。⑤肺毛细血管楔压<2.4kPa 或临床排除急性左心功能不全。上述标准中的氧合指数<40.0kPa 应诊断 ALI。

在具体的治疗上，目前还没有特别有效的方法。只能根据患者病理生理改变和临床表现，采取针对性或支持性治疗措施。

由于 ARDS 患者并发院内感染的几率很高，部位多在比较隐匿的肺脏和腹腔，再加上原发病和 ARDS 本身病情的影响，生前做出诊断的很少。因此，应仔细查找感染灶，严格无菌操作，尽可能减少留置导管，防止褥疮。呼吸机及吸痰管道应定期消毒。一旦发现临床感染征象，应及时选用有效抗生素。只有原发病得到控制，ARDS 才能向好的方向转化。

　　合理、适时的应用机械通气，可能是使 ARDS 由早期严重病死率降至目前 50% 左右的主要原因之一。若间歇正压通气仍不能使 PaO_2 维持在 6.67kPa（50mmHg）以上时，则应采用呼气末正压通气（positive end-expiratory pressare，PEEP），以便复张萎陷的肺泡。使用 PEEP 时要注意观察气道内压力及心排血量，以减少气压伤和对回心血量的不利作用。但 PEEP 本身不能防治 ARDS，只是作为一种支持手段，延长患者的存活时间，为综合治疗赢得机会。

　　液体管理是 ARDS 治疗的重要环节。应严格观察液体的出入量，尽量减少输入量，以使肺血管内液量尽可能最小，但同时需保证足够的左室充盈以维持心排血量，必要时可放置肺动脉漂浮导管，动态监测 PCWP（肺毛细血管楔压）。不然，则需严格细致观察尿量作为参数。

　　对 ARDS 早期是否应该应用激素，存在着一定争议。大多数学者认为糖皮质激素对于 ARDS 后期预防肺纤维化的形成有一定作用，建议纤维化形成期可以应用，但目前有研究认为 ARDS 早期（24 小时内），纤维增生过程就已经开始，建议早期长期应用甲基强的松龙，会改善外源胰岛素抵抗并促进炎症消散，进一步减轻炎症介质对肺纤维化的作用，抑制肺纤维化的形成。

　　辅助治疗 ARDS 的治疗方法还很多，如氧自由基消除剂的应用，肺泡表面活性物质替代疗法及 NO 吸入疗法等都在临床上开始应用，并且取得了较好的效果，相信随着临床经验的积累和研究的深入，它们将更有效也应用到 ARDS 患者的临床治疗中。

 我国关于急性呼吸窘迫综合征的研究情况

　　我国关于 ARDS 的相关研究开展得较晚。直到 20 世纪 80 年代，

ARDS 对于中国医学工作者来说还是一个模糊的概念。1980 年，中国第三军医大学新桥医院正式开始了对 ARDS 的科研攻关项目。

现在的第三军医大学全军呼吸研究所内，还保留着一份 1982 年毛宝龄教授与他的研究生钱桂生关于 ARDS 发病机制的记录：打击创伤→损伤机体释放炎性分子→因子损伤毛细血管→毛细血管通透性增强→血管内液渗入肺泡→导致氧气进入不了肺，肺里的二氧化碳排不出→出现急性呼吸衰竭。

这份在现在看来非常简单的记录花费了钱桂生和毛宝龄教授 2 年的心血，而国外得出类似的结论却用了 10 年时间，这不能不说是我国医学科研历程中值得记录的一笔。

钱桂生和他的同事们先从动物实验开始，尝试建立 ARDS 的动物模型。他们将油酸注射到狗的体内，使其出现急性呼吸衰竭症状，从而复制 ARDS 动物模型，然后进行各种数据测试、分析。

经过长期大量的实验后，钱桂生发现，如果提取液远低于复制油酸型呼吸衰竭犬模型的用量，那么动物模型就很难起到模拟受到严重创伤后患者的情形。鉴于此，钱桂生改用同种犬骨髓提取液，由犬的静脉注入体内，从而使实验犬产生呼吸窘迫的症状。然后通过观察相关病理学的改变，探讨出导致 ARDS 的一系列重要因素。至此，钱桂生建立了当时国际上最先进的 ARDS 动物模型。这一标志性的突破为中国人攻克"战争幽灵"带来了一线新的曙光。

科研组的条件是非常艰苦的，没有当时国际上先进的专业实验室，也没有专业研究人员的相关编制。在毛宝龄、郭先健等前辈的支持和指导下，钱桂生等 8 名军事医学工作者任劳任怨地工作者，终于发现了导致 ARDS 的重要因素——呼吸肌疲劳——的病因。

"呼吸肌疲劳"这一概念由 1988 年美国心、肺和血液研究所（NHLBI）制定。病人在受到严重创伤后，呼吸肌为了维持生理功能的需要，长期超负荷运转，不能产生及维持一定的肌力，即收缩无力，则称为呼吸肌疲劳。由于呼吸肌收缩无力，使有效肺泡通气量减低，最终可导致呼吸衰竭。

钱桂生等人建立了同种犬脂肪提取液注入犬体的实验模型，借助计算机图像分析技术，对呼吸肌强度和耐力进行测定，从中发现了急性缺氧和二氧化碳潴留是产生呼吸肌疲劳的主要原因；并通过实验，进一步发现了氨茶碱有增强呼吸肌肌力的有效作用。

在钱桂生团队的努力下，国内 ARDS 病死率由 65.8% 下降到 45% 左右，并且根据中国国情制定了相应的诊断标准。

令人欣喜的是，钱桂生和他的同事们在 ARDS 病理机制的研究上取得重大突破的同时，还从中药中找到了一种治疗 ARDS 的有效药物——山莨菪碱。

山莨菪碱是从茄科植物唐古特山莨菪根中提取的生物碱。它是一种常见的中药，被广泛应用于感染性休克、肺水肿等疾病的治疗。钱桂生和同事们经过多次实验发现，山莨菪碱有抑制血小板和白细胞聚集，抑制补体活化等作用，对 ARDS 有良好的治疗效果。

钱桂生还用山莨菪碱、地塞米松、布洛芬、己酮可可碱药物进行了多次的动物治疗实验，发现布洛芬可使肺渗出减少、肺损伤减轻、动脉血气改善。同时也明确了己酮可可碱能减轻肺水肿。这些新药很快被投入到临床中，很大程度上改善了目前国内 ARDS 的治疗状况。

国内另一家对 ARDS 进行系统研究的单位是复旦大学附属中山医院，在呼吸病研究所所长白春学教授，王向东和宋元林两位特聘教授领导下，对急性肺损伤发病机制，在线荧光法血气监测方法，中、西药物和机械通气治疗 ALI/ARDS 的新技术进行了系统研究。

在肺损伤发病机制的研究方面，最早研究了肺水通道的生理功能和病理条件下的新功能，并以此为切入点深入探讨了 AQP 及其他离子通道在 ALI/ARDS 中的作用，在 ALI/ARDS 的发病机制研究中不但开辟了新的领域更达到了新的深度。通过建立各种原因所致肺损伤的动物模型，应用多种方法治疗，取得一定疗效，指导了向临床应用的开发方向。整体的在实验动物水平的机制研究和治疗研究具有长期性、连续性和全面性的特点，是一项系统的研究。为使研究从基础向临床转化奠定了坚实的基础。

为了连续实时监测气体交换，在国际上首次发展成功连续监测动脉血氧和 pH 变化的荧光法血气分析仪雏形；体内、外研究均证实光导荧光氧传感器可实时监测动脉血氧分压、pH 和 CO_2 变化。这一研究不仅是一项开拓性和创新性的研究，也提示我们的研究达到了国际领先水平，并可根据这一血气分析仪雏形，通过转化医学常规逐渐应用于临床。

此外研究了多种药物在肺损伤治疗中的可能性。在多种肺损伤的动物模型中，研究了氨溴酸、内皮素受体拮抗剂替唑生坦、脂质体前列腺素 E1、特布他林、姜黄素、CCR2 抑制剂和角质细胞生长因子 2（KGF2）等对炎症、肺动脉高压和氧供等的治疗作用。与国内外同类技术相比，KGF2 治疗肺损伤的创新性和先进性达到了国际领先水平，并且有广泛的市场前景。

肺损伤治疗新技术也有突破。在国际上首次提出联合应用血液净化和膜氧合器治疗难治性 ARDS，加速肺水肿消散和改善预后，并获得了相关专利。应用保护性机械通气包括小潮气量和双水平压力调节通气治疗肺损伤，最终达到了降低病死率、延长患者生命、提高生活质量及节约费用的目的。

· 尾声 ·

ALI/ARDS 的发病机制是一种肺内过度性、失控性的炎症反应，多种炎症细胞和炎症介质是 ALI/ARDS 发生发展的关键因素。因此，阻断炎症细胞失控性释放细胞因子和炎症介质已成为当前治疗 ALI/ARDS 的关键。

　　阻断炎症细胞释放细胞因子的方法是，根据细胞因子诱生的环节对靶细胞活化至炎性细胞因子产生、释放这一过程中的多处关键点进行相应的阻断干预。

　　钱桂生课题组据此筛选出多种ALI/ARDS特异环节新药和靶向治疗药物，建立了多种蛋白质（LBP、鞭毛蛋白）与多抗的制备、分离、纯化及鉴定检测方法，构建了TLR4、MD2等反义真核表达载体并建立了肺血管内皮细胞、肺泡巨噬细胞、肺泡2型上皮细胞及单核细胞的培养方法，为进一步的研究奠定了良好基础。

参考文献

[1] 白春学，孙波. 急性呼吸窘迫综合征. 上海：复旦大学出版社，2005.

[2] Bernard GR, Artigs A, Brigham KL, et al. The American-European Consensus Conference on ARDS: Definitions, mechanisms, relevant outcomes, and clinical trial coordination. *Am J Respir Crit Care Med*, 1994, 148:818-24.

[3] Matthay MA. Acute hypoxemic respiratory failure: pulmonary edema and ARDS. In: George RB, Light RW, Matthay MA, et al （ed）. Chest Medicine. 3th ed. Baltimore: Williams & Wilkins.1995，593-608.

（审稿专家：白春学）

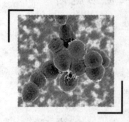

7. 筚路蓝缕的开创之功
——广州呼吸疾病研究所的建立

·引子·

在20世纪70年代以前，我国还没有一所正式的呼吸系统疾病研究机构；对常见的"呼吸四病"（感冒、慢性支气管炎、肺气肿和肺心病），也没有统一规范的防治标准。医生们看病完全凭自己的感觉和经验。所以，当1971年，毛主席因患肺炎而病情加重的时候，在全国竟找不到一位呼吸疾病的专家。因此，周恩来总理号召全国医疗系统建立呼吸科，并进行呼吸医学的研究。

就这样，广州呼吸疾病研究所（以下简称"呼研所"）应运而生了。在钟南山的带领下，呼研所从一个仅有三位医生的慢性支气管炎防治小组到今天的国家重点实验室，走过了30年艰辛而又辉煌的历程。

 从慢支防治小组开始

1971年，周总理发出了在全国范围内开展呼吸系统疾病群防群治的号召，要求医学战线的工作者们不仅要把呼吸系统疾病当做一个医学问题，而且要当做一个"政治问题"来抓。

原来，1970年以后，毛主席患了肺心病，而且病情逐渐恶化，周总理紧急向全国范围内征集呼吸疾病的专家来京会诊，结果发现全国竟没有一个这方面的专家，并且当时全国的医院都没有设置呼吸专科。因此，周总理发出了这样的号召。

在那个年代，中央一号召，全国各地都积极响应起来了。广州市"革命委员会"也要求各个医院开设呼吸专科。原广州市第四人民医院虽然条件简陋，但也响应党中央号召，于1971年成立了一个"慢性支气管炎防治小组"。并安排侯恕（组长）、余真（女）和钟南山三位医生负责小组的工作。

俗话说，"治病不治喘，治喘不露脸"。年纪尚轻的钟南山虽然对这一工作安排感到一丝困惑，但身为党员，自然会服从组织安排。就这样，三个人的慢支防治小组开始了日常的工作。

这个小组当中，钟南山的医学理论基础最好。他从翻查资料开始，结合已有的病历医案分析，摸索入门的途径。

在诊治病人的过程中，钟南山观察发现，患有不同呼吸疾病的病人，吐出的痰液的颜色、性状各不相同。钟南山和侯恕、余真两位医生一起探讨，决定从痰液分析入手，试图找到治疗慢支炎的"捷径"。

在此之前，钟南山曾查阅了许多中医方面的资料。中医理论谈到慢支炎主要涉及三个脏器：肺、脾、肾。慢支炎形成的重要原因就是肺、脾、肾虚寒不足。肺、脾、肾虚是不同的类型，分别有不同的症候群，所以应该采用不同的治疗方法。

经过对痰液的分析以及相关理论论证，钟南山设计了第一套治疗慢支炎的方案。即中西医结合的治疗方法，使用了一种叫"紫花杜鹃"的草药来配合治疗。这套治疗方案取得了不错的效果，治愈率超过了50%。

到了1973年，经过一年多的努力，慢支防治小组终于有了自己独立的门诊和病房，虽然十分简陋，但也是麻雀虽小，五脏俱全，总算可以开展临床研究了。

当时全国肺心病会议即将召开，钟南山和整个慢支防治小组对这套治疗方案的疗效很有信心，急于拿出有分量的论文在全国会议上与同行们交流，从而得到医学界的认同，这对于慢支防治小组以后的发展意义重大。

研究呼吸系统疾病，最关键的是要取得肺功能的有关数据。这就得需要有监测肺功能的基本设备。

但刚起步的慢支防治小组和全国其他医院的呼吸科一样，没有什么经费投入，钟南山和两位同事就采取废物利用的方法，从仓库里翻捡出肺功能计、血氧饱和度计和气体分析仪等不用的设备，经过维修改装后终于"凑"够了临床研究基本需要的设备。在别的医院都在为没有必需的仪器而叫苦抱怨的时候，钟南山带领着慢支防治小组，利用这些拼凑出的仪器监测得到的数据，写出了一系列高水平的论文。在全国肺心病会议上，他们的研究成果赢得了与会同行的一致好评。

与"猪"同乐

在初步取得成绩之后，钟南山的干劲儿更大了。他计划着扩大研究范围，而不是仅仅局限在支气管炎一个狭窄的领域。

慢慢琢磨着，钟南山初步制定了一个规划：

一、从慢支炎开始，逐步展开肺气肿、肺心病等呼吸疾病的研究。

二、开展动物实验以辅助临床治疗。

三、建立实验室、门诊和病房，并计划建立一个慢支炎医疗基地。

当制订了小组的发展计划后，看着钟南山兴奋得像小孩子一样的面孔，侯恕和余真两位医生不由得苦笑了。规划是好的，可就凭现在的条件，到哪一年才能实现呢？

钟南山心里早就有了想法，眼下当务之急是要开展呼吸疾病的病理研究，而做病理研究最快捷的办法就是做动物实验，取得第一手实验数据。其他的作为远景规划，可以缓一缓。

即使建立最简陋的动物实验室，也得从头开始准备。钟南山把小组的日常工作委托给侯、余两位医生，自己开始为筹建实验室，东奔西跑起来。向各个部门要人，要物，有时也要钱时，他能说的除了周总理的号召外，就只有自己的党员身份。

做动物实验必须有符合实验用的动物。经过一番研究，钟南山发现猪的心、肺结构与人最为相似，而且猪患肺心病的症状也与人的非常相似。

钟南山和两位同事合计了一下，决定买一头猪来进行动物实验。当时一头猪的价钱是 200 多元。这在当时，对于一个月只有几十块钱工资的"慢支"防治三人小组而言，是一笔不小的款项。通过努力争取，医院拨了一部分款项，不足的部分则由侯、余、钟三位医生自己出钱凑齐。

凑齐了钱，钟南山跑去买了一头很大、很标准的猪。实验对象有了，其他的工作立即跟着上了轨道。

呼吸系统的疾病有一个共同的特点，就是患者发病之后，机体会出现不同程度的缺氧。所以，小组的动物实验首先就从观察机体缺氧后的生理变化开始。方法大家都明白，就是给猪进行麻醉，然后进行气管插管。但对象是他们以前从未做过的猪，为此这头"猪"也受了不少罪。最终，熟能生巧，一段时间后，三人都能很娴熟地做这项工作了。

通过动物实验观察，钟南山发现了一些规律。即在机体缺氧的情况下，一些介质，如组胺等，会发生特定的变化。组织胺是身体内的一种化学传导物质，可以影响许多细胞的反应，包括过敏、炎症反应，胃酸分泌等，也可以影响脑神经传导。组胺存在于肥大细胞内，也存在于肺、气道及胃的黏膜组织里面。它在过敏与炎症的调节中扮演了很重要的角色。

　　小组三位医生白天要正常工作，照看病人，晚上还要轮流值班。大家很难凑到一块儿去做实验，但就是这样，他们硬是挤自己的业余休息时间，完成了一系列当时在国内属于"超前"的实验，并写出了研究论文。

　　有科学的实验为依据，研究成果是相当出色的，获得了呼吸学界专家们的高度评价。此后有多篇研究成果报告，分别刊登在国家级的专业杂志上。

　　1976年，钟南山到浙江医学院学习纤维支气管镜技术后，同年5月建立了广东第一个纤维支气管镜检查室。1978年，原设在新医科中的慢支防治小组与门诊针灸科分开，成为独立科室，除设立病房外，还开设了门诊，研究工作范围也得到进一步扩展。

　　1979年，在多年不懈努力，呼吸疾病诊治技术处于国内领先的基础上，广州呼吸疾病研究所（呼研所）正式挂牌成立。这是我国第一所进行呼吸系统疾病研究的专门机构。

改建ICU，提高监护治疗水平

　　1981年，钟南山被任命为呼研所所长。呼研所成立初期，病床已扩增到26张，其中特别安排了一间拥有3张病床的监护室。这个监护室可以称得上是一个简化版的ICU。但当时的病房设备条件和现在相比可以说是简陋，病人吸氧仍靠床边放一瓶氧气供给，监护室也没有心电监护仪。据说在抢救第一位呼吸衰竭病人的时候，钟南山和同事们轮流每人8个小时，用人手为病人捏皮球泵气。没有中心供氧，需要连续吸氧的病人唯有每3~4个小时换一瓶氧气。那时的医院没有专门的护工，换氧气瓶也是医生自己动手。

　　得知此情况，省、市政府给予了大力支持，投入资金不但改善了设备条件，并使呼研所能够建立自己独立的基础研究实验室，为其后的研究打下了坚实的基础，对呼研所的研究工作起到了重要的促进作用。正是得益于此，呼研所的研究工作如虎添翼，尤其在隐匿型哮喘研究方面取得了较大成绩。在支气管哮喘的发病机制、呼衰及膈肌功能康复和营养研究、呼衰电脑软件的研究及慢阻肺、肺动脉高压、肺癌的诊断等方面也均处在了国内领先水平。

1993 年呼研所呼吸学科被广东省高教厅批准为省重点学科。1994 年通过省科委的验收评估，成为广东省呼吸疾病研究重点实验室，1996 年又建成广州市呼吸监护中心，同年，钟南山当选为中国工程院医药与卫生工程学部院士。1999 年，呼研所再次被确定为国家药品监督管理局临床药理研究基地，承担临床药物的验证和研究工作。

1997 年，广州医学院第一附属医院的胸外科并入呼研所，使临床诊治手段更加完善，规模不断扩大。在始终坚持基础医学与临床医学紧密结合的方针指导下，呼研所在政府各部门的大力支持下，经过 18 年的持续快速发展，成为拥有呼吸内科、胸外科、重症监护科、变态反应科等临床学科及研究能力的大型呼吸疾病研究所。

呼研所的重症监护室投入使用以来，平均每年都会收治 150 多名垂危患者，其中 55%是来自珠江三角洲及省内外各地的转诊病人，最远的患者来自郑州，是用飞机转送来的。虽然这些病人已被各地的转诊医院认为"无法救治"，但呼研所的重症监护室（ICU）总的抢救成功率一直超过 75%。

2002 年，在香港著名实业家霍英东先生的支持下，由霍英东基金资助 1 000 万港元（总投资 1 700 万人民币），将原广州呼吸疾病研究所 ICU 改建成"英东广州危重症监护医学中心"。改建后的监护中心占地约 800 平方米，拥有 16 张现代化专用监护病床。与 20 世纪 70 年代的"土制"床头设备相比，如今每张监护床上都装有世界上最先进的床头吊架，所有电线、气源全部集中在吊架上，还配置了呼吸机、监护系统、喂饲泵、6~8 个输液泵，病人躺在床上就能完成脑电图、X 线拍片、肾透析等检查和治疗，每个重症监护单元的设备价值超过 100 万元。

新 ICU 建成后，呼研所医护人员的工作效率得到了空前提高。病人被送达 ICU 后 30 分钟内各种仪器就能对病人的情况作出初步评估，1~2 个小时内医生就能根据仪器的精确监测数据，判断病情并制定出具体的抢救方案。据介绍，新设备启用后，对危重病人抢救的成功率由原来的 80% 提高到 91%，仅在 2002 年投入试用的前 4 个月就成功抢救了 151 例病人。

迎战非典型性肺炎，再创新功

2003 年，非典型性肺炎（SARS）突袭中华。广东省作为病源地，成为了与 SARS 作战的桥头堡。在疫情汹汹，众多医护人员纷纷被病魔击倒，众人避之唯恐不及的情况下，钟南山院士带领着广州呼研所这个经得起困难考验的团队，向政府和人民发出郑重承诺——"把最重的病人送到这里来"。据统计中山二院、中山三院、市第八人民医院、市第二人民医院等先后转送了近 100 位 SARS 患者，其中绝大多数是受感染的医务人员和危重患者。呼研所一时成为了 SARS 患者最集中的"高危地区"。

钟南山院士对呼研所的全体工作人员强调：只要有 1% 的希望，就要尽 100% 的努力抢救每一个病人。他成立了由老中青三代呼吸病专家组成的攻关梯队，一天二十四小时轮班上岗。在日夜不停的攻关研究下，钟南山院士和同事们终于找到了治疗 SARS 的突破口，随即制定了切实有效的治疗方案。

6 个多月不懈的奋战，全力高速运转的呼研所，使广东省 SARS 患者病死率仅为 3.6%，治愈出院人数超过总报告病例的 90%，而医护人员虽有 26 人先后被感染，却无一人死亡。这些都是跟钟南山院士和同事们共同攻关，制定了有效防治措施分不开的，即使在全世界范围内也是少有的成绩。

鉴于呼吸疾病防治的重要性，"十一五"期间，广州呼吸疾病研究所和中科院广州生物医药与健康研究院共同申报创建呼吸疾病国家重点实验室。凭借着呼研所自身雄厚的临床研究实力和与健研院合作后的发展方向为产学研相结合的规划，申报获得了评审专家的全票通过。2007年9月20日，实验室再次通过了原科技部组织的专家对建设计划的可行性论证，进入到了实质性的建设期。这标志着实验室实现了省属市属科研机构建设成为国家重点实验室"零的突破"。

根据卫生部公布的2005年我国人口疾病死因调查显示，呼吸疾病在农村地区疾病死因居第一位，占23.5%比例，在城市占12.6%（居第四位）。目前我国哮喘患者约1 500万人，COPD患者约3 280万人，慢性咳嗽患者临床误诊、误治现象仍较突出。同时，自20世纪70年代以来，我国肺癌的发病率和病死率均迅速增加，已居国内城市恶性肿瘤的首位；肺癌患者约50万人，居世界第一。近年应对SARS和禽流感疫情的经验证明，为了避免大范围恶性传染病的突发，消除新发疾病成为常见疾病的威胁，需要启动高水平的科学和医学合作，基础与临床合作，开发有力和可靠的诊断检测方法，更好地了解传播模式，确定有效的治疗规范，开发新的疫苗或是特异性药物。

鉴于此，呼研所临床研究仍将立足于我国常见呼吸疾病的发病机制研究和防治领域，实验室的主要研究领域则集中在重大突发性呼吸系统传染病（如SARS、禽流感等）、慢性阻塞性肺疾病（COPD）、哮喘和慢性咳嗽以及支气管肺癌的病理生理机制等四个方面。

钟南山院士和他领导的呼研所计划在现有4 600m²业务用地的基础上，再扩建3 000m²，并争取在突发性重大呼吸系统传染病诱发的急性肺损伤发病机制、禽流感/流感疫苗与治疗药物等领域取得突破，研究达到国际先进水平。按照这个计划，实验室还将与英国、丹麦、荷兰、美国等同行开展国际性专题研究合作。

·尾声·

由钟南山院士牵头、广州呼吸疾病研究所等国内23所医院共同协作完成的论文《羧甲司坦对慢性阻塞性肺疾病急性发作的作用（PEACE研究）：一项随机安慰剂对照研究》于2008年6月在英国《柳叶刀》杂志上刊登，并获得了"年度最佳论文"。钟南山领导的团队发现，一种常用的廉价国产祛痰药物羧甲司坦可显著减少慢阻肺的急性发作达24.5%，慢阻肺常规治疗费也因此可减少85%。

2009年5月6日，广州医学院第一附属医院和英国阿斯利康公司举行"呼吸疾病国家重点实验室与阿斯利康合作研究基金"签字仪式，中国工程院钟南山院士与阿斯利康公司罗杰·麦克林（Rodger McMillan）博士在合作协议上签字并表示，将共同推动中国慢性阻塞性肺病研究的深入开展。

2010年6月29日，国家工信部组织专家组对广州医学院呼吸疾病国家重点实验室建设情况进行验收。最后专家组成员一致同意呼吸疾病国家重点实验室通过验收。

2010年，以广药集团为主导，由钟南山院士领导的呼吸疾病国家重点实验室和澳门科技大学共同发起成立"粤澳呼吸道病原体新药联合研究中心"，该中心将采用国际通用的循证医学研究方法评价板蓝根的临床作用，为白云山板蓝根抗病毒防流感作出更加深入的论证。呼研所将在中西医结合防治呼吸系统疾病研究方面谱写新的篇章。

（审稿专家：钟南山　曾广翘）

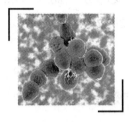

8. 生命以另一种方式继续
——体外循环的发展历程

·引子·

2007年7月的一天，中国台湾一名叫阿文的男子酒醉后掉入池塘，等到救护车赶到时，阿文已是生命垂危。来到医院后，医生们马上给阿文装上了"叶克膜"以延续生命。谁想阿文病情过于严重，肺几乎失去功能，这套"叶克膜"装置也就一直没有移除。直到117天后，阿文才闯过了鬼门关，而这套"叶克膜"也得以成功移除。

117天，这在"叶克膜"的使用上，创造了一个最长的纪录，堪称奇迹。

"叶克膜"实际是ECMO的中文译音。ECMO的全称是（extracorporeal membrane oxygenation），即体外膜肺氧合器，是一种用于医疗急救的体外支持疗法。它是代表一个医院，甚至一个地区、一个国家的危重症急救水平的一门技术。

 体外循环的设想

说到ECMO，还得先从"体外循环"开始讲起。

ECMO的工作原理并不复杂，它是将血液从体内引到体外，经膜式氧合器（膜肺）氧合再用泵将血灌入体内，替代或部分替代人的心肺功能，支持生命以争取心肺病变治愈及功能恢复的机会。在进行复杂的心肺外科手术中，ECMO 的出场率很高。

但 ECMO 与传统的体外循环不同。它实际上是体外循环的延伸和扩大，是一种支持手段。说得通俗一点，就是"花钱从上帝手里买时间"，与死神赛跑。

但 ECMO 的诞生和发展，却与体外循环有着脱不开的天然联系，可以说，自从体外循环技术诞生的那一天起，有关 ECMO 的创意和尝试就一直没有停止过。

在医生进行复杂的心肺手术尤其是心脏矫形手术中，最头疼的问题必然是无法在无血视野下进行手术。因为心脏本身就是供血器官，一旦切断血液的供应，机体在短时间内就会死亡。这时，在手术期间对病人进行体外循环的问题就提上日程了。

早在 17 世纪，英国科学家哈维就发现了血液循环。到 18 世纪末时，一批生理学家在动物实验中发现了一系列的生理现象，其中就包括血液对组织器官的重要作用。一些离体摘除的器官和组织，像脑、脊髓、神经、肌肉等，如果有血液通过，则可以在短时间内保持生命状态而不死亡。

在这些实验的基础上，法国科学家 LeGallois 提出了一个大胆的设想：如果能设计制造出某种类似人类心脏的装置，然后向其中注射自然的或人造的血液，或许可以长期维持任何离体器官的存活。

这一设想在科学界引起了极大的反响，因为如果这一设想成为现实，那么长期以来困扰外科学界的问题就得到了解决。于是在 19 世纪，许多科学家开始了这方面的探索。

实现体外循环，首先必须熟悉血液循环的相关知识。

血液循环是英国的哈维根据大量的实验、观察和逻辑推理于 1628 年提出的科学概念。然而限于当时的条件，他并不完全了解血液是如何由动脉流向静脉的。1661 年意大利马尔庇基在显微镜下发现了动、静脉之间的毛细血管，从而完全证明了哈维的正确推断。

人类血液循环是封闭式的，由体循环和肺循环两条途径构成的双循环。在此过程中，心脏扮演循环动力中枢的角色，使得血液在全身流动不止，并实现动脉血和静脉血之间的转换。所以，要想实现体外循环，必须解决三个问题：①血液在人体内是流动的，而离开人体后很快就会凝结，所以首先要解决血液抗凝的问题。②必须有一个代替心脏的动力装置，保证血液的灌流。③必须设法使静脉血氧合成动脉血，即代替肺进行体外氧合。

三个关键问题的解决

我们都知道当皮肤划破出血时，如果伤口很小，血液会自动凝固。这是因为血液不仅含有红细胞，而且含有血小板。血小板从伤口溢出接触到空气后就会破裂，释放出血小板因子和血浆凝血活酶前质。两者在钙离子的帮助下，相互作用形成凝血活酶。血液里的凝血酶原也在钙离子的介入下转变成了少量的凝血酶；而血浆中的纤维蛋白原在凝血酶和血小板因子的作用下，变成了网状固体的纤维蛋白。而纤维蛋白就好比人体血液中的"水泥"一样，它会很快凝固。

如何才能防止离体后的血液凝结呢？19 世纪中期以后的很长一段时间内，人们普遍采用搅拌的方法去除纤维蛋白，达到血液抗凝的目的。同时，在搅拌的过程中使血液与空气接触，从而实现了血液的氧合。

但这种去纤维的血液极大地掩盖了异种血的"毒性"。从 19 世纪末到 20 世纪初，一系列的动物实验揭示了不同种类的血液是不能随便相互注射的。1900 年，奥地利医生卡尔·兰德斯坦纳发现了血型的存在，并在随后的研究中进一步发现了 4 种血型，分别命名为 A、B、

O、AB 型。这一重大发现既解决了不同血液之间不能互输的谜题，也为人类的输血开辟了道路。

1916 年 McLean 在肝组织匀浆中发现肝素有抗凝作用，后来经纯化和大量药理毒理实验后于 1936 年用于临床。

肝素是一种由硫酸 D-葡萄糖胺和 D-葡萄糖醛酸组成的黏多糖，含多种硫酸根，其中的阴离子与抗凝有关。肝素的阴离子活性基团与抗凝血酶 Ⅲ（AT-Ⅲ）的阳离子基团结合，加速抗凝血酶-凝血酶复合体形成，因此产生抗凝效应。此外肝素还有催化抑制凝血因子 X 的作用。直到现在，肝素也是体外循环中不可缺少的药物。

血液灌注动力的研究进展非常顺利。1910 年，Hooker 医生强调灌注脉压是灌注中的重要因素。由此，各种各样的脉动泵先后被研制出来。但鉴于体外循环是否需要脉动流的争议，从 1925 年开始，临床上普遍开始使用德国外科医生 Beck 发明的滚压泵。1934 年美国的 DeBakey 医生将现有的滚压泵进行了改进，使之操作更加简单，而且还增加了电动/手动模式以供选择。直到现在，这种滚压泵还一直用于人工心肺机。

与前两个问题的解决相比，第三个问题——血液的体外氧合——经历了较长时间的探索方得以解决。1882 年 Schroder 发明了鼓泡式氧合器。这种氧合器的血液容器底部有一个进气口，利用鼓风装置将空气吹入，从而产生气泡。当气泡在血液中上浮的过程中，血液通过血气界面进行气体交换。这种氧合器效率较高，但缺点就是容易产生大量泡沫并有溶血，在动物实验中多发生气栓现象，因此未曾应用于临床。

1885 年 VonFrey 和 Gruber 制成第一台人工心肺机，可以连续灌注经氧合的血液。他们在心肺机里装有一个倾斜放置的玻璃圆筒，开动马达后，圆筒围绕轴承高速旋转，在重力的作用下，血液在圆筒表面形成一层血膜，这层血膜即与空气接触发生氧合。这个装置可以看作是血膜式氧合器的原型。

提高氧合效率，是研制人工氧合器的关键。美国医生约翰·吉本（John Gibbon）认为，可以通过扩大气体交换面积和延长暴露时间来提高人工氧合的效率。一开始，他采用的是旋转圆筒血膜式氧合器，并不断地扩大圆筒的表面积来增加气体交换面积。从 1937—1941 年，圆筒的表面积从 2 300cm² 扩大到了 4 000cm²，暴露时间从 4 秒增加到 11 秒，进行气体交换的血量从 35ml 增加到 85ml，氧摄取量从每分钟 18ml 提高到了 30ml。

1950 年，人们又将旋转圆筒改进成为筛网圆筒。这种筛网圆筒血膜式氧合器有内外两层筛网，且都可以形成血膜，气体交换面积一下子扩大到了 1.4m²，暴露时间为 34 秒，交换血量为 482ml，每分钟血流量为 856ml，摄取氧 112ml。

虽然人们在 20 世纪 50 年代进行的一系列人工氧合器实验依然未能成功应用于临床，但却在不断的失败当中积累了经验，为以后成熟的人工氧合技术奠定了基础。

 首例成功的体外循环

随着关键问题的相继解决，人工心肺机也从设想逐渐变成了现实。

在体外循环真正应用于临床之前，医生们在做心脏手术的时候都是在不打开心脏的情况下进行的。当然，这种修修补补的小动作无法处理复杂的病症。加拿大医生比尔·毕格罗（Bill Bigelow）注意到低温下动物的心跳会变得很慢，同时大脑对氧气的需求也大大降低。因此，他提出了在低温下进行开心手术的设想。1952 年，美国明尼苏达大学进行了第一例低温下开心手术。医生们在低温所创造的短短几分钟的时间内，快速熟练地做完了手术，并获得了成功。但这并不意味着低温手术可以推广，因为大部分心脏手术都非常复杂，根本无法在短短几分钟内完成。

真正设想将体外循环用于人的先驱当推英国医生约翰·吉本 (John Gibbon)。1931 年，当时身为实习医生的吉本正在看护一位刚做完胆囊切除术的女性患者。不幸的是，这位患者术后不久就发生了肺栓塞，血液凝结使得心肺之间的动脉发生堵塞。虽然医生快速地进行了疏通手术，但那位患者还是在短短 6 分钟之内死亡了。这件事情对吉本的触动很大，强烈的职业道德促使他开始了对临床体外循环的研究。

他当时想，若能不断地将病人的静脉血引流出来，在体外一个装置中进行气体交换，然后再泵回到病人的动脉。这样就可以支持病人进行肺栓塞的切除，从而挽救其生命。这就是全身体外循环的最初思路。

为实现这一设想，吉本从 1934 年开始，在麻省总医院进行体外循环系统的研制。起初，他也是从动物实验开始着手。从 1937—1953 年，他分别用 3 只猫和 39 只犬进行了一系列的体外循环实验，得出了一系列的宝贵数据。期间吉本还发表了一篇论文《实验性阻断肺动脉期间人工维持循环》，记述了他在猫实验当中所发现的一些规律。等到 1953 年时，吉本的 16 只实验犬经过平均 40 分钟的体外循环后，已经能够存活 14 只，存活率高达 88%。

在吉本将体外循环应用于临床前夕，1951 年 4 月，Dennis 医生在明尼苏达大学医院进行了第一次尝试用人工心肺机进行全身体外循环，为一位房间隔缺损患者进行开心手术。心肺机工作正常，但术中发现有房室通道，手术失败，病人死亡。两周后又做了第二例房间隔缺损修补术，但由于大量气栓，病人死于术中。

吉本认为，人工氧合效率的低下造成了手术的失败。为此，他在筛网式氧合器的基础上做了一番改进。他把 11 片 60cm×30.5cm 的长方形筛板层叠起来，使血膜的交换面积进一步达到了 $4m^2$，交换血量 770ml，暴露时间 19 秒，每分钟提取氧 250ml。虽然氧合效率仍仅为人肺的 9%，但这比以前的水平已经前进了一大步。

1953 年 5 月，吉本再一次利用体外循环系统为一位 18 岁女孩进行了闭锁房间隔缺损的手术。在手术中他使用了 DeBakey 滚压泵和他改进后的筛网式血膜氧合器。这次体外循环时间为 26 分钟，术后病人恢复良好，并得到了长期存活。这是世界上首例成功的体外循环下心脏直视手术，宣告了体外循环时代的到来。

ECMO技术的诞生

ECMO 是走出心脏手术室的体外循环技术。其原理是将体内的静脉血引出体外，经过特殊材质人工心肺旁路氧合后注入病人动脉或静脉系统，起到部分心肺替代作用，维持人体脏器组织氧合血供。

ECMO 的关键装置是膜肺氧合器，而氧合器的研制很早就开始了。在体外循环系统中，最早采用的血膜式氧合器，由于氧合效率不高，清洗、消毒、组装不便，且噪音大，后被鼓泡式氧合器取代。

和血膜式氧合器不同，鼓泡式氧合器在氧合血容量、气体交换面积和接触时间上皆优于前者。主要问题是灌注时易发生气泡栓塞，而且引起的并发症较多，其应用时间仅限数小时。1956 年，Clowes 等研发了气体交换膜，随着交换膜材料的不断改进，仿生呼吸的膜式氧合器（膜肺）逐渐在临床普及使用，膜肺的气体交换能力强、生物相容性好、血液破坏少、气栓发生率低，尤其是纤维膜肺的研制，其良好的稳定性和安全性为长时间体外氧合应用提供了可能。

1969 年 Dorson 首次报道用膜肺对小儿进行灌注支持，并提出了 ECMO 的概念。1972 年，美国医生 Hill 等采用 ECMO 技术成功治愈了一位 24 岁合并呼吸衰竭的复合伤患者。这一事件标志着 ECMO 技术的正式诞生。1976 年，美国医生 Bartlett 第一次成功将 ECMO 应用于新生儿呼吸衰竭。此后，这种床边体外循环灌注技术开始用于治疗新生儿、儿童、成人的呼吸及循环功能障碍。

ECMO 治疗的原理很简单。它先将体内血液引流至储血罐，然后由机械泵将血泵入氧合器，经膜肺将血液氧合、排出 CO_2 并加温后再通过另一路管道回输患者体内。引流体外和泵入体内的管道之间有一条备用的短路，其作用是一旦回路或机械故障时可迅速将机体与 EC-MO 系统脱离，从而确保临床使用安全。

ECMO 区别于传统的体外循环有以下几点：

1. 体外循环是开放式管路，有储血瓶作为排气装置，而 ECMO 是密闭性管路，无体外循环过程中的储血瓶装置。

2. 由于 ECMO 是肝素涂层材质，并且是密闭系统管路，可以保证血液不停地循环流动。ECMO 激活全血凝固时间（ACT）120~180 秒，体外循环则要求 ACT≥480 秒；同时 ECMO 维持时间较长，通常为 1~2 周，曾经有超过 100 天的记录，体外循环维持时间较短，一般不超过 8 小时。

3. 体外循环需要开胸手术，需要时间长，要求条件高，很难实施。ECMO 多数无需开胸手术，相对操作简便快速。

由于具备了种种优点，ECMO 早已摆脱了只能在手术室使用的模式，而变成了一种生命支持方式。低的 ACT 水平（120~180 秒）大大地减少了出血的并发症，尤其对有出血倾向的病人有重要意义。例如肺挫伤导致的呼吸功能衰竭，高的 ACT 水平可加重原发病甚至导致严重的肺出血。较低的 ACT 水平可在不加重原发病的基础上支持肺功能，等待肺功能恢复的时机。长时间的生命支持向受损器官提供了足够的恢复时间，提高了治愈率。简便快速的操作方法可在简陋的条件下以极快的速度建立循环，熟练的团队可将时间缩短到 10 分钟以内，这使 ECMO 可广泛应用于临床急救。

·尾声·

ECMO 作为一种新兴的呼吸循环支持技术。众多实验和临床资料证实 ECMO 对改善机体氧合、排除多余 CO_2、维持血流动力学的稳定、促进心肺功能的恢复十分有效。虽然 ECMO 对血液、神经等系统会产生一些不良影响，但随着 ECMO 设备的改进及技术的日趋成熟，一些不良反应的发生率及病死率在逐渐下降。

我国 ECMO 起步较晚，发展相对滞后，但也已经在将该技术与其他技术联合应用，用于终末期呼吸衰竭、病因不明的病人的诊断和救治，以及用于肺功能受限但病情处于进展期的尘肺、肺泡蛋白沉着症、特发性纤维化、重症感染及重症哮喘病人的救治。

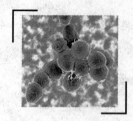

9. 永不停止的呼吸
——机械通气的发展和BIPAP呼吸机的诞生

·引子·

　　人体的呼吸是机体与外界环境之间进行气体交换的过程。早在公元前400年，古希腊名医希波克拉底就曾经指出，人体吸入的空气中含有某种人体必需的物质，进入鼻腔后经过心、肺的作用传遍全身。这一观念虽然模糊但却认识到了呼吸对于人体的重要性。

　　现在我们知道，通过呼吸，人体可以从空气中获得生命活动必需的氧气，同时排出体内代谢产生的二氧化碳废气，保证新陈代谢的正常进行。人每时每刻都需要呼吸。正常的呼吸是人体维持生命的必要前提。

 永不停止的呼吸

　　人们对"呼吸"的生理机制的认识经过了一个漫长的过程。文艺复兴时期的科学巨匠达·芬奇认为，空气通过胸廓"风箱式"的作用而进入肺内。这对于以后的呼吸生理学及机械通气理论的发展具有重要的启蒙作用。人们意识到病人情况危急时，首要的就是维持其正常的呼吸。

　　我国古代有许多人工呼吸的记载。如医学经典《金匮要略》里有着这样的记录：“一人以脚踏其两肩，手少挽其发，常弦弦勿纵之；一人以手按揉胸上，数动之；一人摩捋臂胫屈伸之。若已僵，但渐渐强屈之，并按其腹，如此一炊顷。气从口出，呼吸，眼开，而犹引按莫置。”这是我国现存的最早关于人工呼吸的记录。

在国外，人工呼吸的记载最早可见于《圣经》。在《列王纪下》中，先知以利沙利用类似人工呼吸的方式救活了一个呼吸衰竭的孩子。《出埃及记》中也有关于希伯来女子 Pauh 通过对口吹气最终救活婴儿的记载。当然这些记载带有太多的“神迹”的倾向，还不能视为真正的医案。

1732 年 12 月 3 日，位于苏格兰阿罗亚的一座煤矿发生了火灾。一位名叫詹姆斯·布莱尔的矿工因吸入太多烟雾而窒息，生命垂危。为他诊治的医生威廉·托撒（William Tossach）采取了口对口吹气的办法对他进行了抢救。1 小时后，布莱尔恢复了知觉，4 小时后就自己步行回家了。这是西方医学史上第一次有正式记录的人工呼吸。

但这种人工呼吸的方法在面对病情复杂的患者时，就显得无能为力了。怎样才能做到一种效率更高的持久性的人工通气呢？

英国医生约翰·福斯吉尔（John Fothegil）意识到了托撒的重大功绩。他于 1745 年发表了自己的论文，在肯定托撒成绩的基础上，建议在人工呼吸不力的情况下，可以尝试风箱鼓气。

早在古罗马帝国时代，医生盖伦就发现，通过置于死亡动物咽部的芦苇向气管内吹气，可使动物的肺达到最大的膨胀。这就使得医生们认识到不光生物体自己可以呼吸，在患病的情况下，通过其他途径也可以使呼吸循环得以持续。伟大的哲学家和医师阿芬那（Avicenna）就曾提出过将气管插入金属管来维持病人呼吸的想法。在此基础上，人们开始尝试在活的动物上进行人工通气实验。

1543 年，比利时著名医学家、人体解剖学创始人维萨里（A. Vesalius，1514—1564）第一次对猪进行了气管插管实验。这次实验证实了通过建立“人工气道”，施以正压就能够使动物的肺膨胀，从而维持正常的呼吸。同时，维萨里还描述了人工通气有关的心脏功能。

维萨里以后，1667年，英国科学家罗伯特·胡克也做了一次动物插管实验。这次的实验对象是狗，采用了风箱鼓气进行正压通气。实验成功后，胡克向英国皇家学会提交了自己的论文。该论文成为了后来福斯吉尔提出风箱鼓气理论的基础。

由于福斯吉尔的大力提倡，一个致力于抢救溺水患者的组织于1767年在阿姆斯特丹成立了。1774年伦敦也成立了皇家慈善协会，积极推行风箱技术。

但当时的风箱技术过于粗糙，加之经验不足，导致许多患者在进行人工通气后出现了气胸，甚至死亡。因此，到了19世纪初期，这种仅仅切开气管进行简单人工通气的做法基本上停止了。医学界开始思考如何进行更加安全、有效的人工气道建立方法。

 ## 嗡嗡作响的"铁肺"

《星球大战》系列是科幻电影史上的杰作之一。看过这一系列电影的朋友一定会对影片中的"黑武士"印象深刻。他浑身被黑色的铠甲所包裹，其胸部装有一个布满各色按钮的机器。每当"黑武士"呼吸的时候，这部机器就会发出空气通过金属管道的声音。这个装置的创意实际上来自于当时医院里的呼吸机，也就是俗称的"铁肺"。

当简单人工通气的方法在临床上受挫之后，科学家们一直在研制更安全、稳定的机械通气设施。从19世纪中叶开始，体外负压通气方式开始成为了研究的热点。常规的人工通气需要气管插管或气管切开（有创通气），给患者带来一定痛苦，亦会引起多种并发症（如气胸症等）。"无创通气"是指无须建立人工气道的人工通气方法，包括胸外负压通气和无创气道内正压通气等。

　　体外负压通气的原理并不复杂。医生把病人放在一个压力可以降低的密闭容器内，只把病人的头部露在外面。然后对这个容器进行抽空，使其内部产生负压。当容器内的气压低于病人胸腔内的气压时，胸腔就会膨胀（吸气）。这时，大气中的空气就会通过露在外面的鼻和口腔，沿着气道内的压力递减度进到肺腔内。当达到一定量时，使这个密闭容器内的压力恢复到大气压。这时，胸廓和肺组织就会收缩，同时也将进入到肺内的空气排到体外。

　　这种人工通气方式的建立也经历了一段不短的时间。早在1832年，苏格兰医生达尔齐尔曾设计过一个密闭的风箱装置，通过箱内的压力变化进行通气，这是最早的体外负压通气装置。

　　1885年Ketdrum将这一装置改建得更趋完善。病人可仰卧或坐于箱内，通过一条软管使外界与患者的面罩连接。箱端的橡胶隔膜板推拉移动，使箱内发生压力变化，病人可通过管道进行呼吸。

　　但这些体外箱式负压通气机均需人工提供动力，故难以形成规模应用。很明显对于体外负压通气而言，动能缺乏成为制约其发展应用的主要原因。20世纪初随着电力的广泛应用，为进一步加快体外负压通气的研究提供了条件。

　　1926年，美国医生菲利普·德林克（Philip Drinker）和同事路易斯·肖研制出了世界上第一个"铁肺"。德林克设计的通气机直径0.56米，长1.68米，由金属制成。其实这个通气机与以前的机器在原理上并无差异，只是安装了电动装置，不再需要人力而已。为了试验通气机的安全性，两位发明者，德林克和路易斯亲自体验了一把。结果令他们很满意，而真正的考验也很快到来了。

　　1928年10月13日下午4时，德林克的通气机接待了它的第一个病人——一个因脊髓灰质炎呼吸衰竭而昏迷的8岁女孩。上了呼吸机后仅仅几分钟，女孩就恢复了正常的神智。这一"奇迹"使得当时在场的人们激动得热泪盈眶。1929年5月18日美国医学会杂志（*JAMA*）报道了这一事件。一位不知名的记者将这一装置形象地称为

"铁肺"。很快，箱式体外负压通气机，便以"铁肺"的名字传遍了全世界。

 ## 正压通气的复兴和BIPAP呼吸机的诞生

"铁肺"最大的优点就是不用对病人进行气管插管，因此产生并发症的可能性也最小。但它的缺点也很明显，其效率低下，病人的病死率高达80%；应用范围较为狭窄，并且不能用于外科手术麻醉中；再者，应用铁肺时，气道管理困难，因呼吸肌麻痹而无法排出的气道分泌物难以由体外负压通气装置所清除。德林克的第一位病人虽然暂时恢复了呼吸，但并不是每一位脊髓灰质炎病人都像她那么幸运。

1948年，美国暴发了脊髓灰质炎的大流行。面对成千上万呼吸衰竭的病人，"铁肺"等负压通气机第一次暴露了其致命的缺陷。次年，Bennett对"铁肺"进行了一番改进，增添了一个由马达驱动的风箱，在箱内产生负压的同时，也可通过气管内插管实施正压通气。负压通气与正压通气同步进行，大大提高了呼吸机的效率，使病死率降到了12%。

1952年，丹麦首都哥本哈根也暴发了脊髓灰质炎的大流行。由于该地区的医院并没有预备大量的"铁肺"，这种紧急的状况反而促使人们转换了陈旧的思路。在麻醉学专家比约·易卜生的倡议下，医院采取了麻醉中所应用的压缩气囊间歇正压通气的方法用于脊髓灰质炎呼吸衰竭患者的抢救，并组织了大量的人力为病人手动输氧。由于采取气管切开术及间歇正压通气，使脊髓灰质炎呼吸衰竭的病死率由87%降至25%。

上述的两次脊髓灰质炎事件实际上成了负压通气向正压通气回归的契机。而美国和丹麦也成了研制新型机械通气设备的基地。20世纪50~80年代，各种各样的正压通气机相继问世。电子计算机引入呼吸机的设计，出现了以微处理机为基础的功能更完善的、有报警、监测系统的正压呼吸机。

值得注意的是，随着连接人机界面的鼻和口鼻面罩的材料和造型的不断完善，无创通气也越来越受到重视。1989年，美国伟康公司推出新一代双水平气道内正压呼吸机（全称 bi-level positive airway pressure，BIPAP），标志着机械通气进入了全新的时代。

BIPAP 呼吸机根据压力–容积（P-V）曲线的变化原理，气道压力选择在 P–V 曲线的陡直段，用较小的气道支持压力带来较大的通气量的变化；并且通过鼻面罩采用双水平气道正压来提供压力支持通气，采用特制的电磁阀来控制呼气和吸气的转换。"吸气时提供一个较高的吸气压（IPAP），可帮助患者克服气道阻力，增加肺泡通气量，降低吸气肌负荷，减少患者呼吸肌做功和耗氧量，有利于呼吸肌的休息；呼气时机器自动转换至一个较低的呼气压（EPAP）相当于呼气末正压（PEEP），可对抗内源性呼气末正压，起到机械性支气管扩张作用，防止细支气管的气道陷闭，增加通气量，增大功能残气量，防止肺泡萎陷，改善通气/血流比例，提高 PaO_2，使肺泡内 CO_2 有效排出，从而达到提高 PaO_2、降低 $PaCO_2$ 的目的。"[1]

这种新型呼吸机体积小、重量轻，操作方便灵活，非常适合家庭及野外急救使用。由于 BIPAP 呼吸机采用了鼻面罩通气，治疗期间不影响患者的说话和进食，大大改善了患者的生活质量。而且整个过程中呼吸肌均需用力，有利于患者呼吸肌的锻炼。

而 BIPAP 呼吸机给临床带来的最大益处是大大减少了传统有创机械通气的时间，对已经插管的病人可辅助提前拔管，使临床插管率和插管时间明显减少，病人的住院时间明显缩短。它一经上市，立即得到呼吸界临床专家的广泛好评，在临床迅速推广，取得了极大成功。目前，BIPAP 呼吸机广泛应用于睡眠呼吸障碍疾病、急性呼吸窘

---

[1]蔡映云：《机械通气及临床应用》，119 页，上海:上海科学技术出版社，2002。

迫综合征和慢性阻塞性肺疾病等主要呼吸疾病的治疗，对于肥胖型低通气症、驼背引起的低通气以及神经肌肉病变的康复和替代治疗也有很好的疗效。

在这里需要澄清的是，BIPAP并非一种单纯的通气模式，而是一种通气方式。这是由德国Dragger公司于1988年提出的一种机械通气概念，是一种时间切换—压力控制的机械通气模式。可以从两个方面理解BIPAP：一方面它可以提供通过设置高水平压力或吸气相压力（phigh/pinsp）和低水平压力或呼气相压力（plow/pexp），并按设定的吸、呼时间进行切换；另一方面它可被看作是两个不同CPAP水平（pinsp和CPAP）之间时间周期切换的混合CPAP系统，呼吸机通过对一个CPAP阀施加两个不同层次的阻力或两个CPAP阀产生两个CPAP水平，而这两个压力水平各自的工作时间由设定的吸、呼时间决定。

生产BIPAP呼吸机的伟康公司于1992年进入中国市场，BIPAP呼吸机也随之进入了中国医院。特别是在"非典"以后，BIPAP呼吸机开始大规模进入基层医院。

BIPAP机械通气虽然压力较低，但仍具有正压通气时的副作用，由于在呼气时仍保持气道内正压：①可造成气压伤，即可使肺泡内气压明显增高，易出现肺间质气肿、纵隔气肿、颈胸部皮下气肿、张力性气胸及肺大泡。②同时气道内正压亦可经肺组织传送到胸膜腔、肺血管和心脏，使胸膜腔内压力增高，外周静脉血循环障碍；肺血管床受压，右心负荷增加，导致心衰和循环障碍加重。患者肺顺应性越高，则正压通气对循环影响越大，对存在血容量不足和（或）心功能不全的患者，机械通气对循环功能的抑制更为明显。

 我国呼吸机事业的发展

我国呼吸机的研制起步较晚。中华人民共和国成立之前，我国少数大型医院的呼吸机全部进口。1958 年，上海研制出了我国第一台钟罩式正负压呼吸机，1971 年制成电动时间切换定容呼吸机。而这时在国外，高频通气技术已得到实验和临床的验证。瑞典的 Sjostrand 在 1967 年就提出了低潮气量和高频率通气的高频通气 (HFV) 模式，1977 年 Klain 和 Smith 又提出了高频喷射通气 (HFJV) （此后 HFJV 成为临床最常用的一种 HFV 形式）。所以那时我国的呼吸机生产水平要比国际水平落后一二十年。

直到 20 世纪 90 年代中期以后，国产呼吸机加大了开发力度，质量也得到了逐步提高，但相关的核心技术仍掌握在西方手里。目前国产呼吸机以中低档为主，多为电动电控型，基本上能满足临床需要。

呼吸机是一种高技术机电产品，其技术难点是精密机械加工、耐磨合金、压力及流量传感器，亦即在机械加工领域。目前国内研发呼吸机的企业并不多，有一定影响力的不超过 10 家，大都没有什么技术上的突破。在呼吸机类型上，国产机多数为有创呼吸机，无创呼吸机因为技术攻关难度大，发展非常缓慢。

· 尾声 ·

我国县级以上医院有 15 000 多家，呼吸机总需求量为 15 万台左右。其中年需求量大约为 7 000 台，其中低档呼吸机为 3 000 台左右，主要由国内厂商提供；中高档呼吸机 4 000 台左右，80% 左右为进口产品，高档呼吸机几乎被进口产品垄断，每年国家需要使用 4 000 万美元外汇进口中高档呼吸机。[①]

加入 WTO 后关税下降，国际品牌呼吸机大量涌入，给我国呼吸机产业造成了巨大的压力。国产呼吸机要想在激

[①]梁晓婷，杨国忠：《我国呼吸机发展现状及趋势》，载《中国医疗器械信息》，2008 年第 1 期。

烈的竞争中站稳脚跟，就必须加大研发力度，力争研制出具有自主知识产权的产品，尤其是要掌握住最关键的核心技术。另外，售后服务等"软实力"的提高对于增强国产呼吸机的竞争力同样非常重要。全面完善的销售和有效及时的售后服务是今后努力的方向。[1]

(审稿专家：黄绍光)

---

[1]张恩森，姜淑富：《BIPAP 呼吸机的临床应用新进展》，载《医学综述》，2000 年第 7 期。

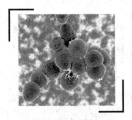

10. 对抗死神的最后一道防线
——ICU的前世今生

· 引子 ·

ICU，英文全称intensive care unit，国内译作"重症监护病房"或"加强监护病房"。重症加强护理病房是收治内科、外科等各科病人中患有呼吸、循环、代谢及其他全身功能衰竭的病人，并对他们集中进行强有力的呼吸、循环、代谢及其他功能的全身管理。ICU的出现，既是危重症医学发展的结果，也得力于新型医疗设备的诞生和医院管理体制的改进。一个ICU的监护水平和设备档次如何，已经成为了衡量一所医院整体实力的重要标准。

 ## ICU的早期历史

说到ICU，我们不得不提到一位伟大的女性。她就是世界上著名的医疗护理专家弗洛伦斯·南丁格尔（Florence Nightingale，1820—1910）。

1853年，为了争夺巴尔干半岛的控制权，土耳其、英国、法国、撒丁王国与沙皇俄国之间爆发了一场大战，史称"克里米亚战争"。这场战争持续了两年多，双方士兵死伤无数。为了改善前线的医疗状况，当时热衷于医学护理的南丁格尔主动请缨，率领护士团来到位于土耳其境内的斯卡特里野战医院，帮助当地的医生照顾受伤的士兵。

在南丁格尔的努力下，野战医院的状况得到了很好的改善，伤员的病死率从50%下降到了2%。这一切都得力于南丁格尔和护士团无微不至的照顾。在此之前，南丁格尔在法国巴黎等地长期的参观学习中，就开始思索护理方面的一些问题。后来，她加入了一个帮助贫困生病妇女的慈善组织，在具体的工作中，提出了许多在当时很先进的护理思想。

她曾经给委员会建议，在病房外铺设专门通往各个病床的水管，以保证病人的热水供应；还建议设立升降机运送病人的饮食；又要求装设紧急铃在病床边，接通至护士房外走廊的铃盒，当铃声大作时，盒子就会打开，这样护士就可从打开且有编号的铃盒知道是哪位病人拉的铃，而不必将体力浪费在楼上楼下徒劳的往返中。

由于财政方面的困难，委员会不可能全部满足南丁格尔的要求。而这次支援野战医院的行动，倒是给了她一个实践自己想法的好机会。她按照伤员病情的不同，把他们分别安置在不同的区域，采取程度不同的护理措施。那些特别严重的病人，南丁格尔则把他们安排在离护士站最近的地方，以方便自己的巡视和观察。

战争结束后，南丁格尔回到英国，开办了世界上第一所护理学校，继续自己的护理事业。在一次参观乡村医院的过程中，南丁格尔发现，尽管这些医院设施都很简陋，但在手术室的隔壁大都有一个专门的小房间。这个小房间是用来接收那些刚做过手术的重病号的。这些重病号在手术过后的几天或更长时间里，都留在小房间里以便医生们随时观察病情的变化。

这一设置给了南丁格尔很大的启发，她认为这些"小房间"体现了现代护理专业的"伟大精神"，并专门撰文建议在全国范围内推广。

这些供病人术后恢复使用的小房间，实际上就是现代ICU的最早的形式。经过南丁格尔及后来成立的国际红十字会等组织的大力推广，到了20世纪初期，这种"小房间"在医院里已经相当普及了，并获得了自己的名字：术后恢复室。

第一次世界大战后，在战场救治等经验的基础上，"术后恢复室"在全世界范围内得以推广，并成为了医院里的一个专门设置。随着临床医疗的需要，不同的学科也纷纷建立了单独的"术后恢复室"。如 1923 年，美国约翰·霍普金斯医院的神经外科教授沃尔特·丹迪（Walter. E.Dandy，1886—1946）创建了拥有 3 张床位的术后恢复室（Recovery Room），1927 年，芝加哥萨拉·莫瑞斯（Sarah Morris）医院创立了第一个早产儿病房，随后类似形式的病区也延伸到其他需要加强护理的医学学科。

 ## "脊髓灰质炎"引发的契机

1953 年，美国科学家乔纳斯·索尔克（Jonas Salk）研制出了脊髓灰质炎疫苗，终于攻克了长期以来的医学难题。1955 年人们在丹麦首都哥本哈根举行了第二届"世界小儿麻痹症大会"来庆祝这一伟大的发明。但令人没有想到的是，一些脊髓灰质炎病毒的携带者也参加了大会，结果造成当年哥本哈根脊髓灰质炎的大流行。

由于在短时间内医院接受了大量的病人，造成原本配置的呼吸机"铁肺"无法满足紧急情况的需要。在麻醉师比约·易卜生的主持下，医院把严重呼吸衰竭的病人安排在一个有 105 张病床的大厅里进行统一管理，并组织了 1 500 名医学院学生每天时刻不停地手动为病人输氧。病人的生理状况则通过一套复杂的仪器设备与大厅外的医学实验室相连接，以便随时监控病房的状况。

正压通气和后来 Engstorm 呼吸机的使用使得病人的病死率从87%下降到了 40%，而这次对病人集中管理的经验也促使了 ICU 雏形的形成。但维持这样一种医疗模式，需要组织各个学科的专业人员通力合作，而且需要投入大量的人力物力来保证医疗设备的正常运转。

很显然，当时陈旧的医院管理模式和落后的医疗设备限制了 ICU 的进一步发展。

为此，医学界进行了不间断的探索。几年后，美国的一家医院里开设了一间心脏外科监护病房，并第一次采用了计算机监护技术。同时，计算机操作人员被纳入了监护病房的人员名单中。虽然当时的计算机体积巨大，操作复杂，而且耗费惊人，但这种利用高科技手段进行病房监护的模式无疑是正确的。同时，由于监护病房的特殊性，医院开始专门培训一批护理人员，以适应这种针对特殊病人的医疗服务。而后一举措，则促使了重症监护护理学的诞生。

1958 年，美国巴尔的摩市立医院的麻醉科医师皮特·萨法尔创建了第一个提供 24 小时生命支持的监护病房，并正式命名为"危重症监护病房"。

虽然很早以前人们即已认识到机械辅助呼吸对呼衰病人具有重大的治疗价值，但其笨重的体积、复杂的操作和有限的功能妨碍了其在病房的利用。然而在 20 世纪 50 年代以后，伴随科学技术的进步，各种新型轻便的呼吸机相继推出。与此同时，循环系统压力和心电监测技术也不断改善，并研制出一系列能够用于病房的设备。1970 年，美国洛杉矶 Cedars-Sinai 医疗中心的两位医生杰瑞佛·斯旺和威廉·冈茨共同发明了气囊导向的肺动脉漂浮导管（swan-ganz 导管），用于在 ICU 中测量病人的右心压力。这一发明将过去仅能应用于实验室的一项循环监测技术安全、方便地应用到病人床旁，大大加快了 ICU 的发展。

后来经过改进，除了压力监测外，利用 swan-ganz 导管进行热稀释法测量心排量也远较过去染料稀释法简便易行。这些变化显著地拓展了临床监测视野和治疗能力，为危重病人治疗的专业化提供了物质基础。

危重症医学的建立

此后，在临床实践中人们发现，一些大型综合 ICU 的病人病死率比某一学科的专门 ICU 要低。例如前面提到的皮特·萨法尔医生曾经做过一个调查，1973 年在美国俄勒冈州大学中，当各科独立的 ICU 被一个多专业的 ICU 取代后，衰竭患者的病死率从 30% 降到了 10%。这是因为它可以随意自动地对不同状况的患者安排麻醉医生、内科医生或外科医生来及时处理。

这一事实给了人们很大的启发。医生们认识到，被送到 ICU 的重症病人虽然原发病可以各不相同，但发展到一定阶段均有可能循同一途径，即导致心、肺、肝、肾、脑等重要内脏器官的损害并危及生命。在这一阶段，不同疾病的治疗任务和原则是相同的。当患者的病情发展到一定程度时，有可能引起多种复杂的并发症，如果由某一学科的专门 ICU 来处理就显得力不从心了。

在此基础上，1972 年，美国在 28 位著名医师的倡导下创立了危重病医学学会（society of critical care medicine，SCCM），旨在建立一个有自己的临床实践方法、人员培训计划、教育系统、临床和科研的学科，逐步提出并完善了以血流动力学、组织氧代谢监测为基础的高级生命支持治疗措施。

随后，西太平洋危重病医学会（western pacific association of critical care medicine，WPACCM）和欧洲危重病医学会（european society of intensive care medicine，ESICM）等一系列国际性学会相继建立，为危重病医学所涉及的各种复杂临床病症提出了一些新认识和可行的干预措施，并为危重病医学的进一步发展提供了理论支持。

到了 1983 年，美国国立卫生研究院在长期调研的基础上，把复苏治疗和复苏后的延续性重要器官功能的治疗连接起来，称之为"危重病医学体系"。

在危重病医学有关理论建构和组织建设快速发展的同时，人们也对危重病医学的重要实践基地 ICU 的建设和管理进行了深入的研究，逐渐摸索出了一整套 ICU 特有和必备的工作模式。

现在一个符合国际标准的 ICU 基本上都是由三个主体部分组成：

1. 训练有素的医护人员：ICU 专职医师（intensivist）具有扎实的理论修养和丰富的临床经验，具有对多个器官或系统功能进行紧急或延续性支持治疗的能力，这是 ICU 发挥其加强医疗职能的关键。

而 ICU 的特殊性也对护理人员提出了严格的要求，因为与重症患者接触最多的不是医生，而是护士。一个合格的护理人员不仅要有多专科医疗护理及急救基础知识，更要强调对病情系统的认识，还应掌握各种监护仪器的使用、管理、监测参数和图像的分析及其临床意义，应该能够快速、及时地应对突发状况。

2. 先进的监测技术和监测系统：随着科学技术的进步，各种轻便新型的呼吸机相继推出，心电监护和循环压力监测技术不断完善，并研制出如 swan-ganz 导管等适用于患者床边的设备，其他的传感器及电子技术也不断发展并用于临床，具有动态、定量监测患者生理功能及捕捉瞬间变化的能力，并能够反馈于治疗。

3. 正确的学术思想和准确的高技术治疗措施：必须在正确的学术思想指导下，运用高技术的监测治疗手段对危重患者的重要生命器官进行有效的加强治疗。

毫无疑问，三个方面当中，"人"的因素是最主要的。

我国ICU的建设及危重病医学的发展

ICU 在我国存在的时间并不长。中华人民共和国成立后不久，一些医学界的学科带头人就提出了在我国建立 ICU 的倡议。北京、天津等地的一些医院开始设立了"三衰病房"、"集中观察室"之类的危重症单元，开始尝试把危重症病人集中在一起进行管理的模式。

20世纪70年代，北京阜外医院首次在心脏手术之后建立了"心脏监护病房"（CCU），这标志着我国ICU的正式出现。但由于我国当时国情国力的限制，阜外医院的第一个ICU无论从规模还是技术上都不能与国外先进水平相比，只能算是一个加强版的"术后恢复室"。

1978年，我国著名医学家曾宪九教授再一次提议建立ICU，并开始了前期筹备工作。为此，他的学生陈德昌教授专程前往法国巴黎，进行危重病医学的进修学习。

回国后，在曾宪九教授的大力支持下，1982年陈德昌在北京协和医院建立了我国第一个现代意义上的ICU。该ICU当时设有8张病床，并且配备了较为先进的医疗设备。在此基础上，1984年，北京协和医院正式建立加强医疗科（危重病医学科）。

1989年，卫生部颁布了医院等级评定标准，把ICU的建设列入标准之中。在相关政策的帮助下，进入20世纪90年代后，我国ICU的发展步伐明显加快。与此同时，我国的危重病医学也得到了快速的发展。在病理生理学家伍贻经、薛全福等教授的大力支持下，经中国病理生理学会常务理事会讨论，接受了陈德昌、席修明、王辰等专家提出的申请，于1996年成立了中国病理生理学会危重病医学专业委员会筹备委员会。1997年，中国病理生理学会危重病医学专业委员会（Chinese Society of Critical Care Medicine，CSCCM）正式成立，这是我国第一个专业的危重症病学学术机构，标志着我国的危重症病学开始进入了全面发展时期。

2005年3月，经中华医学会常务理事会议审议批准后，中华医学会重症医学分会成立，进一步地将危重症病学的学科地位提升到了一个新的高度。

我国危重病医学的快速发展引起了国际医学界的高度关注。2005年9月和2006年8月，"第一届亚太急危重症学术大会（APCEC）"

和"亚太地区危重病医学学会第十四届大会"分别在北京召开。近百位来自亚太地区发达国家急危重症领域的著名专家济济一堂，热烈讨论关于危重病医学的相关热点问题及 ICU 建设方面所取得的经验教训。

一系列权威国际会议在中国召开，充分表明了我国在危重症病学领域内的研究成果已经得到了国际医学界的肯定和承认。这一系列成绩的取得，是和一代又一代医学工作者的努力分不开的。

经过十几年的积淀，中国的危重病医学在教学、科研、临床等各方面都取得了长足的发展。2008 年，"重症医学"被国务院批准为标准二级学科，有了自己的标准二级学科代码 320.58，正式成为一个独立的学科！

· 尾声 ·

在2008年7月4日结束的由中华医学会重症医学分会主办的全国重症医学研讨会上，哈尔滨医科大学附属第二医院于凯江教授公布了对全国范围内重症加强治疗病房（ICU）的调查结果。

本次调查在全国30个省、自治区和直辖市三甲医院中开展，涉及230家医院，每家医院ICU床位均在8张以上。调查显示，目前71.40%的医院设立了独立的ICU科室，ICU总床位数已达5 424张，占被调查医院床位的2.69%。其中，超过12张床的医院占64.17%。目前综合ICU占71.40%，外科ICU占15.60%，麻醉科ICU占3.94%，呼吸ICU占3.82%，而急诊ICU仅占2.91%。

我国的ICU建设虽然取得了很大的成绩，但同时存在着不少问题。比如有些医院过分依赖国外医院，盲目地追求高精尖设备，忽视了因地制宜的原则，造成资源的浪费。还有些医院ICU收费过高，给患者造成了很大的经济负担，也损害了医院的声誉。另外，医院在ICU的建设上还应该注意医护人员素质的培训和管理体制的改革，不要给患者造成一种"送进ICU就是送进太平间"的印象。这种对患者及其家属的"人文关怀"对医护人员来说，也是一种基本的职业道德。

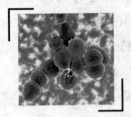

11. 别让生命在睡眠中沉寂
——睡眠呼吸病学的发展

·引子·

英国著名作家狄更斯的《匹克威克外传》里，生动形象地描绘了一个叫乔的小胖子，他面色紫红，全身水肿，性格怪异。一天中大部分时间都在吃与睡中度过，平常很难将他从病态的睡眠中唤醒，加上睡眠时常发出响亮的鼾声，使他常常成为被人嘲笑的对象。

1956年，医学家们就用他的名字将一种新的疾患命名为匹克威克综合征，也称为肥胖低通气综合征，其典型临床特征为：肥胖、嗜睡、右心功能不全（表现为水肿）、血液中的红细胞明显增多（表现为面色暗红）。

这种白天贪睡而夜间睡眠时打呼噜的毛病其实就是睡眠呼吸障碍的一种常见症状。现代社会工作、生活节奏越来越快，睡眠疾病逐渐成为了威胁人类健康的一个隐形杀手，越来越引起了医学界更多的重视。

睡觉时发生的危险

人的一生有 1/3 左右的时间在睡眠中度过，可见睡眠对于人类的重要性。尽管几千年来人们遵循着日出而作、日落而息的自然规律，却很少有人去追问"人为什么要睡觉"这个问题，直到 12 世纪，美国科学家开始对睡眠进行研究，此后睡眠之谜就像埃及金字塔那样引来愈来愈多的科学家们的关注。

睡眠可分成非快速眼动睡眠（NREM-sleep）和快速眼动睡眠（REM-sleep）两个时相，夜间人体会发生一系列的生理变化。在非快速眼动睡眠时心率减慢，呼吸频率降低，机体代谢降低，脑垂体释放生长激素和性激素，同时全身肌肉、关节、软组织放松，机体得到充分休息，所释放的生长激素不仅能促进人的生长发育，同时可促进蛋白质合成，供给细胞能量，进行组织修补，提高人体的免疫功能。快速眼动睡眠是脑高度演化的结果，进入睡眠时，身体处于睡眠状态而大脑在高度活动，快速眼动睡眠可能是本能控制和调节记忆痕迹的巩固，在脑唤醒的调节或梦的产生中起到主要作用。

随着现代社会工作、生活节奏的加快，各种各样的睡眠疾病也逐渐增多。其中，睡眠呼吸疾病由于其隐匿性和高病死率，引起了越来越多的关注。睡眠过程中的呼吸不畅，会造成长期的慢性间歇低氧，从而严重影响身体的正常生理和代谢活动。我们很容易感觉到清醒状态时的缺氧，但是对于睡眠过程中的缺氧却很难察觉。长时间的睡眠缺氧对身体各个器官的功能都会产生负面影响，例如睡醒后感觉身体仍然疲惫、白天精力不足、白天打瞌睡、记忆力下降等。

鼾症，也就是打鼾，俗称"打呼噜"。长期以来，尤其是在我国，人们普遍把睡觉打呼噜视为一种"睡得香"的状态。其实打呼噜是健康的大敌，也是一种最常见的睡眠呼吸疾病。

鼾声的产生是由于打鼾时患者的气道通常比正常人狭窄，白天清醒时由于咽喉部肌肉代偿性收缩使气道保持开放，不至于发生堵塞。但夜间睡眠时神经兴奋性下降，肌肉松弛，咽腔狭窄，使上气道塌陷，当气流通过狭窄部位时，产生涡流并引起振动，从而出现鼾声。打鼾严重者呼吸可以暂时停止（>10 秒），从而影响人的身心健康。

由于打鼾者夜间睡眠呼吸反复暂停，造成大脑、血液严重缺氧。

而这种睡眠过程中的缺氧则会影响到我们的内分泌功能和免疫功能。有些人在睡眠过程中因打呼噜而突然憋醒，长此下去容易引发夜间心绞痛、心律失常、高血压等，严重时还会导致呼吸衰竭、心力衰竭、脑出血、心肌梗死等。更重要的是，打鼾引起的睡眠缺氧大大增加了夜间的猝死率。

大量的调查发现，人群中的 1%~4% 的人患有睡眠呼吸暂停，以美国为例，估计 2 000 万人有睡眠时呼吸暂停，30~60 岁的成年人中 1/4 的男性及 1/10 的女性有该病的临床表现。据统计，全球每天大约有 3 000 人死于该病，几乎所有的睡眠呼吸疾病患者都有打鼾的历史，大约 4 个中重度打鼾的人中即有 1 个患有该病。[①]

睡眠过程中发生的缺氧最大的危险就是其隐匿性，不易被发现，有的人可能已经患上了睡眠呼吸暂停而自己却并不知情，因此，这种病症往往得不到很好的预防和治疗。所以，只有认识和了解睡眠呼吸疾病才能更好地防控这种疾病。

 "睡眠呼吸暂停"的概念

阻塞性睡眠呼吸暂停综合征（obstructive sleep apnea-hypopnea syndrome，OSAHS）是一种病因十分复杂、发病机制尚未完全阐明的疾病，属睡眠中呼吸调节紊乱。这种病理状态不仅有睡眠打鼾和日间极度嗜睡，还由于呼吸暂停或低通气引起反复发作的低氧高碳酸血症，可导致心肺和其他重要生命器官损害，甚至发生猝死。因此 OSAHS 是一种有潜在致死性的睡眠呼吸紊乱性疾病。

呼吸暂停刺激声门处的神经受体可引起反射性支气管收缩，同时因胸腔负压增加、迷走神经张力升高，也可引起支气管收缩，可能会

[①] 数据来源：北京大学人民医院睡眠中心。

导致或加重哮喘发作。另外，呼吸暂停时低氧可使肺血管收缩，导致肺动脉高压，长期肺动脉高压必然会引起右心室肥厚而导致肺心病的发生。

　　睡眠呼吸暂停不但会影响患者的生活质量，缩短寿命，甚至会引发严重的神经心理功能障碍和精神障碍。研究表明，抑郁是 OSAHS 患者最常见的心理症状。睡眠呼吸障碍患者抑郁的临床表现主要有：情感障碍（心情抑郁、情绪不稳、焦虑、多疑、反应冷淡）、行为障碍（疲乏无力、行动迟缓、食欲减退、性欲减退、对生活无兴趣，甚至自杀）和思维障碍（注意力不集中、思维迟缓、记忆力下降、疑病）等。

　　除了对患者的身体健康有着极大的危害外，睡眠呼吸障碍还是一大社会公害，危害他人的生命安全。交通事故统计结果显示，患睡眠呼吸暂停综合征司机的事故发生率是非睡眠呼吸暂停综合征司机的 2 倍，特别是单人行驶时，事故发生率则是后者的 13 倍，他们常常会述说事故发生前自己在睡觉。有的研究发现在高速公路上，司机常常注意力高度集中，因而受到睡意扰袭的机会少，而在慢速行驶时，注意力容易放松，事故发生率反而更高。

　　人们很早就认识到了睡眠呼吸障碍的害处。古希腊神话中就记载了一位死于鼾症的神祇巴克里斯。据说他天生贪睡，只有剧烈的疼痛才能将他从酣睡中唤醒。睡眠时他还会发出可怕的鼾声，频繁出现呼吸停止，最终死于窒息。

　　1834 年美国科学家罗伯特·尼希（Robert Mac Nish）出版了《睡眠的哲学》一书，开始探讨睡眠发生的机制。进入 20 世纪之后，睡眠科学得到了快速发展。1920 年芝加哥大学生理学家提出了剥夺睡眠可以导致次日机体功能损害的观点。1939 年，现代睡眠之父美国的纳撒尼尔·克莱特曼教授出版了《睡眠与觉醒》一书，并建立了世界上最早、最大的睡眠实验室。1952 年日本池松武之亮进行了鼾症的调查，认为悬雍垂（口腔内软腭游离缘向下突出的部分，俗称小舌头）长大于 11 mm，宽大于 10 mm 或咽腔狭窄易于打鼾。这些早期的研究为后来睡眠科学的大发展奠定了基础。

1961 年，最早的世界性睡眠研究组织"睡眠精神生理学会"（APSS）成立，这标志着睡眠疾病已经引起了世界范围内的广泛关注。1965 年，德国的 Kuhl 及法国的 Gastaut 两位神经病学家利用传感器记录技术，揭开了睡眠疾病的神秘面纱，将这种睡眠呼吸疾病正式命名为睡眠呼吸暂停。20 世纪 70 年代，斯坦福大学的研究者们开设了世界上第一家睡眠门诊，并于 1976 年正式确立了"睡眠呼吸障碍综合征"的病名。

睡眠呼吸疾病的诊治

OSAHS 患者在清醒时并不发生呼吸障碍事件，因此睡眠状态本身可能就是 OSAHS 发生的必备因素。除了上呼吸道解剖结构异常外，研究还证实，咽部扩张肌功能异常在阻塞性睡眠呼吸障碍的发生和发展过程中起重要作用。睡眠可影响中枢神经系统一些神经递质的水平，比如 5-羟色胺分泌增加，可以抑制上呼吸道扩张肌运动神经元活动，降低脑干向咽部扩张肌发出的神经冲动，从而导致睡眠时咽部扩张肌肌力减低。

除了睡眠多导图 PSG 外，一些简易的睡眠监测系统和家庭或手提式监测系统，如 Embletta、脉搏传递时间监测系统、心电监测技术在临床上也可用于 OSAHS 的初筛，部分已经成功应用于临床。但是对于临床上高度怀疑存在 OSAHS 而这些监测结果阴性的患者，仍需要进行 PSG 监测。

迄今为止，"经鼻持续气道内正压通气"（continuoas positive air pressure，CPAP）仍然是治疗 OSAHS 患者首选的最有效治疗措施。自动调压 CPAP 治疗可提高轻中度或体位性 OSAHS 患者对 CPAP 治疗的依从性。研究证实，经口 CPAP 治疗效应与经鼻 CPAP 一致，对于存在鼻部病变而不能耐受 CPAP 治疗的 OSAHS 患者，经口面罩 CPAP 治疗是一个不错的选择，但治疗时存在口干、流涎等不良反应。研究还表明，CPAP 治疗可以提高 OSAHS 患者的胰岛素敏感性，可以改善左室功能和生活质量。适应性支持通气治疗可以明显纠正充血性心力衰竭患者的呼吸，从而改善其白天嗜睡的症状和心功能。

外科手术治疗 OSAHS 需要严格掌握适应证，术前需了解阻塞部位。分阶段多部位手术的治疗效果要好于以前的一次性手术方式。口腔矫治器和射频减容术治疗 OSAHS 的效果进一步也在临床上得到验证，治疗时仍需严格掌握适应证，一般适用于单纯鼾症、轻度或部分中度睡眠呼吸暂停综合征病人。

CPAP 虽然可以解决患者晚上呼吸暂停的问题，但对于白天发生的嗜睡症状却无能为力。这时，可采取药物治疗来缓解病情。

药物主要是通过改变睡眠呼吸暂停综合征患者的睡眠时间、改善患者的呼吸控制功能来减轻睡眠呼吸暂停的病情的。近期研究表明，阻断 5-羟色胺再摄取的药物，如丁螺环酮、氟西汀、帕罗西汀等，可以刺激咽部扩张肌，从而减轻 OSAHS 患者症状。因此，该类药物有望成为 OSAHS 药物治疗的突破口，但其临床治疗效果仍需进一步深入研究和证实。其他研究还显示，服用莫达非尼可以明显改善患者白天嗜睡的症状。

国外对睡眠呼吸疾病的研究比较早，相关的投入也比较大。2008年美国已约有 4 000 家睡眠诊断中心，一年新增呼吸机治疗的 OSAHS 患者达 60 万人左右。配置机器和服务工作均由家庭医疗服务公司完成。在机器的型号选择上，保险公司出于经济原因，控制十分严格，一般只给患者配置普通 CPAP。

在其他一些地区，2008 年法国通过新增呼吸机治疗 OSAHS 患者 9 万多人，德国约为 8 万人，日本约 5 万人。在这些国家，患者使用 Auto CPAP 的长期疗效明显好于普通 CPAP。随着 Auto CPAP 与普通

CPAP 的价格越来越接近，保险公司更支持患者配置 Auto CPAP。家庭医疗服务避免了患者因 OSAHS 引发严重疾病而导致更多的医疗资源使用或更大的经济开销，在很大程度上保障了患者长期有效的治疗。为此，保险公司为家庭医疗公司每年提供一定的医疗服务费用（非维修服务），前提是要求保证患者平均每天至少有效使用呼吸机 3 小时以上。为了便于监督，在机器内都设置有使用时间及治疗压力的记录功能。

在德国、法国，这种家庭医疗服务费为 1 600~1 800 欧元/（人·年）；在日本，CPAP 为 3 万多日元/（人·年），双水平呼吸机为 5 万多日元/（人·年）。

 ## 我国在睡眠医学方面的进展

我国中医很早就有了关于睡眠医学的相关理论。从两千多年前的《黄帝内经》开始，历代医家对睡眠的生理、病理及治则治法都有丰富的记载，而《黄帝内经》的"天人相应"，"阴阳消长"及"卫气运行"学说则是中医治疗睡眠疾病的理论基础。这一学说认为人与自然界是一个有机整体，自然界的运动变化直接影响着人体，使机体相应发生生理或病理上的反应。自然界的昼夜更迭反映了阴阳消长的规律运动，人体的阴阳消长与其相应，人体内来源于水谷精气的卫气，随昼夜变化而进行阴阳消长出入的规律运动，阴阳之气的交替盛衰产生人体的睡眠—觉醒昼夜节律。《素问·金匮真言论》曰："平旦至日中，天之阳，阳中之阳也；日中至黄昏，天之阳，阳中之阴也；合夜至鸡鸣，天之阴，阴中之阴也；鸡鸣至平旦，天之阴，阴中之阳也。故人亦应之。"《灵枢·口问》曰："卫气昼日行于阳，夜半则行于阴。阳气尽，阴气盛，则目瞑；阴气尽而阳气盛，则寤矣。"

与现代医学相比，两千多年前中医的"阴阳消长"、"卫气运行"

学说与现代医学的睡眠—觉醒昼夜节律的生物钟理论如出一辙。在治疗上，西医主要用安定类药物抑制中枢神经系统，手段单一。而中医的辨证施治整体调节，因人而异，真正体现了"以人为本"。中医把失眠分为 7 种类型，每种类型配以不同的"方药"，对症下药进行治疗；此外中医还有针灸、耳针、食疗等治疗失眠的手法，其内容之丰富是西医西药无法比拟的。

我国的现代睡眠医学起源于 20 世纪 80 年代对睡眠呼吸暂停的认识。1981 年，北京协和医院的黄席珍教授建立了我国第一个睡眠呼吸疾病诊疗中心。经过 20 余年的发展，据不完全统计，目前已有 600 多家医院设立了睡眠中心或睡眠实验室。1994 年成立了中国科协领导下的国家一级学会——中国睡眠研究会，涉及基础研究及临床医学的呼吸、耳鼻喉、口腔、儿科、神经精神、老年、心血管及中医学等各个学科。

中华医学会呼吸疾病分会于 2000 年成立了睡眠学组，并于 2002 年制定了《阻塞性睡眠呼吸暂停低通气治疗指南》。不少大的医学院培养了睡眠医学领域的研究生，相关内容列入了医学本科生教材。睡眠医学知识与技能已经列入卫生部制定的专科医师培养方案中。国内自主研发的无创呼吸机包括 CPAP、BIPAP、AutoCPAP 均已面世。在睡眠医学实践中，睡眠呼吸医学始终也必将是学科中最具活力的部分。

2009 年睡眠学组编写出版了内容全面新颖的《睡眠呼吸病学》，并且与心血管科、内分泌科专家制定了《OSA 与心血管疾病专家共识》，《OSA 与糖尿病专家共识》。这些都将大力推进我国睡眠呼吸病学的发展，提高我国心血管病的防控水平。

·尾声·

一项在中国上海、北京、广州、南京、杭州等城市开展的迄今为止最大规模的睡眠调查显示，25.9%的国人认为自己有睡眠障碍，而其中约有半数人未采取任何措施。更值得注意的是，42.5%的被调查者在回答国际通行的亚森失眠量表时表明他们的整体睡眠质量不理想。专家们认为，人们远远低估了自身的睡眠障碍问题。[①]目前我国约有4 000万人患有睡眠呼吸疾病。[②]

为唤起全民对睡眠重要性的认识，2001年，国际精神卫生和神经科学基金会主办的全球睡眠和健康计划发起了一项全球性的活动，将每年初春的第一天定为"世界睡眠日"。此项活动的重点在于引起人们对睡眠重要性和睡眠质量的关注。"世界睡眠日"之所以定在每年初春第一天，是因为季节变换的周期性和睡眠的昼夜交替规律都与我们的日常生活息息相关。2003年中国睡眠研究会把"世界睡眠日"正式引入中国。

（审稿专家：何权瀛）

[①]冯军军：《中国开展首次睡眠调查，四成人睡眠质量不理想》，载《人民日报》（海外版），2002年9月20日。

[②]数据来源：《中国目前约4000万人受睡眠呼吸暂停疾病的威胁》，载《医学研究杂志》，2008年第4期。

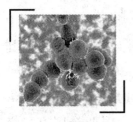

12. 慢慢消失的呼吸
——肺癌的历史与防治

·引子·

肺癌，全称"支气管肺癌"，是一种常见的肺部恶性肿瘤，其病死率已占癌症病死率之首。绝大多数肺癌起源于支气管黏膜上皮，近年来，随着吸烟和各种环境因素的影响，世界各国特别是工业发达国家，肺癌的发病率和病死率均迅速上升，死于癌症的男性病人中肺癌已居首位。据上海市恶性肿瘤统计资料，在男性癌症病例中，肺癌发病率急剧增多，居第一位。

目前我国肺癌发病率每年增长26.9%，如不及时采取有效控制措施，预计至2025年，我国肺癌患者将达到100万，成为世界第一"肺癌大国"。

 肺癌的历史

古代中医文献中没有肺癌这个病名，但有不少类似肺脏肿瘤的记载。如《素问·咳论》曰："肺咳之状，咳而喘息，甚至唾血……而面浮气逆也。"《素问·玉机真脏论》曰："大骨枯槁，大肉陷下，胸中气满，喘息不便，内痛引肩项，身热，脱肉破䐃，真脏见，十月之内死。"通过临床症状的描述，现代医学的确诊，本病可归于中医学的"肺积"、"肺岩"、"痞癖"、"咳嗽"、"咯血"、"胸痛"、"喘证"、"发热"、"息贲"、"虚劳"、"痰饮"、"肺胀"等范畴。中医学认为，肺癌之本为肺脏及其他脏腑虚损，在标为痰淤热结，而其病机则相互转化。

国外关于肺癌的记载最早出现在 16 世纪。当时德国和捷克斯洛伐克（1993 年，分裂为捷克共和国和斯洛伐克共和国两个国家）交界处的山区中，密集分布着大大小小几十处矿山，分别出产铜、银、铁、钴、镍等矿产。这一带的人多以矿工为业，生活十分艰苦。由于当时矿山劳作的环境十分恶劣，许多矿工都得了严重的肺部疾病。曾任 Jachymov 矿医的 Agricola 于 1597 年描述了患病矿工的一些症状，其中有咳嗽、胸痛、气短等。不过由于当时矿工得肺病比较普遍，这些症状并未引起特别的重视。随着病死于类似症状的矿工日益增多，人们把这种肺部疾病索性命名为"矿山病"。

约 300 年来，死于"矿山病"的矿工不计其数。这种肺部疾病终于引起了医学界的关注。1879 年，两位年轻的奥地利医生 Harting 和 Hesse 对当时的 Schneeberg 矿区的 20 例死亡矿工进行了尸检，才发现这些人是死于肺部肿瘤，只不过被其他医生误诊为淋巴肉瘤。

后来，Arnstein 和 Rostoski 再一次对当时留下来的组织标本进行研究，才正式断定其为肺癌。其中，鳞癌 12 例，多形性低分化癌 6 例，小细胞癌 3 例。经进一步研究，这些患有肺癌的矿工年龄平均 55 岁，大都有 15 年以上的井下工作经历。长期的超负荷劳动和恶劣的工作环境是他们发病的诱因。

在 20 世纪 30 年代，人们注意到肺部恶性肿瘤的发生率在 19、20 世纪之交就已经开始增长了，在第一次世界大战之后更加明显。绝大多数肺癌发生在男性，但是女性中肺癌的发生也有所增加。从疾病的发现直到病人死亡大约是两年。大多数情况下，病人会同时存在慢性支气管炎。是什么导致了这种疾病的增加如此隐蔽？有很多关于病因的讨论，大多数观点强调了工业飞速发展造成的空气污染、汽车的增加、第一次世界大战期间毒气的使用、1918 年的流感大流行以及工作中接触到的有机溶剂作用等。

 ## 肺癌是怎样产生的

由于矿工们常年在出产重金属的矿坑里劳作，所以一开始医生们推测肺癌是由重金属引起的，但接下来的调查显示证据不足。

1770 年，Sheffer 提交的报告中指出，流行一时的"矿山病"可能是由砷钴矿粉碎时产生的粉尘引起的。1820 年，Paris 正式提出了砷致癌说。由于没有直接有力的证据，这一假说引起了广泛的争论。

1913 年，Arnstein 认为矿尘中的真菌可以使矿石中的砷生出气态有机砷，从而引起肺癌。他用矿内粉尘和真菌对大鼠进行气管内注射，但实验结果呈现阴性。

虽然砷致癌实验大多没有成功，但在没有其他更有力的证据的情况下，人们仍然无法排除砷导致肺癌的可能性，而且是一种重要原因。在 20 世纪三四十年代，有一种普遍流行的观点认为矿工肺癌是吸入含砷粉尘、呼吸道慢性炎症、矽肺、真菌感染和接触放射性物质等因素复合作用的结果。肺内含砷矿尘沉积及其引起的纤维增生被视为导致癌变的病理学基础。

直到 20 世纪 20 年代，人们才发现这种高发疾病最有可能的致病因素是吸入了氡气。当时，氡气在德国和捷克斯洛伐克的铁锑矿和约阿希姆斯塔尔地区的含量很高。

但是，与砷致癌的观点一样，氡致癌说也遭到了质疑。1944 年，Lornez 在对既往病因学研究进行广泛评估之后，明确反对氡是矿工致癌唯一的原因。因为大量吸入氡的动物实验所呈现的结果都是阴性，况且矿井中所含氡气量很低，远远达不到致癌的水平。

但随着第二次世界大战后美国矿工肺癌的报道见诸于世，人们又不得不重新审视氡的致癌性。美国矿工从事的是铀矿的开采，事实证明了放射性物质具有极强的致癌性。氡也是一种放射性物质，是自然界中唯一的放射性气体，会对人体内的造血器官、神经系统、生殖系统和消化系统造成损伤。常温下氡及其子体在空气中能形成放射性气溶胶而污染空气，由于它无色无味，很容易被人们忽视，但它却容易被呼吸系统截留，并在局部区域不断累积。长期吸入高浓度氡最终可诱发肺癌。

现在研究表明，氡是除吸烟以外引起肺癌的第十大因素，世界卫生组织（WHO）的国际癌症研究中心（IARC）以动物实验证实了氡是目前认识到的19种主要的环境致癌物质之一。据统计，瑞典每年约有1 100人死于因氡导致的肺癌，占瑞典肺癌总死亡人数的30%；英国患白血病的病人中，12%是由于吸入氡影响引起的；由氡而死亡的人数，美国每年约15万~4万人，英国约1万人，俄罗斯和中国约5万人。[1]

除放射性物质外，导致肺癌的原因还有大气污染。如在工业和交通发达地区，石油、煤等燃烧后以及沥青公路尘埃会产生含有苯并芘等有害物质，而调查表明，大气中苯并芘浓度高的地区，肺癌的发病率也增高。

另外，家族、遗传和先天性因素以及免疫功能降低，代谢、内分泌功能失调等也可能是肺癌的高危因素。而最常见的致癌原因则是吸烟。此外，病毒感染、真菌毒素、结核瘢痕等因素对肺癌的发生也起一定的促进作用。

肺癌的早期发现

造成肺癌高病死率的主要原因是肺癌早期因症状不明显而发现困

①何兰军：《浅谈室内氡气污染对人体健康的危害以及防范措施》，载《广东地质》2007年第10期。

难，当出现症状促使病人到医院就诊时，多已进展到了晚期。因为癌症的发生需要经过致癌因素长期作用，并突破人体的免疫防线后才能形成。1厘米大小的肿瘤大约有1亿个癌细胞，它们多已生长了10~20年。什么时候出现症状，并被患者觉察出来，是一个很复杂的问题。如果肿瘤离肺血管、神经或支气管黏膜等敏感位置较近，很小的肿瘤就可以引起症状；相反，如果肿瘤离肺血管、神经或支气管黏膜等敏感位置较远，出现症状就比较晚。因此，肺癌症状出现时间的不确定性，某些自觉症状和表现可以突然出现或者逐渐发生，造成了肺癌在早期时不易被发觉。

还有一个不可忽视的原因是肺癌容易误诊，因为肺癌的早期表现与肺炎、肺结核差不多。特别是那些原来患有支气管炎、支气管扩张的患者，平时有咳嗽、咯血史的患者，更容易被忽略。

临床研究表明，如果在肺癌早期，特别是Ⅰ期进行治疗的话，治愈率可达90%。因此，及早发现相关症状是治疗肺癌的关键。

从解剖部位来讲，肺癌分中央型肺癌和周围型肺癌。中央型肺癌一般出现症状略微早一些，因为发生在主要的支气管，比较早出现咳嗽、咯血或者胸部不适；周围型肺癌指起自三级支气管以下，呼吸性细支气管以上的肺癌，多为鳞癌、腺癌；一般症状出现较晚。

咳嗽是肺癌最常见的症状，最有诊断意义的则为咯血。肺癌咯血多为痰中带血丝。凡呼吸道症状超过2周经治不愈，尤其是痰中带血、干咳或老年慢性支气管炎病人，近期咳嗽声音或性质改变，要高度警惕肺癌的可能。体检发现胸片异常的，如肺结核痊愈后的纤维增殖性病灶应每年随诊，若病灶增大应进一步排除肺瘢痕癌的可能。反复同一部位发生肺炎，也要警惕肺癌。

在咳嗽、咯血等肺部症状之前1年左右，10%~20%的男性肺癌患者会出现乳腺肥大，多数为双侧肥大。这也是肺癌的早期征兆之一。此外，如果连续性低热，治愈后又很快复发，这时就需要及时到医院检查。

确诊肺癌的检查方式很多，比较方便快捷的如"痰找癌细胞"，一旦痰中找到癌细胞，诊断就可以确立，因此具有确诊价值，尤其适用于生长于肺中央部位肺癌的早期诊断。痰的质量及其送检时间直接影响癌细胞检出率。最好选用清晨漱口后第一口从肺深部咳出的痰液，并于1小时内检查。含血液的痰液更好，避免送检脓性痰，反复送检可提高阳性率。

还有比较常用的如低剂量胸部螺旋CT检查，可以发现常规胸片不能发现的微小病灶。

国外一些研究提示，用低剂量螺旋CT筛查肺癌，能明显提高早期肺癌的检出率，通过手术治疗，患者多数能获得治愈，长期生存。与胸片筛查比较，使用低剂量CT筛查可降低肺癌患者病死率。尤其应注意CT上的毛玻璃样病灶和小结节样病灶，对比以往胸片可能意义更大。新出现的胸部CT上的异常阴影，应进一步做下列检查或随访，以排除肺癌的可能性。

其他还有微创性的经皮肺穿刺或胸腔镜检查以及配合细针穿刺、X线引导下肺活检等进行的纤维支气管镜检查。

🔍 肺癌的治疗

外科手术治疗是肺癌治疗中最古老、最重要的手段之一，也是早期肺癌首选和最有效的治疗方法。自1933年Graham为一例中央型肺癌患者成功实施全肺切除以来，肺癌外科治疗已有70余年的历史。

肺癌外科治疗已顺利度过了提高切除率、降低手术病死率及减少术后并发症发生率的阶段。目前，肺癌的外科治疗技术已日臻完善，其术式几经变更，目前已基本定型，即"标准术式为解剖肺叶切除+区域淋巴结系统切除"，尽量避免姑息或不完全切除；对侵犯邻近器官和结构的肺癌，应在施行肺切除的同时连同受侵组织器官整块切除，甚至包括部分心脏、大血管的切除和重建。

近20年以来，肺癌外科治疗进展迅速，成就卓著，其标志为人们认识到外科手术在肺癌治疗中的局限性，单纯外科治疗已合时宜的观点得到了外科医生的广泛认同。中山医院在2002年1月28日即建立了国内第一家肺部肿瘤综合诊疗中心，本着"综合多学科专家实力，提供最优化诊疗服务"的宗旨，提出治疗肺部肿瘤的"三结合"辨证施治方针，即：全身结合局部、祛邪结合扶正、常规结合个体。现在临床治疗上，以外科手术为主的多学科综合治疗手段已经有机地结合在一起，并取得了良好的效果。

放射治疗对于肺癌患者是很有效的一种治疗方法，特别是对于中晚期的患者，因为这时他们体内的癌细胞已经出现了一定程度的扩散。单单采用手术治疗已经不能够将肿瘤细胞根除。临床上采用的放射治疗是术后放疗，对未能切除的肿瘤，手术中在残留的癌灶区放置小的金属环或银夹作标记，便于放疗时准确定位。1933年，Graham在进行全肺切除时就在患者肺门残端周围插入了7枚氡针进行局部放疗。近年出现的新的放疗方法，如SBRT和TOMO又给放疗增加了新的手段，可分别用于早期根治性放疗和多病灶放疗。

癌症的化疗起源于两次世界大战中毒气芥子气的使用。第一种化学治疗方案就是氮芥化疗。化疗的原理是用化学药物（包括内分泌药物）治疗恶性肿瘤。抗癌药物进入体内后很快分布到全身，既可杀灭局部的肿瘤也可杀灭远处转移的肿瘤，因此化疗是一种全身治疗。有证据显示化疗对于部分病人有缓解病情或者延长寿命的作用。但同时，由于化疗药物几乎都是细胞毒性药物，在杀死肿瘤细胞的同时，对人体的正常细胞有一定的毒副作用，尤其是对分裂增殖比较快的细胞如骨髓造血细胞、胃肠道黏膜上皮细胞等。

1995年《英国医学杂志》发表了由国际非小细胞肺癌协作组汇总做出的荟萃分析，指出局部晚期非小细胞肺癌含铂方案化疗联合放疗优于单独放疗。

2003 年，国际肺癌辅助试验（IALT）负责人 Le Chevalier 在美国临床肿瘤学会（ASCO）会议上报告了对 1 867 例非小细胞肺癌患者的研究结果：手术后使用含铂药物进行辅助化疗的患者与没有进行化疗的患者相比较，5 年生存率分别为 44% 和 40%，从而可以证明化疗可以改善疗效，但 23% 的患者有比较明显的毒性反应。

到了 2004 年，加拿大国立癌症研究所的研究报告显示，482 例 Ⅰ期和Ⅱ期非小细胞肺癌患者，诺维本加顺铂化疗与不化疗相比，5 年生存率分别为 69% 和 54%，化疗组的 5 年生存率提高了 15%。同年，美国报告，在 344 例患者中，手术后使用卡铂加紫杉醇治疗者，4 年生存率为 71%，比不化疗者提高了 12%。

近年进展最快的是分子靶向治疗,这是指应用特异性的载体，将药物或其他杀伤肿瘤细胞的活性物质选择性地运送到肿瘤部位，把治疗药物效应限定在特定的靶细胞，从而提高疗效、减少毒副作用的一种方法。目前主要包括以表皮生长因子受体（epidermal growth fator receptor，EGFR）为靶点以及抗肿瘤血管新生的靶向治疗药物。而除二者之外的新型靶向治疗药物也在不断开发并有部分已进入临床试验。在中国人牵头的 IPASS 试验中，选择入组了 1 217 例亚裔、腺癌的非小细胞肺癌患者，并予以以上患者吉非替尼或培美曲塞/卡铂作为一线治疗的方案。结果显示，在具有 EGFR 突变的患者中，吉非替尼可以显著改善无进展生存期（PFS）。因此，亚洲学者的 IPASS 结果支持 EGFR-TKI（吉非替尼和厄洛替尼）一线治疗 EGFR 突变患者。而最新的肺癌治疗指南中也推荐将厄罗替尼作为存在 EGFR 突变的非小细胞肺癌患者一线治疗。但对于突变状态不明者,一线治疗仍应首选化疗。

·尾声·

随着生物技术在医学领域的快速发展和从细胞分子水平对发病机制的深入认识，肿瘤生物治疗已进入了一个全新的时代。肿瘤分子靶向治疗是利用具有一定特异性的载体，将药物或其他杀伤肿瘤细胞的活性物质选择性地运送到肿瘤部位，不是将杀伤肿瘤细胞作为目标，而是以阻断肿瘤细胞膜上或细胞内特异性表达或高表达的分子为作用靶点，这不仅能够更加特异性地作用于肿瘤细胞，阻断其生长、转移或诱导其凋亡，而且还降低了对正常细胞的杀伤作用，从而提高疗效、减少毒副作用。

但是，靶向治疗是肺癌治疗的新领域，还有许多问题需要解决，诸如：靶向治疗药物怎样才能只作用于肿瘤细胞靶点，而不作用于正常细胞的相同靶点？临床上怎样通过检测一些指标了解靶向药物对肺癌产生作用？怎样选择靶向药物与其他细胞毒药物联合应用才能产生相加或协同作用？怎样确定靶向药物的最佳生物学剂量？相信随着基础研究、临床试验技术和相关技术的不断发展，肺癌靶向治疗药物的开发和临床应用会更加成熟。

（审稿专家：白春学）

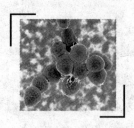

13. 规范治疗　攻克哮喘
——《全球哮喘防治创议》
(GINA) 的发布与推广

·引子·

　　在我国传统医学上有句老话：治内不治喘，治喘不露脸。这里的"喘"就是指"哮喘"。"哮喘"是"支气管哮喘"的简称，它是由多种细胞特别是肥大细胞、嗜酸性粒细胞和T淋巴细胞参与的慢性气道炎症。中医则认为，它的发生外责之于寒、热之邪入侵，内责之于肺、脾、肾三脏功能失调，为内虚外实之证。

　　因为哮喘是一种免疫缺陷性疾病，平定喘息容易，纠正免疫缺陷却很难，以至于患者的病情反复发作，迁延难治，所以才有了"治内不治喘"之说。

 哮喘的致病因素

　　想要攻克哮喘这个难题，首先要弄明白，支气管哮喘是怎样产生的？

　　20世纪40年代初期，Rackemann 提出了把哮喘病分为外源性哮喘和内源性哮喘，即认为哮喘的病因来源包括两个方面：自身的体质以及外部环境因素。体质包括遗传素质、免疫状态、精神心理状态、内分泌和健康状况等主观条件，是患者易感哮喘的重要因素。环境因素包括各种变应原、刺激性气体、病毒感染、居住的地区、居室的条件、职业因素、气候、药物、运动（过度通气）、食物及食物添加剂、饮食习惯、社会因素甚至经济条件等。

这种分类方法在 20 世纪 40~90 年代的很长一段时间内被医学界所采用。但近年来也有些科学家对此提出了异议，认为这种两分法非常笼统而且不科学。因为不管是内源性哮喘还是外源性哮喘，其病理学改变均与肥大细胞和嗜酸性粒细胞有关，发病过程均有细胞因子和炎性介质的参与；临床特征也很相似，均有气道非特异性炎症，均有气道高反应性。加上近年来证实许多内源性哮喘的发生也与免疫球蛋白（IgE）有关，这些研究结果显示内源性哮喘和外源性哮喘的分类并不确切。

目前多数学者认为应把引起哮喘病的诸多因素分为致病因素（trigger）和诱发因素（contributor）两大类。致病因素是指引起健康人群产生哮喘的因素，其作用贯穿哮喘发生发展的全过程。诱发因素是指患者在已患有哮喘病的基础上导致哮喘急性发作的因素，是哮喘发作过程中的诱发因素之一，在促使哮喘病情复发和恶化中起重要作用。

现在推荐的分类方法是根据常见发病诱因的不同而将哮喘病分为过敏性哮喘、感染性哮喘、运动性哮喘、药物性哮喘、职业性哮喘、心因性哮喘以及某些特殊类型的哮喘（如月经性和妊娠性哮喘）等。上述不同种类之间也会出现交叉混合的情况。

过敏性哮喘是一种比较常见的哮喘类型。临床上至少 70% 以上的哮喘病患者属于过敏性哮喘，而在儿童和青少年哮喘中的比例可能更高。过敏性哮喘主要是过敏原引起的，过敏原主要分为吸入性过敏原和食物性过敏原。吸入性过敏原主要来源于空气中的含有变应原的微粒物质，其致敏成分主要为蛋白质和多糖。

医生经常告诫一些哮喘患者不要养宠物，这是因为宠物如狗、猫等动物都是烈性致敏物。它们的分泌物、排泄物以及皮屑都会释放出大量的变应原，例如，美国的一项调查表明，到急诊室就诊的 188 例哮喘患者中有 33 例对猫过敏，而对照组 202 例患者中只有 1 例对猫过敏。养一只猫的家庭室尘中含 10~1500μg/g 猫变应原 Feld I；在没有养猫或将猫移走并清洁后的家庭室尘中含 Feld I 的量小于 1μg/g。所以哮喘患者和过敏性体质的人不要养宠物，平时也要避免和小动物接触，以免惹"病"上身。

 ## 《全球哮喘防治创议》

在哮喘的治疗上，西方医学经历了一段探索的过程。19 世纪时，哮喘被认为只是一种症状而非独立疾病。随着哮喘病例的增多，医生们慢慢认识到接触过敏性物质是患者发病的共同因素，因此进一步认为哮喘是一种过敏性疾病，在治疗上，只是采取避免和过敏原接触的被动办法。

20 世纪初，纤维支气管镜的应用使医生们发现哮喘发作时均有支气管平滑肌痉挛的特点，于是提出了哮喘是一种气道高反应性疾病的观点。自 20 世纪 80 年代，从因哮喘死亡的患者尸体解剖中发现普遍存在着气道慢性炎症，又提出了哮喘是一种气道慢性炎症性疾病的观点，在治疗上采取以抗炎为主，使用激素辅以解痉平喘之类的药物，虽然有一定的疗效，但激素的副反应和反跳现象，使人们难以接受。近年来，呼吸道局部雾化吸入激素的疗法得到了普遍的应用。吸入疗法用药量相当于静脉和口服的 1/20~1/10，用量小，不良反应少，受到了患者的一致欢迎。

世界卫生组织（WHO）报道："哮喘对人类健康造成的危害和经济负担超过了结核病和艾滋病的总和。"因生态环境污染程度不断加重，哮喘的发病率和病死率呈逐年增高趋势。目前全世界有哮喘病人3亿人，超过俄罗斯的人口总数，而且这个数字还在继续增加，每年死于哮喘病的患者达18万之多。其中我国哮喘发病率为1%~5%，约有3 000万哮喘患者。经查阅有关流行病学资料，全球哮喘、支气管炎、肺气肿三种疾病总体发病率约为10%以上。[1]

1993年，WHO和美国国家心肺血液研究所组织了由17个国家的数十名专家开始制定 "哮喘管理和预防的全球策略"。广州呼吸病研究所钟南山院士和北京儿研所陈育智教授应邀担任了撰稿人。1994年初稿完成后，WHO又邀请了17个国家的23名专家担任审稿专家。南京医科大学第一附属医院的殷凯生教授应邀担任审稿专家。1995年2月，《全球哮喘防治创议》 (Global Initiative for Asthma，GINA) 在全球正式公布。

1995年版的GINA提出了对哮喘的新认识。GINA认为哮喘并非仅仅是一种支气管痉挛的急性发作，而是气道的慢性变态反应性炎症。炎症使气道致敏或出现气道高反应性，引起咳嗽、喘息、胸闷或呼吸困难等症状，慢性或反复性咳嗽可能是支气管哮喘的不典型表现。

在哮喘的诊断上，GINA指出要了解患者的病史并进行体格和实验室检查。胸部检查正常并不能排除哮喘，因为许多患者的病情都是在夜间发作，白天则无明显症状。在夜间反复的咳嗽和胸闷以及在接触致敏物质后相关症状加重都是哮喘的临床表现。

GINA最大的特点是提出了分级的阶梯式治疗和合理的药物治疗方案，即根据患者病情严重程度的分级，决定治疗用药的种类和次数。药物在哮喘发作时增加 (升级治疗)，在哮喘得到控制后减少 (降级治疗)，这是因为不同的患者哮喘严重程度不同，而同一患者在不同时间哮喘严重程度也不同。

---

[1] 张金磊：《支气管哮喘研究：历史、现状和新进展》，载《中国中医药报》，2005年11月11日第7版。

而 GINA 最大的创新之处在于它指出了哮喘的管理和对患者教育的重要性。患者之所以长期受到哮喘的困扰，很多情况下都是因为没有得到有效的管理。哮喘病的管理包括发作管理和日常管理，即对病情严重程度的估计和如何针对性地采取相应措施，以及合理地进行预防性治疗和避免接触哮喘的触发因素。对患者的教育则包括让患者认识到哮喘防治的长期性，知道如何制定长期的防治计划和有效地监测自己的病情发展，以及对药物的了解和有效地避开哮喘的触发因素等。

 ## 历年GINA的修订情况

GINA 于 1993 年启动，1995 年正式发布，于 2002 年和 2006 年进行了两次大的修订，最新的修订版于 2009 年 1 月 10 日发布。

在哮喘的发病机制中气道炎症发挥着重要的作用，这一点随着 GINA 方案的广泛推广已成为全球医学界的共识。在 GINA 1995 年版哮喘的定义中认为促使哮喘气道慢性炎症的细胞是肥大细胞、嗜酸性粒细胞和 T 淋巴细胞。而在 GINA 2002 年版中不再单独强调这三者的重要作用，而是描述为"许多细胞发挥了重要的作用"。这是因为，其他炎症细胞，如中性粒细胞、上皮细胞、成纤维细胞、树突状细胞，以及结构细胞，如内皮细胞和平滑肌细胞等亦在哮喘的发病机制中发挥着重要的作用。

在 2002 年版的 GINA 中，吸入性糖皮质激素（ICS）被推荐作为维持治疗的一线药物，正确的吸入疗法在哮喘治疗中的作用被进一步强调。

在 GINA 1995 年版阶梯式治疗方案中，按哮喘严重度分级以表格形式分别列出了该级别的控制药物和缓解药物；而 GINA 2002 年版按哮喘严重度分级以表格形式列出了该级别控制药物的标准方案和其他选择方案。

GINA 2002 年版同 1995 年版相比较在诊断方面变化较少。早期发现哮喘尤其是儿童哮喘并早期进行管理治疗具有重要作用，GINA 2002 年明确提出了这样一个观点："所有喘息症状者除非证实是其他疾病引起的均是哮喘"。对此观点一些学者认为尚需以更加慎重的态度对待，以减少误诊率。

2006 年版 GINA 是自 2002 年版以来 GINA 内容修改最多的一个版本，不仅是因为它反映出近几年来全世界关于哮喘研究（特别是循证医学研究）的最新进展，更重要的是它强化了以哮喘临床控制为目标的防治哮喘新理念。根据这一新理念，通过对支气管哮喘患者病情的评估、治疗方案的选择和维持控制水平的监测等三个重要环节的循环往复，以便达到对支气管哮喘的最大程度的临床控制。

2006 年版 GINA 提出：哮喘病情的严重程度并非恒定不变，不同患者的病情严重度随着时间不同而改变。因此 2006 年版 GINA 不再推荐以前的分级系统作为哮喘治疗决策的基础，而是强化以临床控制为目标的治疗方案，根据患者目前所用治疗方案和实际达到的哮喘控制水平决定下一阶段的治疗方案。如果哮喘已被控制则现有治疗方案至少维持 3 个月以上，才可以酌情将治疗方案"降级"，以达到可以维持控制哮喘所需的最低治疗级别和最低治疗哮喘药物剂量；部分控制则应将现有治疗方案"升级"，以获得哮喘控制；未控制则升级给予更为积极的治疗，使之尽早达到控制哮喘的目标。哮喘控制的目标是复合指标，要求同时达到 6 项指标。如果仅满足其中的 1 项或几项指标，往往会过高估计临床疗效。

2009 年修订版 GINA 的主要内容和 2006 年修订版基本一致，更新部分参考了 2008 年 7 月 1 日至 2009 年 6 月 30 日的文献，其中 402 篇文献纳入分析，有 23 篇文献促使 GINA 委员会对相关的内容进行修订。整篇文件更强调哮喘的控制。强有力的证据表明，哮喘的临床表现如症状、睡眠障碍、活动受限、肺功能下降和使用缓解药物等，都能通过适当的治疗取得控制。2009 年版 GINA 强调对支气管哮喘的全面控制，既要达到对哮喘的当前控制，也要避免今后的风险（包括未来哮喘的急性发作、肺功能的急剧下降、发生死亡的风险和药物不良反应等）。

GINA在中国

1998 年 12 月 11 日，在西班牙巴塞罗那举行的第二届世界哮喘会议的开幕日上，《全球哮喘防治创议》委员会与欧洲呼吸学会代表世界卫生组织提出了开展世界哮喘日活动，并将这一天作为第一个"世界哮喘日"。其目的是让人们加强对哮喘病现状的了解，增强患者及公众对该疾病的防治和管理。鉴于春季是哮喘好发季节，后来又把每年 5 月的第一个周二定为"世界哮喘日"。

为了了解我国儿童哮喘的发病情况，中国儿科哮喘协作组于 1988—1990 年对我国 27 个省对 952 240 例 0~14 岁儿童进行了整群抽样调查，调查显示中国儿童哮喘患病率为 0.11%~2.03%，平均 0.91%。时隔 10 年后 2000 年再次进行同样调查，初步摸清了我国城市儿童哮喘"两年患病率"（近两年有哮喘发作的比例）为 0.5%~3.34%，全国平均为 1.54%。全球多国参加的国际儿童哮喘和过敏性疾病研究（ISAAC）对 13~14 岁儿童的调查结果显示中国情况为：香港哮喘患病率为 10.1%，内地平均为 2.0%。特应性（过敏性疾病）发生率也是香港（41.2%）高于北京（23.9%）或广州（30.8%）。

经过十多年来对 GINA 的推广，哮喘的规范化诊治受到了广泛的重视，但是 GINA 方案的整体推广普及情况依然不容乐观。目前欧洲有 41% 的哮喘患者接受规范治疗，美国有 37% 的患者接受规范治疗，而中国近 3 000 万的哮喘病患者中只有不到 6% 接受规范治疗。

为了加强和推动对 GINA 的宣传和推广，在中华医学会呼吸病学分会哮喘学组的领导下，于 2005 年 6 月在河南郑州成立了中国哮喘联盟，由钟南山院士担任顾问，林江涛、殷凯生和周新教授担任总负责人。中国哮喘联盟的成立大大促进了我国 GINA 的推广和哮喘规范化防治的步伐。

· 尾声 ·

"雄关漫道真如铁，而今迈步从头越"。以中国哮喘联盟牵头的哮喘防治网已经分布到全国各地，部分县级市也建立了分支机构。每年世界哮喘日活动的组织和宣传，以及"哮喘大讲堂"可使众多哮喘患者和家属受益；连续6年全国范围内"支气管哮喘规范化诊治巡讲"，遍及全国上百座一至三线城市；每年1次的全国哮喘学习班，受到广大临床医生的欢迎；2009—2011年期间，"全国哮喘患病情况及相关危险因素流行病学调查（china asthma and risk factors epidemiologic investigation，CARE）"已经完成，这项迄今为止我国最大规模的全国哮喘流行病学调查结果即将正式公布；每年一次的"革命老区送医送药"活动，已经惠及延安、井冈山、遵义等地；参照GINA 制定我国《支气管哮喘防治指南》修订版，将愈来愈多地体现中国特色，以广大基层医院和全科医生为主要对象的我国《2011年支气管哮喘防治指南》（基层版）正在制订中。上述活动大大促进了GINA在我国的推广进程，也将使我国支气管哮喘的防治工作提升到一个新水平。

（审稿专家：殷凯生　刘锦铭）

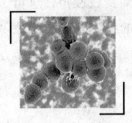

14. 十载立所　不断进步

——北京呼吸疾病研究所建所十年回顾

·引子·

　　一个集体、一个团队，必须有共同的坚强信念，才能够成就伟大的事业。2003年，经过SARS战场的洗礼，北京呼吸疾病研究所王辰医生以满腔热情写下了短文《内心的誓言》。2008年，他又在原基础上修改出第二稿。经在呼吸所范围较广泛征集意见，由所办公会正式确定了《北京呼吸疾病研究所成员誓言》，以之作为呼吸所每位成员的思想与行为职守。2009年12月26日，在建所十周年庆典上，呼吸所的全体成员扪心诵读立誓。此后，凡志愿加入呼吸所人员均需立此誓言。

　　在采访和整理北京呼吸疾病研究所所庆十周年资料时，我们有幸发现了这些文字，读后深受感动，激情满怀，感到这篇誓言体现了呼吸所应当追求的一种文化，表达了呼吸所成员的光荣、使命和责任。在征得王辰医生的同意后，我们决定用《北京呼吸疾病研究所成员誓言》作为本章节的开篇。

北京呼吸疾病研究所成员誓言

我以我全部的热情、真诚和事业之心加入这个团队。我愿意奉献我的才能与精力给人类的呼吸疾病防治事业。这意味着，我个人的生命与事业已经同我们这个可爱的团队及人类的呼吸病学事业结合在一起。我将在我的职业生涯中努力体现科学和人道精神。我将与我亲爱的同事一道，使呼吸所成为我国和世界呼吸病学事业的一个重要的思想源与动力源。我懂得我们的使命和完成这种使命所需要的道德、智慧与艰苦劳动，我将倾全部心力而实践之。

立此誓言，奋斗不辍。渝此誓言，我将愧耻蒙心。

北京呼吸疾病研究所的背景[①]

北京呼吸疾病研究所（以下简称呼吸所）是挂靠于北京朝阳医院的市属研究所，呼吸学科是国家重点学科。有医护技研人员近 300 人。目前呼吸所的建制包括临床部（本部与西区的胸内外科计 300 余床位）、实验研究部、WHO 烟草或健康合作中心、呼吸病学教研室和合作培训部五部分，形成了一套在国内较为完备的、具有较大规模的呼吸疾病的医疗、教学、研究和预防体系。北京朝阳医院与北京呼吸所对呼吸学科实行双重管理，医院着重于医疗管理，呼吸所着重于科教管理。呼吸所接受医院党委的统一领导，实行所长负责制。

[①]《十载立所 为国承命——北京呼吸疾病研究所建所十年回顾》，载《北京朝阳医院院报》，2010年第 2 期。

呼吸所自 1999 年成立起，陆续建立了 15 个专业组。15 个专业组从各自领域促进了呼吸学科的整体发展。

 十年来的主要学术与技术成绩

经过几代人数十年的努力，呼吸所已逐渐形成了自己的专业特色，在呼吸衰竭与呼吸支持技术、肺栓塞与肺血管病、新发呼吸道传染病和烟草与健康等领域做出了成绩，在肺移植方面初步取得了一定的优势。

1. 创新建设 ICU，发展呼吸支持技术，倡行与危重症医学相结合的现代呼吸学科发展模式

呼吸所在国内率先倡导并实践将呼吸病学与危重症医学实行捆绑式、交融式发展的现代呼吸病学发展战略与模式。RICU/MICU 作为呼吸学科的有机组成部分一直得到重视与发展，近年，呼吸科正式更名为呼吸与危重症医学科，体现了这种学科模式。

20 世纪 90 年代初，呼吸所建成了符合国际标准格局的 ICU，制订了呼吸监护与支持技术规范，为现代呼吸支持技术的实施提供了平台，成为国内 ICU 建设与管理的重要示范单位。2009 年，呼吸所创新性设计并建成新型现代 ICU，突出防控院内感染的理念，将传染病房中"两线三区"的概念引入 ICU 的设计，在国际上率先提出加设外走廊的 ICU 设计思想，从空间和流程上为控制 ICU 院内感染提供了新的思路和途径。

针对呼吸衰竭发病及治疗中的关键环节开展系统研究，呼吸所做出了重要的科技创新：①首次提出 COPD 所致严重呼吸衰竭有创机械通气中"肺部感染控制窗"的概念，率先开展以之为切换点的有创-无创序贯通气治疗，使呼吸机相关肺炎发生率由 28% 下降至 6%，住院病死率由 16.2% 降至 2.1%。《英国医学杂志》 (*BMJ*) 去年载文认为以"肺部感染控制窗"为改换无创通气的切换点更加符合疾病规律，给予积极评价。②率先提出针对呼吸肌疲劳和呼吸功能不全的无创正压通气（NPPV）治疗新观念，拓展了机械通气的应用范围。组织了国际上最大病例数的 NPPV 随机对照试验，证实在普通病房中早期应用 NPPV 治疗合并呼吸功能不全的 COPD 急性发作，可使后期气管插管率从 15.2%降至 4.7%。③首次在国际上以前瞻性队列研究发现抑郁可显著增加 COPD 急性加重的风险，为早期干预呼吸功能不全的发生提示了新的思路。论文发表于 *Am J Respir Crit Care Med* 后，迅速被国际文献及澳洲 COPD 诊治指南引用。④针对呼吸机相关肺损伤和保护性通气策略展开系列研究，帮助提高临床机械通气治疗的有效性与安全性。⑤近期开展体外膜式氧合（ECMO）治疗极重症呼吸衰竭，取得初步经验。

无创通气的早期应用和序贯通气治疗被写入中华医学会《COPD 诊治指南》、《COPD 机械通气指南》和卫生部统编教材《内科学》、《呼吸内科学》，成为临床治疗规范与行业标准，并被正式纳入医学教育体系。通过举办医师和护理专修班、国家级继续教育学习班等方式，为国内培养了一大批精于呼吸支持技术的医生和护理人才。

研究先后获得北京市科学技术奖二等奖 1 项及中华医学科技奖一等奖 1 项。《呼吸衰竭的发病机理与治疗研究》获得 2009 年度国家科技进步奖二等奖。

2. 全面推动肺栓塞与肺血管病的防治研究，使我国对肺栓塞的诊治呈现崭新局面

为改变长期以来我国在肺栓塞与肺血管病领域的落后状态，呼吸所于 2000 年牵头成立中华医学会呼吸学会肺栓塞与肺血管病专业组；主持制订肺栓塞领域的 3 个指南性文件，即《肺血栓栓塞症诊断与治疗指南（草案）》、《肺血栓栓塞症-深静脉血栓形成的影像学检查操作规范》和《内科住院患者静脉血栓栓塞症预防的中国专家建议》，成为我国肺栓塞诊疗防治的规范与行业标准；建立全国肺栓塞防治协作网和规范化诊疗示范中心；承担国家"十五"科技攻关课题、国家"十一五"科技支撑计划课题、国家自然科学基金重大国际合作项目和"973"课题等一系列重大科研任务，先后组织关于肺栓塞治疗及预防的多中心研究 8 项，肺动脉高压的多中心研究 4 项；关于 rt-PA 50mg 溶栓方案的研究发表于 *Chest* 上，对现行肺栓塞溶栓方案提出了修正意见，受到国际的高度关注；关于尿激酶 2 小时溶栓方案及肺动脉高压等研究发表于 *Respir Res* 等杂志；主编出版专著《肺栓塞》与《肺循环病学》，构建我国肺栓塞和肺循环疾病领域的学术体系；首次将肺栓塞写入卫生部规划教材《内科学》，使肺栓塞内容正式纳入国家医学教育体系；通过举办国际肺循环病专题论坛、应邀为 *Chest* 撰写综述、主持国际会议肺循环专题、在国际肺血管病学术组织中任职等形式积极拓展我国在肺栓塞领域的国际影响力。

通过呼吸所的工作和全国同道的共同努力，在过去十年间，我国在肺栓塞的诊治及研究方面取得了长足的进步，协作组医院肺栓塞诊断例数增加 10~30 倍，住院病死率由 24% 降至 8.7%，全国肺栓塞研究论文数增加了 12.9 倍，产生了巨大的社会效益。

本领域获得北京市科学技术奖二等奖 1 项，中华医学科技奖二等奖 1 项。《提高我国肺栓塞诊治水平的系列研究》获得 2008 年度国家科技进步奖二等奖。

3. 承担社会责任，在科学应对新发呼吸道传染病中作出突出贡献

2003 年，在 SARS 防治工作中，呼吸所作为北京医疗专家组组长单位参与制订卫生部诊治方案；制定"五类分诊法"和相应的处理原则；培训大批防治骨干；救治大量危重患者；早期完成临床血清学诊断研究；建立临床标本库；研究 SARS 发病中多种免疫细胞变化。

SARS 的有关研究获得北京市科学技术奖一等奖 1 项，中华医学科技奖二等奖 1 项。《SARS 的临床与基础系列研究》获得 2006 年度国家科技进步奖二等奖。

2009 年春天，新型甲型 H1N1 流感在全球暴发，呼吸所成员担任国务院联防联控工作机制专家委员会医疗组组长和卫生部临床专家组组长及成员，主持制订了卫生部临床诊治方案，指导各地诊治；开展大量临床研究工作。论文发表于 *NEJM* 上，杂志专门为之配发了述评。这是北京朝阳医院和呼吸所第一篇发表于 *NEJM* 的论文，标志着呼吸所的学术研究稳步、迅速走向世界。

4. 着力于呼吸疾病预防，推进全国控烟运动，推动我国临床戒烟体系建设

在 1984 年主持全国首次 50 余万人的吸烟情况调查、1996 年建立国内第一个戒烟门诊的基础上，建所以来，呼吸所开设了全国第一部戒烟热线；主持国际多中心伐尼克兰戒烟治疗研究；制订首部《中国临床戒烟指南》，指导医务界为吸烟者提供专业化戒烟治疗；积极推动医务界控烟与无烟医院建设；在钟南山院士的支持下创建中华医学会呼吸分会烟草与健康学组。以上工作整体推动了我国临床戒烟体系与控烟学科的建设。鉴于在这一领域的贡献，呼吸所人员获得了"WHO 控烟杰出贡献奖"。

5. 内外科合璧，推进终末期肺病的"极致治疗"，在肺移植方面取得初步优势

自 2005 年首例肺移植成功以来，2009 年呼吸所肺移植例数达 14 例，为当年国内肺移植例数最多的单位，近中期存活率达国际水平。

发挥学术影响力，倡导先进理念，推进我国呼吸学科的整体建设

呼吸所致力于成为国内呼吸病学界的重要思想源与动力源，积极参与并推动我国呼吸学科的整体建设与发展。呼吸所人员在呼吸学会、医师协会、呼吸领域杂志中担任重要工作。自 1996 年创建北京青年呼吸学者沙龙以来，一直积极组织、参与沙龙活动，同时促进沙龙在学界的推广，活跃了呼吸学界的学术气氛，培育了青年人才；

2004年，主持创办全国中青年呼吸医师论坛，成为呼吸沙龙的"全国版"；在全国推动呼吸病学与危重症医学实行捆绑式发展模式，倡行呼吸与危重症医学科体制；2000年与2008年，针对社会需求与学科发展中的重大问题，分别主持创建中华医学会呼吸学会肺栓塞和控烟两个学组，服务于民众，拓展了学科疆域；2005年，创办中国医师协会呼吸医师分会，主持制定了我国呼吸专科医师培训标准及基地标准，举办中国呼吸医师论坛，设立中国呼吸医师奖、中国呼吸医师终身成就奖。以上工作有力地推动了行业与学科的发展。

凝练先进文化，为呼吸所发展注入持久动力

建所以来，呼吸所极为强调先进文化建设。王辰副所长强调，一个单位、一个研究所发展的核心竞争力源自学科建设和文化建设，而文化建设尤为重要。只要有好的文化，学科注定会发展壮大；但如果没有好的文化，即使已有好的学科也会败坏掉。呼吸所一直要求大家在思想上崇尚"善良、责任、能力、关爱"的精神，在行为上体现"诚实、勤勉、细致、人道"的作风。这是呼吸所文化的核心内容，已成为全体成员共同的价值取向、思维方法与行为准则。

值建所十周年之际，呼吸所酝酿产生了《北京呼吸疾病研究所成员誓言》，作为每一位成员的思想与行为职守，其立意深远。有这样的职守，呼吸所一定能够成就更加辉煌的事业。

呼吸疾病是严重危害人民健康的重大疾病。呼吸所肩负着发展学科、振兴医院、贡献国家的重大责任和使命。

"士不可以不弘毅，任重而道远。"

国家呼吸疾病学科发展阶段及呼吸所的主要贡献

第一阶段：结核病防治时期（20 世纪 20~60 年代）

该阶段以结核病防治为主要内容。建院至 60 年代末为本学科初创时期。

第二阶段：肺心病防治时期（20 世纪 70~90 年代）

该阶段以肺心病防治为主要工作内容。

呼吸所对国家呼吸学科发展的主要贡献：

1. 组织领导全国"慢支"、肺气肿、肺心病防治研究工作。

2. 早期建立了肺功能、血气分析、机械通气等技术方法，为呼吸学科发展奠定了坚实基础。

3. 在我国率先倡导控烟，取得我国烟草流行的基线资料，推动国家控烟运动。

4. 翁心植教授获得 1989 年度"WHO 控烟杰出贡献奖"。

第三阶段：现代呼吸病学时期（20 世纪 90 年代以后）

该阶段全面开展对呼吸疾病的防治和研究，注重实行呼吸病学与危重病学的捆绑式发展模式，临床与科研工作逐步与国际接轨。

呼吸所对国家呼吸学科发展的主要贡献：

1. 推动我国呼吸支持技术的开展和 ICU、危重症学科建设，倡导并率先实行呼吸病学与危重症医学相结合的发展模式。《呼吸衰竭的发病机理与治疗研究》获得 2009 年度国家科学技术进步奖二等奖。

2. 自本世纪初以来全面推进我国对肺栓塞的防治研究工作。《提高我国肺血栓栓塞症诊疗水平的系列研究》获得 2008 年度家科学技术进步奖二等奖。

3. 在国家应对突发呼吸道传染病中发挥重要与关键作用。《严重急性呼吸综合征（SARS）的临床与基础研究》获得 2006 年国家科学技术进步奖二等奖。甲型 H1N1 流感临床特征的研究 2009 年发表于《新英格兰医学杂志》。

4. 继续推动国家控烟工作，率先建立临床戒烟体系。翁心植、王辰教授分别获得 2001、2007 年度 "WHO 控烟杰出贡献奖"。《中国吸烟危害健康的流行病学、致病机理和临床研究》于 2010 年获得教育部科技进步奖一等奖。

5. 关于急性肺损伤和早期急性呼吸窘迫症适于无创通气，可以提高疗效，降低病死率的研究，已被《国际危重症病学》（*Critical Care Medicine*）杂志授权发表。

· **尾声** ·

至 2009 年，北京呼吸疾病研究所走过了十年风雨历程。持之以恒地凝练先进的文化是呼吸所一贯的追求。回首十年间，在与呼吸所共同成长的道路上，每个成员心中都有很多对事业与人生的感触，都荡漾着情感涟漪。在采访呼吸所医生的时候，无意中发现了《十年——与呼吸所共步人生》这本充满肺腑之言的册子和《翁心植院士九十诞辰纪念集》。在这些文字中，无论是诗歌、散文还是随想，字里行间无不体现着 "善良、责任、能力、关爱" 的精神，"诚实、勤勉、细致、人道" 的作风，这是呼吸所集几代人努力所打造的文化，是呼吸所赖以持续发展的核心要素。现撷取王辰医生撰写的两篇文章，让大家从中感受他的内心世界和对老师翁心植院士的景仰之情。

（审稿专家：王辰）

《翁心植院士九十诞辰纪念集》发布

翁心植是我国医学界继张孝骞之后最负盛名的博与深兼备的内科学家。值北京呼吸疾病研究所成立十周年之际，《翁心植院士九十诞辰纪念集》正式发布。该纪念集以照片为主，分为辗转求学、医学大家、控烟之父、伯乐育才、学术促进和精彩人生六章，反映了翁心植院士辉煌的人生足迹。

翁心植院士，浙江宁波人，1919 年 5 月出生。1937 年就读北平燕京大学医预系，1940 年考入北平协和医学院，1942 年因太平洋战争，协和医学院被停办，其后先后辗转上海圣约翰大学医学院、上海医学院、成都华西协和医学院，1946 年获成都华西协和医学院及美国纽约州立大学医学博士学位。

翁心植院士六十余年的行医生涯中，在普通内科、寄生虫病、心血管和呼吸系统疾病等多个领域均有创造性的成就与贡献。他发现和诊断了国内首例戈谢病；在国内第一个总结了白塞病的内科临床表现，在世界上首次报道了白塞病并发心脏瓣膜损害；他创建了肝吸虫病抗原简易制备方法，并在全国广泛推广，极大地促进了我国寄生虫病的防治工作；他在国际上首次发现雄性激素水平低下是老年男性患冠心病的独立危险因素，为冠心病防治提出了新的思路；在慢性阻塞性肺疾病和肺心病防治方面，他与阜外医院蔡如升教授牵头组织全国范围的科研协作攻关，系统地制订了具有我国特色的肺心病诊断与治疗方案，率先在国内建立肺心病监护室，开始了我国 ICU 建设的早期实践；他以其卓越的历史眼光和社会责任感，在国内最早倡导并艰苦推动控烟工作，被世界卫生组织誉为"中国控烟之父"。

翁心植院士不仅是一位杰出的临床医学大家，也是一名医学教育家。在推行住院医师 24 小时负责制、实行大内科医师培训体制等方面做出了重要贡献。他于 20 世纪 70 年代即开始重视呼吸专科医师的培养，1980 年创办了全国性的呼吸专科医师培训班，三十年来已培养呼吸专科医师一千余人，为全国各地输送了业务骨干及学科带头人。在他培养的大批呼吸与心脏病学研究生中，有些已成为享誉国内外的知名学者。

翁心植院士是一名目光卓越的学科领导与建设者。上世纪 50 年代，他协助老师钟惠澜院士创建了友谊医院内科、检验科；1965 年调入北京朝阳医院后，大力推进医院内科体系的业务建设，使朝阳医院内科由原来比较落后的状态跻身于北京乃至全国的先进行列；他与吴英恺院士一起创立了北京市心肺血管医疗研究中心；他在上世纪 70 年代初即启动呼吸专科建设，1985 年建立了独立建制的呼吸科，1986 建立了北京呼吸疾病医疗研究中心，1999 年成立了北京呼吸疾病研究所。

翁心植院士对我国医学学术的发展起到了重要的推动作用。他曾任中华医学会常务理事、名誉理事、中华医学会内科学会副主任委员，全国自然科学名词审定委员会医学名词审定委员会副主任等重要学术职务。他曾任十余种学术刊物的编辑工作，长期担任《中华内科杂志》、《英国医学杂志》中文版等杂志的总编辑，为杂志发展和学术交流付出了大量的时间和心血。他审稿的效率和判定稿件的准确性至今仍为大家所称道。中华医学会在庆祝其八十诞辰之际，授予他"对医学科学及学会发展建设突出贡献奖"。

翁心植院士为人正直、客观、公正。他尊重师长，提携晚辈，心胸博大，平易近人。他那大医至爱、大道至简的境界为人所景仰，为我们树立了人生与事业楷模。

那让我们动情的十年时光

——《十年——与呼吸所共步人生》序

十年漫长，十年一瞬。谓时间之长短很难。一直不理解爱因斯坦相对论的物理学原理，但却在这时间的长短难辨中似有所领悟。

呼吸所的第一个十年应当说是比较辉煌的——在翁老师自20世纪70年代开始，以二十余年的时间打下的基础之上，呼吸所自成立时起即跃入快速发展的轨道，成为在呼吸病学的多个领域中卓有成就的学术与技术基地。

在呼吸所这个事业平台上，同事们共度了紧张忙碌的时光。每个人都有自己的独特体验，每个人都有自己的心路历程。

感觉到大家心中有话要说。欲表达情怀，言不能则文，文不能则诗，诗不能则歌，歌不能则舞，舞不能则泣……人生，事业，心中的情感只有抒发出来，才能伯牙般地取得共鸣，才能在团队中凝聚成文化。这就是汇编这部文集的初衷。

文集分为感受、感悟、感恩三个部分，三感交融，反映了呼吸所同事们的思想和品德。我很为能与这些善良而优秀的人们为伍感到幸运和自豪。

请开卷，观这群士子情怀。

相信多年后，我们还会从中读出感动。

祝福我们的呼吸所。

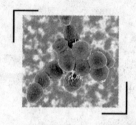

15. 风雨不动安如山
——钟南山院士和中国的"非典"之战

· 引子 ·

2003年，一场突如其来的疫情将世界的目光再一次聚集在古老的中国大地上。

"非典"，全称"传染性非典型性肺炎"，又称"严重急性呼吸综合征"（severe acute respiratory syndrome，SARS），是一种因感染SARS相关冠状病毒而导致的以发热、干咳、胸闷为主要症状，严重者出现快速进展的呼吸系统衰竭，是一种新出现的呼吸道传染病，具有极强的传染性，能在短时期内造成大范围的传播。经历过那段"白色恐怖"的人在听到这个名词后，依然心有余悸。

病魔来袭

2002年12月15日下午，广东省河源市人民医院收治了一位名叫黄杏初的病人。该病人经医生初步诊断为普通发热，但经传统治疗后病情没有得到好转，反而有加重的迹象。两天后，医院再次收治了一位与黄杏初症状相似的病人郭仕程。更让人吃惊的是，很快广东省顺德、中山地区也传来发现类似病人的消息。截至2003年1月，广东省境内共发现28例相同症状病人。

在医院的安排下，郭仕程被送到了广州呼吸疾病研究所，进行住院观察治疗。所长钟南山院士对郭仕程进行检查后发现，病人肺部经 X 线透视呈现了"白肺"，双肺部炎症呈弥漫性渗出，阴影占据了整个肺部。

这时，河源市人民医院传来了一个不好的消息，与黄杏初、郭仕程接触过的六位医护人员和两位陪同亲属全部病倒，其症状与黄、郭相同！

2003 年 1 月 21 日晚上，钟南山院士赶到中山市，和广东省卫生厅派出的专家们一起，对中山市出现的这些病人进行会诊和抢救。第二天，专家们起草了一份《中山市不明原因肺炎调查报告》。在这份报告中，专家们把这种怪病称为"非典型肺炎"，以区别于传统由细菌、衣原体等病原体引起的"典型肺炎"。

2003 年 3 月，世界卫生组织（WHO）根据这种疾病的临床表现和流行病学特点将其命名为"严重急性呼吸综合征（Severe Acute Respiratory Syndrome，SARS）"。

由于这场疫情来得过于迅猛，在对病原体与发病机制完全不明的情况下，医院的救治工作一时陷入了困境。患者的情况急转直下，同时由于防护措施不当，大批的医护人员受到感染，甚至发生了死亡。

当务之急是遏制住患者病情的恶化！但使用传统的抗生素对引起 SARS 的病原体一律无效。钟南山院士经过深思熟虑后，建议使用糖皮质激素进行治疗。这一建议引起了其他专家的质疑。因为糖皮质激素的副作用会破坏人体自身的免疫力，在学术界很多人都反对这种治疗方法。但是，如果不及时使用激素，患者自身的免疫力已经难以免疫，如果再出现继发感染，患者的生命会出现危险，一旦再发生交叉感染，局面就会出现失控的危险。

钟南山院士认为，只要使用时机和剂量适当，糖皮质激素完全可以起到有效的治疗效果。事实证明了钟南山院士的决策是正确的，在使用了一定剂量的激素后，患者的病情开始缓解。同时，对于刚转来的危重患者，由于肺部发硬，如果进行常规的机械通气，就有可能发生肺部破裂的危险。所以钟南山院士要求医护人员一定要对患者先进行人工呼吸。再者，一定要在患者的床头安装风扇，病房内也要安装换气扇，保持空气流通。

在"非典"暴发的前期，钟南山院士和同事们在极短的时间里摸索出了一套有效的治疗方案，不但提高了危重患者的抢救成功率，同时也降低了病死率，而且明显缩短了病程。与此同时，在钟南山院士的主持下，《广东省非典型肺炎病例临床诊断标准》也很快出台。

疫情的全面暴发和中国的决策

2003 年 3 月底，来自深圳、广东的两名游客将"非典"病毒带到香港，经过香港这个国际大都市的"中转"，继而将"非典"传向了其他国家和地区。

同年 4 月 2 日，WHO 发出了成立 55 年来的第一次旅行警告，劝告人们不要前往中国广东和香港。4 月 3 日，时任卫生部部长张文康举行记者会进行回应，声称中国"非常安全"，"非典"疫情已经得到了有效控制，北京只有 12 例"非典"。

4 月 9 日，北京市民蒋彦永对"非典"疫情实情进行披露的信件在海外新闻媒体及网站上刊登。一时间，"中国新闻封锁导致 SARS 蔓延"等评论纷至沓来，中国政府承受着巨大的国际舆论压力。

2003 年 4 月，各省市相继出现"非典"病例。截至 4 月 18 日，全国累计报告非典型肺炎病例 1 807 例，其中，广东 1 304 例、北京 339 例、山西 108 例、内蒙古 25 例，其余各地感染人数较少，但却说明，疫情已经弥漫全国，一场前所未有的"瘟疫"已经全面暴发。

中国政府在危急关头采取了强有力的措施，果断地撤换了一批督导不力的官员，展示铁腕治"非典"的决心；坚持信息公开，通过权威媒体，每天发布关于"非典"的真实资讯，澄清事实真相，安慰民众情绪；颁布一系列的防范措施，调拨中央财政专项资金，紧急增援各地的防疫工作，无条件地为"非典"患者进行治疗；整合国内优势的医疗力量和科研力量联合攻关，提高疗效，最终目标是尽快控制疫情传播，提高治愈率和明显降低病死率。总而言之，就是集中了一切可以集中的力量，使"非典"对人民身体健康和社会造成的伤害及恶劣影响降到最低。

4月21日，为了缓解首都北京的疫情状况，政府决定在北京市昌平区小汤山镇建立一个世界上最大的防疫医院——小汤山"非典"定点医院。接到上级通知后，小汤山镇党委立即成立了以党委书记荣超英为组长的领导小组，要求各单位各部门不惜一切代价，不讲任何条件，克服一切艰难险阻，集中一切可以集中的人力、财力、物力，确保在最短时间内将医院建好。

在施工现场，来自六大建筑公司的4 000多名（最多时达到7 000人）建设者昼夜奋战；为保证工地环境卫生，避免造成再次污染，小汤山镇党委临时组建了100多人的保洁队伍，每天工作15个小时以上负责周边的环境清洁。

就这样，经过紧张有序的施工，这座世界上最大的防疫医院奇迹般地在7天后就建成了。医院总建筑面积2.5万 m^2，可容纳1 000张病床；装备了世界上最先进的医疗设备，安装了1 000部电话和1 000部小灵通，保证每个病房与外界的联系畅通；建立了数据通信系统和计算机网络，安装了医疗信息处理软件，建立了电视系统，保证每个病房都能看到电视。

5月5日，全国各地114家军队医院的1 200名医护人员分三批全部抵达。至此，医院正式投入使用。这是北京"非典"疫情从紧张转向和缓的转折点。

当时有国外媒体认为此举不仅会让大量病人在这里丧生，中国军人也会大量倒在小汤山。"那么多条件优越的传染病专科医院都没有挡住疫情，一个临时的野战医院怎么可能创造奇迹？"

而事实再次证明这一决策是正确的，在小汤山医院存在的 50 天里，医院收治了全国 1/7 的"非典"病人，极大地缓解了首都"非典"病床紧张的局面，而且有效切断了"非典"传染途径。50 天过去后，最后一批"非典"病人康复出院，病死率不到 1.2%，为世界最低。更为难得的是医院零投诉，医护人员零感染。

大难之下有大爱，风雨不动安如山

在全国上下齐心协力防控"非典"的时候，钟南山院士和他的团队始终坚持在自己的战线上，夜以继日地进行着关键的科研攻关。

钟南山院士认为，眼下的情况急需两个层面的协作：第一是流行病学方面的协作。病原学和临床方面密切协作，只有这样才能够真正找到它的病源；第二是国际间的大协作。因为这是全人类的疾病，不是某一个国家的"专利"，需要综合各国高科技的成果，共同来攻关，只有这样才有可能解决问题。

从"非典"疫情暴发开始，钟南山院士就进入了几乎不眠不休的工作。67 岁的他带头上阵，为了获得第一手资料，坚持亲自检查病人的口腔。直到有一次，他连续工作了 38 个小时，终于体力不支病倒了。痊愈后，他幽默地说"成功减肥 5 公斤"。

呼研所人在钟南山院士的感召下，没有一个人在汹汹疫情前退缩，都毫不犹豫地坚守在第一线抢救病人。重症监护中心主任刘晓青和医生陈思蓓在抢救病人的过程中，身上沾满了患者气管切口处喷出的痰液。她们明知这样有被传染的危险，但谁也没有放下手中的工作，坚持把手术做完。事后陈思蓓果然受到了感染，所幸不久痊愈，又立即返回了工作岗位。

而像陈荣昌、肖正伦、钟叔亲等近 10 位呼吸病学专家，则每天坐着飞机马不停蹄地奔赴全省各地医院，参加了 100 多次会诊，救治了 200 多位患者，被人们亲切地称呼为"专家飞行连"。

而同时，也有一些奋战在医疗前线的医护人员，却永远倒在了迎战"非典"的战场上。

中山大学附属第三医院传染病科主任医师邓练贤，在给病人插管做机械通气时，经常被患者气管里喷出的痰液溅满全身。2003 年 2 月 3 日晚上 7 时，连日抢救病人的邓练贤感觉全身酸痛、发热，2 月 5 日肺部出现炎症阴影。4 月 21 日，邓练贤光荣殉职。

叶欣，广东省中医院二沙岛分院急诊科护士长。直到病倒前长达两个多月的时间里，她始终没有离开过岗位，没有回过一次家，于 3 月 24 日光荣殉职，年仅 46 岁。生前，她留下了一句令人刻骨铭心的话：这里危险，让我来……

北京武警总队医院年轻医师李晓红，在救治"非典"患者中，连续奋战 6 天。被病毒感染后，她还表示，如有新的治疗方法，可先在她身上试验，愿以她的生命换取更多人的生命。2003 年 4 月 16 日凌晨 3 点 30 分光荣殉职，时年 28 岁，2003 年 5 月 1 日被中组部追授"全国优秀共产党员"称号，被武警北京总队追记一等功，并被批准为革命烈士。

"非典"之殇

在世界卫生组织（WHO）的牵头下，共有 9 个国家的 11 个实验室共同组建了 SARS 研究多中心协作网络。通过这个平台，研究者之间可以做到资源共享，目标就是尽快发现 SARS 病源，进而研制相关试剂。

2003 年 4 月 7 日，中国研究小组从"非典"患者的气管分泌物中分离出了两株新型冠状病毒，并立即上报给了世界卫生组织。

4月16日，世界卫生组织宣布，导致SARS的病原体为一新型冠状病毒。中国攻关组的成绩得到了国际上的一致认同。

随着防控措施的有效施行和抗"非典"药物的陆续研制成功，"非典"疫情开始出现降态。经过各国政府和人民的共同努力，全球的"非典"疫情在2003年6月底基本得到控制。

据统计，这次疫情中国内地累计病例5 327例，死亡349人；中国香港特别行政区1 755例，死亡300人；中国台湾省665例，死亡180人。加拿大251例，死亡41人；新加坡238例，死亡33人；越南63例，死亡5人。2003年8月16日下午16时，卫生部宣布全国非典型肺炎零病例。

据一些中外专家估计，此次波及全球的"非典"疫情已给中国造成4 000亿元的经济损失，相当于GDP的10%，其对经济的影响远胜于1997年亚洲金融风暴和1998年的洪涝灾害。

"非典"灾难中受创最深的非旅游业莫属。北京大学中国经济研究中心认为，中国当年旅游收入损失约2 100亿元。深受其害的首都北京，3月起境外游客减少80%，总损失约400亿元。而中国国家发展和改革委员会经济研究所估计的则相对乐观一点，他们认为2003年旅游业的收入将减少约1 400亿元。

目前，这场公共卫生危机虽然已经过去了，但其中暴露出来的问题，却不得不让我们进行深刻的反思。

"非典"流行初期，各地流言四起，给普通民众造成了极大的恐慌。在极短的时间内，网上就出现了诸如"炭疽病毒""生物武器入侵""鼠疫""打个照面就死人""无药可救"等传言。一些不法商贩趁机兜售所谓的防"非典"药物，甚至普通的绿豆都被打上了"防'非典'"标签。

由于我国卫生部门缺乏应对重大疫情的经验以及危机情况处理机制的缺乏，导致了"非典"流行初期感染蔓延、物资紧缺、行政效率低下等状况。从 2002 年 11 月广东省发现第一个"非典"病例到卫生部门正式承认"非典"的存在，花了 3 个月的时间；中央财政拨款虽然达到了数十亿，但经过平均分摊后，落实到地方乃至具体到各个医院的却是杯水车薪；"没有健全的监督机制和明确的契约关系，中央和地方财政在抗击 SARS 中的不菲开支最后只会成为一笔又一笔的糊涂账。"①

SARS 病原体找到之后，钟南山院士等专家进一步对其深入研究。专家们发现，这种病毒是通过野生动物传染给人类的，最有代表性的就是果子狸。因为从果子狸体内分离出的冠状病毒与人身上分离出的冠状病毒高度同源。这一切都证明果子狸等野生动物就是这次 SARS 病毒的主要载体。而"非典"的发生就源于广东的野味市场大量消费野生果子狸。人类大肆捕杀野生动物，破坏生态平衡，终于招致了大自然的惩罚。

而"非典"给人们带来的最大伤害，却是几个月来笼罩在心头的巨大的精神压力。美国心理协会的专家就曾经指出，SARS 造成的焦虑以及随之产生的心理烙印，严重折磨着患者和医护人员的身心健康，给他们的日常生活带来了巨大的负面影响。

·尾声·

　　2004 年 12 月 5 日，科技部、卫生部、国家食品药品监督管理局联合宣布，三部门共同组织的 SARS 灭活疫苗 I 期临床研究结果表明，中国自主研制的 SARS 疫苗是安全的，初步证明是有效的。这是世界上第一个完成 I 期临床试验的 SARS 疫苗。这次临床研究共选择了 36 名年龄在 21~40 岁的健康人作为志愿者，男女各半，分批参与临床研究。36 名自

① 仇勇：《SARS 启示录》，载《商务周刊》，2003 年第 11 期。

愿受试者在注射疫苗56天后，均未出现严重局部或全身异常反应，实验室指标未见异常，其中24名接种疫苗的受试者全部产生了抗体。I期临床试验的完成，标志着SARS疫苗研究的难关已经基本攻克，这是中国SARS科技攻关取得的一项标志性重大成果。[①]

钟南山院士说，美国有专家称"SARS从自然界中灭绝"一说是缺乏证据的。目前，关于SARS的源头、传播途径等很多领域尚未完全研究清楚，一方面还须加大科研力度，另一方面对SARS的防范不能掉以轻心，采取积极有效的措施防患于未然仍然是防止SARS卷土重来的有效途径。

（审稿专家：钟南山 曾广翘）

[①]《全程目击我国首次非典疫苗人体注射》，新华网 2004 年 12 月 8 日报道。

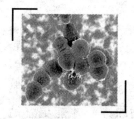

16. 小药片解决大难题
——我国关于慢阻肺研究的论文在《柳叶刀》获奖

·引子·

英国著名的杂志《柳叶刀》（*The Lancet*）是世界创刊最早、经同行评审的著名医学期刊之一。1823年汤姆·魏克莱（Thomas Wakley）创刊的时候，以外科手术刀"柳叶刀"（Lancet）的名称来为这份刊物命名，而"Lancet"在英语中也是"高塔上的天窗"的意思，借此希望此刊能办成为医学界照亮方向、引领潮流的一流刊物。

如今《柳叶刀》已经成为国际医学界最具权威性的期刊之一。能够在《柳叶刀》上发表论文，是每一位医生莫大的光荣与自身实力的象征。

我国呼吸疾病专家钟南山院士领衔的一篇文章《羧甲司坦对慢性阻塞性肺疾病急性发作的作用（PEACE研究）：一项随机安慰剂对照研究》，以最高票数获评为《柳叶刀》2008年度优秀论文。这对我国医学界来说是一件令人备受鼓舞的事情，证明了中国在COPD研究上已经步入了世界先进国家之列。

COPD的发病机制

自从 1965 年 Briscoe 提出 "chronic obstructive pulmonary disease, COPD" （慢性阻塞性肺疾病）一词后，人们对于 COPD 的发病机制进行了不断深入的研究。因为只有了解了它的致病原因，才能更好地预防和治疗。

COPD 到底是如何产生的呢？

现在为学界公认的可以导致 COPD 发生的危险因素之一就是吸烟。研究表明，香烟的代谢产物二氢二醇环氧苯并芘 （BPDE） 可以与人体细胞的 DNA 结合，而形成 DNA 加合物。而 DNA 加合物的形成可导致细胞的损伤。在长期吸烟人群中，香烟烟雾对气道的长期刺激就可直接导致气道的上皮细胞和平滑肌细胞 DNA 的损伤。当长期的吸烟导致气道细胞 DNA 的损伤不能修复时，就可能引发严重的后果，如影响气道的完整性和局部抵抗能力，可能导致 COPD 的发生。

不仅是主动吸烟的 "瘾君子" 们，被动吸烟者其实也存在着发生 COPD 的极大风险。还有，如果孕妇在怀孕期间吸烟的话，这种不良的后果甚至会波及腹中的胎儿。如胎儿肺的生长及在子宫内的发育会受到一定的不良影响，胎儿的免疫系统功能也会遭到一定的破坏。

除了吸烟之外，现代工业社会产生的空气污染也是导致 COPD 的重要原因。如果室内通气不良，有机烟尘中会有许多有害物质，如可吸入性颗粒物和一氧化碳。燃煤的烟尘中含有的硫氧化物和氮氧化物及碳氢化物，也是导致呼吸疾病的元凶之一。

从事某些特殊工作的工人，如在粉尘污染严重的矿山劳作的人，他们患上 COPD 的可能性也很大。因为这些可吸入颗粒物也许不会引起矽肺，但可引起慢性支气管炎、肺气肿和（或）小气道疾病，导致气流阻塞。

另外，呼吸道的炎症也可以导致 COPD 的发生。如果一个人在婴幼儿时期发生下呼吸道感染，那么成年之后就有可能表现出肺部发育不良。因为长期潜伏在呼吸道组织中的细菌会诱发慢性炎症反应，对肺脏造成损伤。如果这个人成年之后又染上了吸烟的恶习，那么这种损伤就会在此基础上进一步放大，最终导致 COPD 的发生。目前研究表明，大部分 COPD 加重是由急性上呼吸道病毒感染（鼻病毒）、细菌感染、吸入环境中的刺激物、细支气管炎（炎症渗出）等因素所引起。

而上述的种种生理方面的因素又与个人的社会经济地位、工作方式和工作强度、压力等社会因素相关。流行病学研究表明，社会地位或经济收入低的人群发生 COPD 的概率要远高于社会地位高或经济收入高的人群。这一点不难理解，因为低收入人群往往会从事一些高污染的工作，并且常年居住在狭窄拥挤的社区和房间里。低收入人群在饮食卫生方面存在着诸多隐患，这些都有可能导致呼吸疾病的发生。

COPD 会遗传吗？结果可能会让你大吃一惊。有证据表明同卵双生的双胞胎肺功能的减退有一致性，而异卵双生的双胞胎不存在此一致性。看来疾病对机体的损伤在基因中留下了深深的印记，伴随着复杂的遗传变异过程从而传递给下一代。

专家们在研究中还发现，COPD 不仅会导致肺部脏器病变，随着病情的加重，对全身其他系统也会造成不同的影响，即 COPD 的肺外效应或全身效应。比如，患有 COPD 的病人由于长期呼吸气流受阻从而导致慢性缺氧，加之缺乏运动，代谢率增加，而高代谢率又使得营养匮乏，导致机体不能合成肌肉蛋白，结果就表现为许多 COPD 病人四肢无力，精神萎靡。其他常见的全身效应包括心血管疾病、恶性肿瘤、神经精神系统疾病（如抑郁、焦虑）等。

 造成巨大经济负担的"第三杀手"

现在 COPD 已经成为威胁人类健康的重要疾病之一。相关数据表明，2000 年我国死亡的人数中有 128 万死于 COPD，占总死亡人数的 17.6%，是继恶性肿瘤的 19.3%、脑血管疾病的 19.1% 之后的第三杀手。

而在全球范围内，COPD 也显示出了它不同凡响的杀伤力。无论是患病率还是病死率，COPD 都是名列前茅，并表现出不断增长的态势。以美国为例，从 1965—1998 年，美国成年人 COPD 患病率飙升了 16.3%，是唯一呈持续上升的常见病。1997 年对 45 岁以上人口的普查中，整个欧洲的 COPD 患者人数竟在 1 000 万以上！2001 年仅日本的 COPD 患者就已经达到了 500 多万！

我国于 1992 年曾对北京、辽宁、湖北三地农村地区的 15 岁及以上的人群进行过一次大范围的调查，结果发现 COPD 患病率平均为 3%。2007 年，我国在辽宁、山西、广东三省和北京、天津、上海、重庆四市调查了 20 000 名 40 岁以上的个体，发现 COPD 患病率为 8.2%，其中男性 12.4%，女性 5.1%，粗略估计全国有 4 000 万例 COPD 患者。

在病死率方面，2000 年世界卫生组织（WHO）估计全球有 267 万人死于 COPD，这个数量目前仍在增长。2009 年在我国城市人口十大死因中，呼吸疾病（主要是 COPD）占 10.54%，农村占 14.96%，均居第 4 位。全国每年因 COPD 死亡者达 100 万例，致残人数达 500 万~1000 万！

COPD 为什么会发展到这么严重的地步？一个非常重要的原因在于对 COPD 的早期诊断目前还没有得到突破。COPD 之所以诊断不足，其主要原因之一是因为许多 COPD 患者都低估了他们的病情，如许多老年患者有"气促"症状，但当时并未引起重视，认为这是老年人常有的情况，等到病情十分严重了，才知道到医院就诊，但为时已晚了。同时，又由于许多临床医师未充分使用肺功能检测对危险患者进行筛查，因此导致该疾病不能被早期诊断。

这其实是一种健康意识的缺乏。"冰冻三尺，非一日之寒"，大病都是从小病发展而来。另外，预知和预防 COPD 还在于科普知识的普及。如果一个人知道自己具有危险因素（例如吸烟）暴露史，一旦出现慢性咳嗽和咳痰症状，即使未出现呼吸困难，也应进行肺功能检测。若 $FEV_1/FVC<70\%$，且在使用支气管扩张剂后 FEV_1 仍小于预计值的 80%，则证实该患者存在气流受限。这时患者就需要进行正式的 COPD 治疗了。

高昂的代价

在 COPD 的治疗上，专家首先推荐的就是戒烟。这是目前认为唯一最有效的措施，可阻碍肺功能的恶化，甚至于重度 COPD 的老年患者，最近的研究还表明，戒烟后 COPD 患者对吸入性糖皮质激素的反应性也增加了，临床疗效明显增强。

目前治疗 COPD 的一线药物是支气管扩张剂。这是一种"治标"的方法。对于晚期重症患者，则采用糖皮质激素的吸入性疗法。另外，专家还强烈推荐患者采用"氧疗"来缓解症状，提高生活质量。事实证明，每天 15 小时以上的长期氧疗可延长 COPD 患者的生存期。目前已经作为一个成功的经验在临床推广，长期氧疗对肺功能的保护以及避免出现其他心肺并发症方面具有重要作用。

对于那些处于稳定期的患者，可以采取手术治疗。行肺大泡切除术、肺减容术和肺移植可改善肺功能、减轻呼吸困难、提高运动耐力、改善生活质量。但这些手术同时也伴有一定的风险。

长期以来，治疗 COPD 所需要的花费是很高昂的。WHO 预计，到 2020 年，COPD 将成为世界第五大经济负担的疾病。

据估计，1996 年在英国 COPD 患者每人花费为 1 900 美元。1998 年 COPD 在美国直接医疗花费为 147 亿美元，间接花费为 92 亿美元，总计为 239 亿美元，相当于每人每年 87 美元，每个患者 1 522 美元。2000 年 COPD 在美国直接和间接费用 240 亿美元，2001 年达 344 亿美元。

在我国，据姚婉贞教授等最近在《中华医学杂志》（英文版，2008 年第 7 期）发表的一项研究报道显示，北京地区 4 家医院（两家三级医院、两家二级医院）收治入院的急性加重的慢阻肺病人，平均住院费用高达 11 600 元，严重者由于出现呼吸功能衰竭、肾功能衰竭等并发症，其治疗费用更是超过 10 万元！

应对疾病的最好方法就是预防。所以，寻找一种很好地预防 COPD 的有效药物、降低医疗费用，就成为了一个急需解决的问题摆在医学专家的面前。

 钟南山团队的成绩

COPD 发病的重要机制之一，就是在致病因子中的氧化物可作用于机体细胞，产生氧化应激反应，从而导致损伤。因而寻找抗氧化应激的药物，是当前对 COPD 进行防治的重要环节。

这时，一种叫做"羧甲司坦"的祛痰药引起了专家们的注意。

"羧甲司坦"并非新药，它是由法国 Laboratories Joullie 公司发明的一种祛痰药，属于口服黏液溶解药。在亚洲和欧洲，羧甲司坦被广泛应用于急、慢性呼吸系统疾病排痰、慢性鼻副窦炎排脓、化脓性中耳炎排液的患者。

因为羧甲司坦分子结构中含有较高浓度的巯基（–SH），具有抗氧化和抗炎的特性，所以被医学家选中作为预防 COPD 的备选药物进行研究。

2004 年，中国大陆、香港以及日本三地联合开展了"羧甲司坦预防 COPD 急性加重次数及改善生活质量的 700 例 IV 期临床试验"，中国大陆方面的研究由钟南山院士负责。

SARS 之后的钟南山院士再一次披挂上阵。他和中国医科大学的康健教授一道，组织了一大批高水平的临床医疗专家，从中国的 23

个研究中心①共对709例COPD患者进行了研究。

经过对比治疗发现，在1年的试验期间，COPD累积急性发作次数在服用羧甲司坦治疗组明显减少，降幅大约为24.5%。这一疗效与国际上标准的吸入疗法或长效抗胆碱能药物相当接近。值得注意的是，服用羧甲司坦还能显著改善COPD肺患者的症状和生活质量，而且安全性良好，基本上没有副作用。

更重要的是，羧甲司坦是国产药，目前只有3.5元/盒（内含12片），每月费用仅52.5元，比起目前常用的美国、英国、瑞典等进口吸入治疗的每月500元来说显得物美价廉。按照国际标准的吸入治疗方法的比例计算可以减少费用85%，每人每年可节约治疗费用3 670元，平均每位患者的急性发作治疗费用也可节约2 480元。

2009年1月24日，《柳叶刀》杂志评选的年度最佳论文揭晓，钟南山团队的论文《羧甲司坦对慢性阻塞性肺疾病急性发作的作用（PEACE研究）：一项随机安慰剂对照研究》以最高票数获得"2008年度优秀论文"。这是我国医疗工作者首次获此殊荣。

《柳叶刀》杂志对论文评价称："2003~2033年，预计中国将有6 500万人死于COPD。钟南山院士和同事的研究表明，羧甲司坦能够以低廉的成本，减少COPD的发作，同时改善患者的生活质量。这对发展中国家治疗这一疾病具有重要的指导意义。"

消息传出后，在国际上引起了巨大的反响。我国的医学工作者更是感受到了极大的鼓舞。为此，广州医学院及其第一附属医院各拿出30万元对钟南山院士团队进行奖励。

---

①这23个医疗单位分别是：广州呼吸疾病研究所、中国医科大学、中南大学湘雅二院、上海瑞金医院、上海长海医院、上海中山医院、南京军区总医院、天津总医院、沈阳军区总医院、大连医科大学第二附属医院、北京医科大学第三医院、四川华西医科大学第一附属医院、西安交通大学第一附属医院、重庆新桥医院、北京朝阳医院、深圳市第二人民医院、佛山市第一人民医院、广州番禺区第一医院、广州市红十字会医院、广州医学院第二附属医院、广东省人民医院、广州市新海医院、海南省人民医院。

在庆功会上，钟南山院士感慨地说："感谢我的团队，使我站在领奖台上。我们认为，只有发明产生了社会效应，才是创新。"

同时，钟南山院士也告诫广大患者，虽然羧甲司坦是非处方药，在药店里可以随意买到，尽管经过临床研究已经证实它对COPD急性发作的疗效，但还是应在医生指导下进行服用。只有这样，才能真正起到预防和治疗的作用。

· 尾声 ·

戒烟对于预防COPD很重要

前面我们已经提到了吸烟是COPD的危险因素之一。许多医治COPD的专家一再呼吁吸烟人群要及早戒烟。

早在2007年，钟南山院士就组织了一项关于吸烟和COPD关系的调查。通过对我国7个省市进行问卷调查及肺活量测定后发现，吸烟者患有呼吸疾病的概率大大高于不吸烟者，且吸烟量与COPD发病率呈正相关。同年，丹麦一项随机对照研究也得出了与钟南山团队相同的结论。

2010年7月15日，在广州"自由呼吸中国行"的COPD健康教育会上，钟南山院士再一次指出，由于大多数COPD患者发现自己的病情时已经到了晚期，错过了最佳治疗时间，所以，定期检查肺功能对于那些"老烟枪"来说非常重要。他建议40岁以上常年吸烟的人都要定期去医院查查肺功能，并呼吁基层医院应该尽快配备肺功能检测设备。

（审稿专家：钟南山、曾广翘）

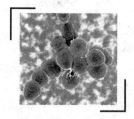

17. 流感家族中的不死幽灵
——人类与甲型H1N1流感的几次交锋

·引子·

提到2009年，很多人都会不约而同地想到一个令人不寒而栗的词：甲型H1N1流感。

这是一场瘟疫，就像人类历史上经过的无数次劫难一样。从墨西哥开始，整个世界一时陷入了巨大的恐慌。

甲型H1N1流感，国外称之为"A型H1N1流感"。H1N1是一种病毒，是 *Orthomyxoviridae*（正黏病毒科）致疾病系列的一种病毒。H被称为红细胞凝集素，N被称作神经氨酸苷酶，它们都是糖蛋白，分布在病毒表面。H有1~15个亚型，N有1~9个亚型（在甲型病毒的情况下）。由于H和N的组合不同，病毒的毒性和传播速度也不相同。而导致2009年全球恐慌的就是甲型H1N1流感。

 "杀手"前传

流感并不是一种"现代"的疾病，相对于其他疾病而言，它显得古老而神秘。早在2400多年前，古希腊名医——有着"医药之父"之称的希波克拉底，就描述过类似于流感的症状。

不过"流感"这一名词却来自于意大利语。1658年，意大利半岛发生了一场大瘟疫，一夜之间死亡人数高达 6 万人。人们惊慌失措，认为这是上帝给人类降下的惩罚，是行星运行所导致的灾难。所以将这种病命名为 Influenza，意即"魔鬼"。今天人们已经认识到所谓的魔鬼作祟当然是无稽之谈，但"Influenza"这一名称却一直流传了下来。

由于早期医学家们对于流感的认识不足，加之其症状与登革热、麻疹等其他疾病相似，所以在很长一段时间内，流感并不广为人知。最早带有流感"嫌疑"的记载应推溯至 16 世纪。

1552 年，英国名医约翰·凯厄斯在他的《汗厥症治疗刍议》一书中记载了这样一件事情：从 1485 年 8 月的第二星期开始，英国突然出现了一种疾病。这种疾病在人们毫无觉察地情况下降临英国，许多人在自己的日常生活中莫名其妙地死去了。这种怪病的症状是发高烧、咽喉灼热、头痛并且有关节疼痛，有时腹痛呕吐，而且总是满身臭汗，这种病也因此得名为"汗热病"。"汗热病"传播速度极快，短短一个月就传遍了大半个英格兰，并漂洋过海，蔓延到了苏格兰边界。9 月末，人们突然不再浑身臭汗了，这种怪病也迅速地销声匿迹。

有人戏称英国人是"受诅咒的民族"，因为"汗热病"看上去似乎特别眷顾英国人。从 15 世纪到 16 世纪，汗热病总共暴发了 6 次，其中有 5 次都是发生在英国。直到 1582 年"汗热病""走出了"英国，然后又扩散到北欧和中欧其他地区。

由于"汗热病"的致病原因直到今天医学界也没有完全弄清，所以这次瘟疫的幕后真凶是否为"流感"还存在着很大的争议。直到 1580 年，菲利普二世统治西班牙期间，才有明确的流感大流行的记录。这一年，数月之间，罗马便死亡 9 000 人，马德里变成了一座荒无人烟的空城，意大利、西班牙增加了几十万座新坟。

从 16 世纪到 19 世纪的 300 多年间，流感多次在欧洲暴发。1837 年 1 月，在欧洲暴发的流感非常严重，在柏林，流感造成的死亡人数超过了出生人数。为了避免人员的聚集传染，巴塞罗那被迫停止了所有的公共商业活动。

1889 年 12 月，流感袭击了一向寒冷的西伯利亚大陆。这次流感以发生地命名为"俄罗斯流感"。从俄罗斯的圣彼得堡区开始，短短三年间就传遍世界大部分地区。这场流感至少杀死了 25 万欧洲人，全球的死亡数字或许高达 100 万甚至更多。这场流感的实际流行时间要更长，只不过后来死亡人数减少，不再引起人们的关注了。

劫难过后，世界又恢复了往常的安静祥和，人们似乎渐渐忘记了曾经的苦难。他们还不知道，真正的恐惧正在步步逼近。

令人战栗的"西班牙女郎"

1918 年，第一次世界大战的硝烟在欧洲大陆继续弥漫。而此时，在地球另一边的美国堪萨斯州，人类历史上的又一次浩劫悄然登场了。

1918 年 3 月 4 日，堪萨斯州的福斯顿（Funston）军营像往常一样繁忙。凌晨的时候，一位炊事班的士兵睡觉时感到自己有些头痛和咽喉痛，他以为自己得了感冒，就忍到天亮才去看医生。军医经过检查，也认为他得的不过是普通的感冒，就简单地开了些药让他服用。然而，接下来的情况出人意料：到了中午，这种"感冒"病人增加到了 100 多人。这个规模不大的军营已经有 500 多名士兵"感冒"了。

当时人们更在意的是"一战"的欧洲战场和国内的物价，当全国各地陆续发现"感冒"病人的时候，这种反常的现象根本没有引起任何人的注意。

也许当时的人们害了"讳疾忌医"的毛病。热衷于征战的将军们怎么也不能把这次看似寻常的"感冒"和历史上无数次发生的大瘟疫联系在一起，还是像往常一样忙于扩军备战。就是这样，频繁的军队调动给流感的肆虐起到了推波助澜的作用，使病魔一路逍遥地从美洲"逛"到了欧洲。

战事正酣的欧洲大陆突然陷入了另一种死亡的阴影中。大批大批的士兵，不管是同盟国的还是协约国的，患上了莫名其妙的"感冒"而被送进了医院，在病床上痛苦辗转几天后便一命呜呼了。

法国海军司令部瘫痪，英军被迫撤退回国，德军也被折腾得焦头烂额……

在这个时候，病毒在西班牙获得了它的名字。其实，西班牙国内的病例并不多，但因为它不是交战国，所以国内的新闻媒体在报道时没有任何顾忌。不知道是官方的自嘲还是媒体的炒作，很快，这种疾病就被冠以一个极为性感的名字"西班牙女郎"。

令人战栗的"西班牙女郎"扭动着她迷人的身段，从西班牙的邻居葡萄牙开始，沿着第一次世界大战的交战兵线一路向北推进。英格兰、苏格兰、威尔士、德国、丹麦、挪威、瑞典、荷兰，整个欧洲都被纳入了她的怀抱。

万里之外的中国大陆也未能幸免。从3月份开始，千疮百孔的华夏大地上仅有的几座繁华都市北平、上海、广州、重庆、沈阳、哈尔滨，在一个月之内纷纷"沦陷"，患病人数过半，商场歇业，学校停课，一片萧条。用外国媒体的话来形容：（流感）就像一场海啸。

至此，病魔撕掉了原先遮遮掩掩的羞怯面纱，开始在全世界范围内肆意传播。9月份，瘟疫又"回到"了美国波士顿，紧接着新西兰、澳大利亚，然后又折返回欧洲。病魔所到之处一片狼藉，哀鸿遍野，新坟林立。

在瘟疫的侵袭下，战争反而成了装饰时局的花边新闻。"一战"中正在交战的双方没法继续打下去了。大量士兵开始逃亡，仿佛离开战场就能免于瘟疫的虐杀。

就连发起战争的德军都支撑不住了，死在医院里的人远比死在战场上的人多。这时保加利亚、土耳其和奥匈帝国都退出了战争，同盟国土崩瓦解。德国在协约国和流感的夹击下，只好投降。

因此有人说，从某种意义上说，流感加速了战争结束。

又过了几个月，"西班牙女郎"在地球上销声匿迹了。不过，它给人类带来的损失却是难以估量的。科学家估计，有 2 000 万~4 000 万人在这场瘟疫中丧生。相比之下，第一次世界大战造成的1 000 万人死亡就相形见绌了。在这场流感之后，美国人的平均寿命减少了 10 年！

 ## 首次分离流感病毒成功

当瘟疫来袭，人员大量死亡时，在美国的锡达拉皮兹市，畜牧业又发生了危机。养殖场里的许多猪得了怪病，大量死亡。从 1918 年9 月开始，联邦畜牧局的兽医科恩受命对猪病的起因进行调查。两个月之内，他沿着疾病传播的路线，调查了几千只死亡的猪。他发现在病猪身上出现的症状和医院里面因流感而患病的人非常相似。由此，他做了一个大胆的推断，这些猪得了流感。

科恩发表了自己的结论之后，遭到了农场主们的一致攻击。因为政府有可能根据科恩的结论，强迫他们将农场里的猪——不管是得病的还是没得病的，统统处理掉。

尽管压力如此之大，但科恩还是坚信自己的结论是正确的。他在一篇发表在《兽医学杂志》上的文章中写道："发生在猪身上的并不是一种新的疾病。这种疾病在猪身上表现出来的症状，和那些在医院里患了流感的病人是如此的相似。并且从发病时间、频率等方面的情况也是如此的相符，这一切使我坚信事情并不是出现了惊人的巧合。"

由于科恩的坚持，联邦畜牧局组织兽医对病猪进行了研究。他们从病猪的呼吸道中提取了黏液，并以此接种其他健康的猪，试图找到病原体。但可惜的是，他们的实验没有成功。

其实在此之前的 1892 年，德国细菌学家理查德·佩弗就已经宣称从流感病人的鼻腔中分离出了导致流感的病原体——他称之为"流感杆菌"的细菌。当时很少有人怀疑他的结论，因为这种细菌已被证明可以导致许多疾病，如霍乱、炭疽热、鼠疫等。

畜牧局的兽医们也是在佩弗的理论支持下进行研究的。但实验的失败促使人们不得不重新考虑问题。

洛克菲勒研究院的两位科学家——皮特·奥利特斯科和弗雷德里克·冈茨——进行了新的实验。他们从流感病人的鼻腔里提出了黏液，通过细菌过滤器进行过滤，结果没有成功。这证明，导致流感发作的并非细菌，而是另一种未知的微生物。

1932 年，美国医学家理查德·肖普继续了联邦畜牧局兽医们的研究。最终，肖普从滤液中提取了一种微生物，实验证明就是它导致了猪病的产生。因此，肖普把这种微生物命名为"猪流感病毒"，而那种猪病也被命名为"猪流感"。

在肖普的启示下，第二年，英国科学家威尔逊·史密斯、克里斯托弗·安德鲁斯，帕特里克·莱德劳等人从流感病人的鼻腔中成功地分离出了与肖普所发现的相同的病毒。因此，他们得出结论，猪体的病原体与人体内的病原体实为同一种病毒。而肖普进一步指出，流感大流行是由猪型的流感病毒引起的，病毒原本来自某种其他动物，接着便感染人类，然后又从人传给猪。

而这种导致 1918 年大流感的病毒，它的真实面目到底是什么呢？它为什么具有如此大的杀伤力？

为了揭开最终的谜底，1950 年，美国爱荷华州立大学病毒学家陶本伯格带领着他的科研团队，冒着严寒来到了阿拉斯加州境内一个毗邻白令海峡的因纽特人村庄。这个村庄在 1918 年大流感中仅有 5 人幸存。陶本伯格的目的就是从这片永久冻土带中找到当年罹难者的尸体，希望能从中发现流感强大杀伤力的真相。在当地村民的协助下，陶本伯格成功发现了一具保存完好的遗体，并采集到了肺叶组织。在这些肺叶组织中，陶本伯格终于发现了西班牙流感的真身，亦即当今流行的甲型H1N1流感的直系祖先。

"甲流" 卷土重来，肆虐华夏

沉默了半个多世纪之后，甲型H1N1流感病毒，像一个幽灵一样，再一次降临人间。

2009年4月，在墨西哥的一个小村庄拉格洛里，一位4岁的小男孩埃德加·赫尔南德斯（Edgar Hernández）突然感到头痛和咽喉痛，继而发起烧来。很快，村子里的一些其他小孩和大人也有了相似的症状。

当地的医生感觉情况有些不妙，赶紧报告了上级部门。墨西哥卫生部派人专门来到拉格洛里，提取了35例患者的血液样本，送到美国疾控中心检测。结果，只有埃德加自己的样本呈现阳性。

墨西哥卫生部长科尔多瓦在一次新闻发布会上确认了这一不幸的消息。这是墨西哥2009年第一例"猪流感"患者，也是世界第一例。

当拉格洛里的村民们愤怒地嚷嚷着说当地的一家大型养猪场就是疾病的传染源时，小埃德加奇迹般地痊愈了。

而这时，大洋彼岸的中国，随着一位归国留学生的到来，华夏大地上又一场没有硝烟的战争打响了。

这位"海归"名叫包雪阳，是一位留学美国的中国学生。他这次回家，是准备和女朋友结婚的。

这时墨西哥、美国等地暴发流感的消息已经传遍全球，世界卫生组织（WHO）和世界粮农组织一致同意将"猪流感"更名为甲型H1N1流感，以免造成人们对猪肉的无端恐惧。

包雪阳在飞机上的时候，就被检查出了发热的症状。刚下飞机，他和父亲以及女友一同来到了四川省人民医院检查。

包雪阳可能意识到了什么，当值班的医生劝说他住院观察时，他虽然有一些抵触情绪，但最终还是同意了。

这一天是 5 月 11 日，中国全面防控"甲流"的战斗正式打响了。

进入了 21 世纪的中国，在经历了 SARS 之战的洗礼后，在综合国力日益强大的形势下，已经做好了应对一切艰难险阻的充分准备。中央的全面防控指令一经下达，就立即得到了最全面、充分的贯彻执行。

防控疫情最关键的是研制出相对应的疫苗。在国家发改委、卫生部、工信部、药监局、中国疾病预防控制中心、中国药品生物制品检定所和 10 家流感疫苗生产企业组成的"甲流"疫苗研发与联动生产协调机制的运作下，6 月 8 日后，我国各家流感疫苗生产企业陆续从WHO 获得可直接用于"甲流"疫苗生产用的毒种，按照季节性流感疫苗的生产工艺经过研制、生产出临床试验用疫苗。7 月 22 日开始，在 7 个省份实施了全球最大规模的"甲流"疫苗临床试验，13 000 余人接受了临床试验。

试验结果表明，接种一剂次 15μg 甲型 H1N1 流感裂解疫苗即可产生有效的保护作用，保护率超过 85%。9 月初，"甲流"疫苗正式投入生产，我国成为世界上第一个完成疫苗研发和注册使用的国家。

我国首家获得注册的企业从研制、试生产、临床试验、现场检查、注册检验到最后的审评审批，整个疫苗研制周期仅用了短短 87 天！

这是令全世界惊叹的高效率！

2008 年汶川大地震时，国外媒体就曾经惊叹过："中国人在一瞬间凝成了一块铁板！"而面对 2009 年肆虐的"甲流"时，中国人再一次向世界展示了高度的民族凝聚力。

在全国上下齐心协力防控的努力下，这次"甲流"来袭，虽然患病人数众多，但病死率并不高。在全球"甲流"感染人数近 20 万，死亡人数近 2 000 人时，我国仅有 1 例重症病例；"甲流"已在全球造成 1.2 万人死亡，作为人口多、密度大的发展中国家，我国报告了

600余例死亡病例。这些让中国在国际上赢得了"防控得力"的赞誉。

虽然如此，但专家告诫人们不要放松警惕，现在离"甲流"彻底远去的日子还很遥远。钟南山院士就曾指出，我们还没有掌握住"甲流"的致死规律。还有一点，如果"甲流"与其他病毒一起发生结合变异，那么无疑会成为人类真正的劫难。

· 尾声 ·

截至2011年2月8日，全国共9个省份累计报告"甲流"死亡病例20例，低于2010年同期的140例。这说明，在我国大力推广"甲流"疫苗和普及防疫知识的努力下，"甲流"疫情已经得到了有效控制。

防范"甲流"，最主要的是注意个人卫生。要养成良好的个人卫生习惯，勤洗手，勤通风，保证充足睡眠，注意膳食均衡，加强锻炼。各大工厂、学校等人员密集区要注意搞好卫生消毒工作。

如果发现自己突然出现发热、咳嗽、咽喉痛、全身肌肉酸痛等症状，就要意识到有感染"甲流"的可能。这时患者需要立即到医院检查，防止病情进一步加重。

（审稿专家：贺　蓓）

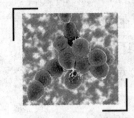

18. 靶向治疗 "狙击" 肺癌
——易瑞沙泛亚洲研究 (IPASS)

·引子·

过去晚期肺癌患者存活1年以上的概率低于30%，大部分晚期患者在确诊肺癌后的8~10个月内就会死亡。近年来靶向治疗在肺癌治疗领域异军突起，特别是亚裔晚期非小细胞肺癌患者口服靶向药物可以观察到3年以上的长期生存，部分晚期患者生存可达5年以上。这意味着靶向治疗可能使部分晚期肺癌患者的治疗如同慢性病治疗，只要符合特定条件，也可以像高血压患者一样，每天在家服用一片药，就能够使病情得到稳定的控制。

易瑞沙 (Iressa，吉非替尼) 是首个在中国上市的治疗肺癌的分子靶向药物，为中国的肺癌患者带来了更加优化的治疗选择，有延长生存期的趋势。伴随着易瑞沙上市6周年，其也被批准为非小细胞肺癌的一线治疗。

 我国肺癌防治形势严峻

我国曾于1980年、1994年和2005年进行了三次全国人口死因调查。第三次全国人口死因调查结果显示，我国城市居民死亡原因中，癌症已经跃升为第一位，超过了心脑血管疾病。在癌症死亡中，肺癌的构成比排在首位。

回顾三次全国人口死因调查的数据，1980 年肺癌病死率是 5.5/10 万，1994 年上升到了 18/10 万，2005 年已经上升到了 30.8/10 万，而且我国的肺癌发病率和病死率仍呈现快速上升的趋势。2008 年卫生部新闻办公室发布的最新数据显示，在过去的 30 年中，我国肺癌病死率上升了 465%。肺癌已经替代肝癌成为我国恶性肿瘤的第一位死亡原因。

再看一下全球肺癌的死亡数字，2005 年全球病死率为 30.7/10 万，我国是 39.1/10 万，我国肺癌死亡水平超过了全球平均死亡水平。

为什么我国肺癌的发病情况如此严峻？

首先是吸烟问题严重。我国拥有庞大的烟民数量。全世界 11 亿烟民，中国占了 3 亿，再加上 5.4 亿人遭受二手烟的暴露和烟雾污染，目前我们国家遭受的烟草危害居全世界第一，我国的烟草种植和产量、烟草消费和税收也是全世界第一，每年有 100 万人死于吸烟相关疾病更是全世界第一。肺癌的发病率上升成了必然结果。再加上吸烟、酗酒、不良膳食和不健康生活方式都是肺癌高发的重要因素。

其次是人口老龄化进程加剧。中华人民共和国成立初期我国人均寿命 49 岁，2010 年我国人口平均寿命预计值已经接近 75 岁，60 岁以上人口比例已经近 13%，早已进入到老龄化社会。而老龄人口中，心脑血管疾病、糖尿病、恶性肿瘤都呈现上升趋势。

再者，随着城市工业化和现代化进程加快，随着越来越多的高楼、汽车、工厂、餐厅等带给城市更多的空气和环境污染，数以百万计的汽车、数以万计的餐厅和锅炉燃气加剧了城市空气和环境污染。其中许多省会城市和地市级地区的农村城市化、农村工业化进程的加快，使得许多城乡结合部和农村地区的环境也遭受污染。另外，居室和厨房小环境污染也同肺癌发病有密切关系。

随着高新科技在医学领域的应用，更多的早期肺癌被发现，并且随着我国经济的迅猛发展，人民生活水平的不断提高，健康意识的逐渐增强，以及健康体检的普及开展，很多肺癌患者能够及时发现病症并就诊。

肺癌治疗的关键在于早期发现，因为早期肺癌是可以通过手术根治的。但由于目前我国在肺癌的早期诊断方面还存在着很多空白，所以导致许多肺癌病人被发现时已是晚期。

在晚期肺癌的治疗上，靶向治疗逐渐成为了临床和研究的热点。肿瘤细胞有特殊的生长途径，通过靶向药物阻断这些生长的途径，就能够有效地终止肿瘤细胞的生长，从而起到抑制肿瘤细胞或杀死肿瘤细胞的作用。靶向治疗的毒副反应比较轻，耐受性比较好，尤其是老年、非吸烟、患腺癌的病人，效果非常好。

靶向治疗的历史

传统的抗癌治疗除了作用于癌症细胞，也会对正常细胞产生影响，常常会导致一些严重的不良反应。几十年来，驱动癌症研究的一个核心理念是，找出并直接攻击致癌的病因。

靶向治疗的前身可以推溯到化学治疗。19世纪和20世纪前期，药物的来源主要是从天然产物中分离和提取。这一时期的代表药物有吗啡、奎宁、阿司匹林、磺胺类药物、胰岛素、青霉素和激素等。100多年前，德国细菌学家保罗·艾利克（Paul Ehrlich，1854—1915）观察到有些药物对某一类微生物的作用非常明显，并推论出可能利用这一点达到治疗的目的。他提出了化学治疗（chemotherapy）这一名词，从而开创了寻找靶向药物的新时代。

直到20世纪40年代提纯青霉素并在动物实验和临床中证明具有突出的抗感染作用以后，他的设想才真正得到实现。青霉素的作用是破坏 DNA 合成过程中重要的酶，所以对增殖活跃的细菌有杀伤作用，而哺乳动物细胞一般没有细胞壁，因之毒性很小。这无疑是抗感染化学治疗的一个重要里程碑。

根据同样设想，人们开始了针对肿瘤细胞可能存在的特异性靶点，其中包括生物化学、免疫学和分子生物学方面的特点。现在的药物攻击的靶点多集中于细胞的活跃增殖，或导致异常增殖的物质如 DNA、蛋白质和基因等。公正地说这些药物也都有作用的靶点，只是特异性不强而已，以致常常被人们错认为"敌我不分"。

1960 年以来，医学药物的发展方向逐渐转为以病因为靶点，这时出现了钙拮抗剂、非类固醇类抗炎药、抗病毒药和免疫抑制剂等。但是由于肿瘤是一类多病因和多阶段的进展性疾病，多数很难从病因解决。一般认为，和其他疾病一样，对病因明确的肿瘤（例如乳头状病毒引起的子宫颈癌，HBV 导致的肝癌、HIV 导致的非霍奈金淋巴瘤和多发性血管肉瘤等）无论从预防和治疗的角度来考虑，针对病因的治疗仍然是最好的选择（上述肿瘤的抗病毒治疗就非常重要）。

近年来，随着分子生物学技术的提高和从细胞受体和增殖调控的分子水平对肿瘤发病机制的进一步认识，开始了针对细胞受体、关键基因和调控分子为靶点的治疗，人们称之为"靶向治疗"。这些领域包括具有靶向性的表皮生长因子受体（EGFR）阻断剂，针对某些特定细胞标志物的单克隆抗体，针对某些癌基因和癌细胞遗传学标志的药物，抗肿瘤血管生成的药物，抗肿瘤疫苗，基因治疗等，并在不到 10 年内有了长足的进步。它们实际属于病理生理治疗，也就是封闭肿瘤发展过程中的关键受体和纠正其病理过程。它们在临床上的共同特点是：具有非细胞毒性和靶向性，具有调节作用和细胞稳定性作用，临床研究中不一定非达到剂量限制性毒性和最大耐受剂量（MTD），毒性的作用范围和临床表现与细胞毒性药物有很大的区别，与常规治疗（化疗、放疗）合用有更好的效果等。

易瑞沙风波

癌细胞的增殖同样遵循细胞学的一切规律。细胞信号转导调控细胞生长、增殖、分化、衰老和凋亡等重大生命活动。细胞间的协调、细胞与环境的相互作用也是由信号转导来完成的。

当前，分子肿瘤学的发展使人们认识到，癌变是因为调控细胞的分子信号从细胞表面向核内转导的过程中某些环节发生病变，使细胞失去正常调节而发生的。肿瘤细胞的原癌基因过度表达以及抑癌基因失活等使该平衡破坏，细胞无限增殖而形成肿瘤。阻断肿瘤相关基因的信号转导途径，能诱导细胞凋亡，抑制肿瘤生长。以这些病变环节为靶点的信号转导阻遏剂有望成为高效低毒的抗癌药物，因为从理论上它们可以区分癌细胞和正常细胞，干扰引起癌变的根本环节，发挥选择性的治疗作用。

从理论上说，影响信号转导通路的任一环节都有可能开发出新型抗肿瘤药。现在国际医学界讨论的热点"易瑞沙"就是其中之一。

易瑞沙（Iressa），学名吉非替尼。是英国阿斯利康公司研制出的一种靶向药物。吉非替尼是苯胺奎唑啉化合物，一种强有力的 EGFR 酪氨酸激酶抑制剂。EGFR 在相当一部分肿瘤中都有不同程度的表达。如结直肠癌、头颈鳞癌、胰腺癌、肺癌、乳腺癌、肾癌和脑胶质母细胞瘤等。EGFR 是一种糖蛋白的跨膜受体，是酪氨酸激酶生长因子受体家族的又一成员，也叫 Her-1。这个家族一共 4 个成员，分别叫 Her-1、Her-2、Her-3 和 Her-4。现在已知 EGFR 在肿瘤细胞的生长、修复和存活等方面具有极重要的作用，它的过度表达常预示病人预后差、转移快、生存较短等。

EGFR 抑制剂可能是通过促凋亡、抗血管生成、抗分化增殖和抗细胞迁移等方面而起作用。一旦特异性配体（Ligand）如 EGF 或

TGF-α 结合上去，就能够通过相应酪氨酸激酶的自身磷酸化作用而激活受体，从而激发了细胞内的信号转导连锁反应使 DNA 合成、细胞生长和存活。

当阿斯利康公司雄心勃勃地准备在欧盟推动易瑞沙上市时，从美国那边却传来了一个打击性的消息。2004 年 12 月 17 日，一项易瑞沙和安慰剂相比较的临床研究（ISEL 研究）显示，入组的 1 692 例患者初步结果未能显示吉非替尼与安慰剂相比能够延长生存期。在所有患者中，HR=0.89，P=0.11，中位生存期分别为 5.6 个月 vs 5.1 个月；在腺癌患者中，HR=0.83，P=0.07，中位生存期分别为 6.3 个月 vs 5.4 个月。虽然研究显示在肿瘤的缩小方面吉非替尼有优势，但并未能转化为有统计学差异的生存期延长。吉非替尼在肺癌临床试验中显示未能延长化疗耐药患者的生存。

对于阿斯利康公司来说，这一结果无疑是当头一棒。因为吉非替尼在美国是通过快速审批程序进入市场的，所以美国食品药品管理局（FDA）可能要考虑对其进行一定的限制，如只限于用于服药有效的肺癌患者，实际上这是对易瑞沙判了死刑，完全断绝了易瑞沙用于新患者的机会。原本踌躇满志想在欧盟上市的计划，也顿成泡影。

 易瑞沙泛亚洲研究

虽然易瑞沙在美国遭到了挫折，但在亚洲却遇到了另一种截然不同的待遇。日本的科学家最早对易瑞沙的疗效进行了研究，虽然在 I 期研究中产生了一些如恶心、呕吐、皮肤反应等不良反应，但在 II、III 期的治疗中却显示出了不错的结果。对比一下，易瑞沙对亚洲人群的疗效要明显高于欧美，是一种很好的二、三线药物。

于是，由中国、日本、新加坡等 9 个亚洲国家和地区的 87 个医学中心联合参与，组织了一次"易瑞沙泛亚洲研究"（Iressa Pan-ASia Study，IPASS），研究结果发表在 2009 年 8 月份的《新英格兰医学杂志》上。

主要研究者、中国香港中文大学莫树锦教授介绍，这项随机开放 Ⅲ 期临床研究从亚洲多个国家和地区共纳入了 1 217 例 ⅢB/Ⅳ 期非小细胞肺癌患者。所有肺癌患者均未接受过化疗，无吸烟史或曾轻度吸烟，WHO 体能状态（PS）评分为 0~2，组织学检查结果为肺腺癌。随机化后，609 例肺癌患者接受吉非替尼 250 mg/d 治疗，608 例肺癌接受卡铂+紫杉醇（CP 方案）治疗。研究主要目的是在意向治疗分析（ITT）人群中比较吉非替尼与 CP 方案治疗的无进展生存（PFS），次要终点包括总生存（OS）、客观有效率（ORR）、生活质量改善、症状改善和患者对药物的耐受性。

经 22 个月随访发现，吉非替尼组肺癌患者 PFS 显著优于 CP 方案组 [风险比（HR）为 0.74，$P<0.000\ 1$]。值得注意的是，在治疗的前 6 个月，CP 方案组 PFS 优于吉非替尼组，但随后 16 个月则吉非替尼组 PFS 显著优于 CP 方案组。这可能与肺癌表皮生长因子受体（EGFR）突变相关，在治疗的前 6 个月，常规化疗对无 EGFR 突变肺癌患者疗效较好，但化疗疗效不能长期维持。而吉非替尼的疗效则长期稳定，因此，随时间推移，吉非替尼的优势就显现出来了。EGFR 突变分析结果也支持了这一点，在突变人群中，吉非替尼治疗者 PFS 期长于 CP 方案治疗者（HR=0.48，$P<0.000\ 1$），在无突变人群中则相反。

另外，吉非替尼组 ORR 显著高于 CP 方案组（43.0% vs 32.2%，$P=0.000\ 1$），该组肺癌患者耐受性较好，生活质量显著提高（FACT-L 48% vs 41%，$P=0.014\ 8$；TOI 46% vs 33%，$P<0.000\ 1$）。初步分析表明，吉非替尼组肺癌患者 OS、症状改善与 CP 方案组相似。

在亚洲，肺癌患者中不吸烟的腺癌者比例很高，其中 50%~60% 存在 EGFR 突变，对这部分患者吉非替尼一线治疗能获得更好的转归，尽管目前吉非替尼仅用于晚期非小细胞肺癌二线治疗，但对于这些经选择的患者，IPASS研究使吉非替尼有可能成为一线治疗新选择。

对于易瑞沙在欧美和亚洲的不同表现，专家指出这是因为靶向治疗药物有其特殊性，它并非对所有的患者均有效，它仅对部分有特殊基因突变或肿瘤标志物的患者有效，而且往往是高效。

吉非替尼和其他的靶向治疗药物相似，仅对部分人群有效，已有研究显示EGFR突变的非小细胞肺癌患者对吉非替尼有接近80%的有效率，这是非常高的。而对于没有EGFR突变的，则有效率很低。其他用于治疗实体瘤的靶向治疗药物如格列卫仅对有CD117的胃肠间质瘤有效，和赫赛汀亦主要对表达HER-2的患者有效。从临床上来看，随着我们的预测手段的增加和效率的提高，在用药之前给予预测是非常重要的。

·尾声·

虽然分子靶向治疗给癌症患者带来了生命的曙光，但在应用的过程中，科学家们也逐渐发现了一些问题。

吴一龙教授指出，在如今这样一个提倡个体化治疗的时代，生物标志物驱动的治疗策略应引起大家足够的重视，针对特定人群开展的特定靶向治疗才能发挥显著疗效，特定人群的选择是关键。如表皮生长因子受体-酪氨酸激酶抑制剂（EGFR TKI）在NSCLC治疗中，有EGFR突变的晚期NSCLC患者接受EGFR TKI治疗，其无进展生存（PFS）优于化疗；而对于手术后早期（Ⅰ~ⅢA期）患者，TKI的疗效反而劣于安慰剂。

由于肺癌中多克隆的存在，EGFR突变状态很可能随疾病复发而发生改变。例如，首次手术有EGFR突变者复发后可转为野生型，或首次手术后同时存在突变型和野生型表达者复发后转为完全突变型。这些治疗中出现的耐药性问题，还需要我们继续深入研究。

此外，靶向药物产生不良反应，以及寻找新的靶点等一系列的问题，都需要引起我们的高度关注。

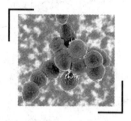

19. 在烟雾中消散的生命
——吸烟与肺癌的关系

·引子·

　　世界卫生组织（WHO）统计数据显示，全世界每年死于吸烟的人数约为500万人，超过因艾滋病、结核、交通事故以及自杀死亡人数的总和。

　　我国是世界上人口最多的国家，也是烟民最多的国家。资料显示，我国现有烟民人数达3亿，占了全世界烟民总数的1/3，被动吸烟人数更是高达5.4亿，超过15岁的男性中60%都吸烟，每年因吸烟而死亡的人数高达120万。

　　根据1984年、1996年和2002年三次全国性的吸烟流行病学调查显示，男性平均吸烟的年龄从1984年的22岁提前到2002年的18岁，女性从25岁提前到20岁。少数烟民开始抽烟的年龄甚至在10岁以下。这表明我国吸烟人群正逐渐向年轻化发展。

 香烟的历史

　　世界上关于真正"烟草"的最早记录是从哥伦布发现美洲大陆后才出现的。1492年10月12日，哥伦布率探险队在圣萨尔瓦多岛登陆，揭开了人类文明史的新篇章。哥伦布和他的船员们在航海日志中多次提到了当地的土著居民"吸烟"的情景，"许多男人和妇女手上拿着'燃烧的炭'，以此使自己得到某种香气"。其实这种所谓的"炭"就是卷在一起的烟叶。

航海史学家裴南蒂斯·奥威图所著的 1535 年出版的《印第安通史》是这样记载的："在其他的邪恶的习惯里，印第安人有种特别有害的嗜好便是去吸某一种烟，以便产生不省人事的麻醉状态。他们的酋长使用一种状如"Y"形的管子，将有叉的两端插入鼻孔，在管子的一端装着燃烧的野草，他们用这种办法吸烟，直到失去知觉，伸着四肢躺在地上像个酒醉微睡的人一样……我很难想象他们从这种习惯里究竟获得了什么快乐，除非在吸烟之前就已经喝了酒。"

烟草，在植物学分类中属于茄科烟草属，种类很多，但适合制成供吸食的卷烟和烟丝的大都是红花烟草。烟草从美洲传入欧洲是在 1558 年，当时出海远航的水手们将烟草的种子带回了葡萄牙。一些投机商人很快发现这种植物再生能力强，一年可收获多次，产量又高，蕴含着巨大的商机。1612 年，英国殖民官员约翰·罗尔夫在弗吉尼亚的詹姆斯镇大面积种植烟草，并开始做烟草贸易。很快，吸烟的习惯就在整个欧洲大陆流行开来。

据历史文献记载，16 世纪时烟草相继由菲律宾、越南、朝鲜传入中国，很快为人们所接受。也有资料说大约 17 世纪初，荷兰人通过台湾把北美印第安人的烟斗连同烟叶传入中国，中国开始有了吸烟者。明代学者方以智《物理小识》一书中首次使用了现代意义上的"烟草"一词。

从发现烟草到吸食流行，在长达几百年的时间里，人们只是尽情享受喷云吐雾时的优雅情态和生理快感，却从未想过吸烟对人体的危害。尽管长期吸烟的人牙齿变黄，口气难闻，而且容易患上各种呼吸疾病，但却从未有人将这些状况与吸烟联系起来。就连一些名人也在提倡吸烟，政府部门更是将烟草种植和香烟的销售视作一大经济来源。1941 年第二次世界大战期间，美国总统罗斯福就曾宣布烟草为重要作物，种植烟草者可以缓服兵役。

等到科学家们拿出确凿的证据来表明吸烟的危害时，却发现世界上居然有超过 1/10 的人都在吸烟。

 香烟与肺癌的关系

1924 年，美国《读者文摘》发表了一篇题为"烟草对人体有害吗？"的文章，这是关于"吸烟与健康"的第一篇文章，在当时引起了一定的关注。

1927 年，英国医生弗·伊·蒂尔登在《柳叶刀》上撰文，称他看到或听到的每个肺癌患者都抽烟。这是关于吸烟可能导致肺癌的第一篇文章。

1938 年，约翰·霍普金斯大学一位生物学教授对 6 813 人作了调查，发现不抽烟者中活过 60 岁的占 66%，而嗜烟者中只有 46% 的人活过 60 岁。

这些疑问和小范围的调查表明，人们已经对日益壮大的"瘾君子"群体开始产生了忧虑，但由于缺乏权威性的临床证据，吸烟的危害性还远远没有引起人们的重视。

1947 年，英国医学研究委员会发现，英国民众的肺癌病死率比 25 年前提高了 15 倍。这一现象引起了医学界的广泛关注。一时争论四起，人们纷纷把批评的矛头指向了日益严重的大气污染，还有人怪罪于新兴的柏油马路，因为后者散发出的沥青气味实在难闻。当然，关于吸烟导致肺癌的说法也占有很大的比重。

于是，英国医学研究会委托生物统计学家布拉德福德·希尔作一项调查，用来证明吸烟可以导致肺癌。之前，希尔曾因证明了链霉素能够杀死结核杆菌而备受瞩目。

当时吸烟在英国是一种社会风尚，超过 90% 的成年男子都有吸烟的历史。如果直接从肺癌患者中分出吸烟的人和不吸烟的人，无疑是一种愚笨的办法，因为希尔几乎找不到不吸烟的人。

希尔认为，如果吸烟的确能导致肺癌，那么吸烟多的人得肺癌的几率也就越大。于是，他设计了一个巧妙的方案，从伦敦的医院里找出 649 例肺癌患者和 649 例情况相似的其他病人。然后希尔雇佣人员逐个地登记两组人员的吸烟史，做成了一个详细的统计表。

结果发现，虽然两组人员中吸烟的人数大致相等，但肺癌患者中有 4.9% 的人每天的吸烟量都在 50 支以上；而另一组患者只有 2% 的人每天吸同样数量的烟。这一对照分析初步揭示了吸烟越多，患肺癌的几率越高的事实。

1950 年，希尔把这个试验结果发表在《英国医学杂志》上，首次科学地证明了吸烟和肺癌的对应关系，但在当时并未引起太大的反响。为了进一步说明问题，希尔又重新设计了一项调查。他在英国全国范围向 6 万名医生寄出了调查问卷，询问他们的吸烟情况。希尔认为相对于普通民众，医生们的回答应该更具有可信性。

这项调查进行了 40 多年。在希尔发出调查问卷的两年半后，有 789 名医生因病去世，其中只有 36 人死于肺癌。到了 1993 年，大约有 2 万名当初接受调查的医生去世了，其中有 883 人死于肺癌。如果把他们的吸烟数量和肺癌发病率联系起来的话，就可以得出一个惊人的结论，每天吸 25 支烟以上的人得肺癌的几率比不吸烟的人高 25 倍。

在希尔进行定群调查的同时，美国也开展了类似的调查活动。1957 年由美国癌症心脏研究所、美国癌症研究会和美国心脏学会共同成立的一个研究小组明确宣布，吸烟与肺癌有直接关系或因果关系。1962 年英国皇家内科学会也发表了《吸烟与健康》的报告，首次提出吸烟是导致肺癌的主要原因的证据。

事实胜于雄辩。到 1966 年的时候，在美国生产的每一盒香烟上都会加印一句警告语：注意！吸烟有害健康。

吸烟为什么会导致肺癌

通过希尔的对照调查和定群调查，人们了解到了吸烟的确跟肺癌有密切的关系。但对于吸烟为什么会导致肺癌，却需要进一步的科学证据来说明。

在烟草燃烧散发的烟雾中，大概含有20多种有毒物质。最主要的有害成分就是焦油和尼古丁，以及一氧化碳。

焦油是有机质在缺氧条件下，不完全燃烧的产物，是众多烃类及烃的氧化物、硫化物及氮化物的极其复杂的混合物，其中包括苯并芘、镉、砷、β萘、胺、亚硝胺以及放射性同位素等多种致癌物质和苯酚类、富马酸等促癌物质，虽余量极微，但具有经常、反复、长期的积累作用。

吸烟过程中生成的烟焦油，为原烟草重量的1‰~6‰，具体产量的多少跟吸烟的频率和烟卷的长度有关。有的人吸烟很快，那么单位时间内吸入的焦油量也就多；还有的人"惜烟"如命，往往吸到只剩一个过滤嘴还不舍得扔掉，那么烟草燃烧产生的焦油就会集中在过滤嘴上，从而被吸烟者吸入体内。

焦油中的致癌物质和促癌物质，能直接刺激气管、支气管黏膜，使其分泌物增多、纤毛运动受抑制，造成气管支气管炎症；焦油被吸入肺后，产生酵素，使肺泡壁受损，失去弹性、膨胀、破裂，形成肺气肿；焦油黏附在咽、喉、气管，支气管黏膜表面，积存过多、时间过久可诱发细胞异常增生，形成癌症。

尼古丁是烟碱的俗称。尼古丁会使人上瘾或产生依赖性，人们通常难以克制自己，重复使用尼古丁会增加心率和升高血压并降低食欲。大剂量的尼古丁会引起恶心、呕吐，严重时人会死亡。烟草中通常会含有尼古丁，这是许多吸烟者无法戒掉烟瘾的重要原因。

一支香烟所含的尼古丁可毒死一只小白鼠，20支香烟中的尼古丁可毒死一头牛。人的致死量是50~70mg，相当于20~25支香烟的尼古丁的含量。如果将一支雪茄烟或三支香烟的尼古丁注入人的静脉内，3~5分钟即可致死。由于烟草燃烧产生的烟雾中含有的甲醛可以将尼古丁中和，所以每一支香烟中尼古丁进入人体的量是很微小的。但如果连续、长期的吸烟，体内的尼古丁积累到一定程度，就会对人体造成极大的损害。

一氧化碳是一种对血液与神经系统毒性很强的污染物，空气中的一氧化碳，通过呼吸系统，进入人体血液内，与血液中的血红蛋白相结合，造成红细胞输氧功能的降低，而且还抑制、延缓氧合血红蛋白的解析与释放，导致机体组织因缺氧而坏死，严重者则可能危及生命。

专家指出，如果一个人每天吸烟20支，并且连续吸20年以上，就属于重度吸烟。而重度吸烟的人群发生肺癌的几率是正常人的20倍。让人吃惊的是，被动吸烟所产生的危害更甚。

被动吸烟是指生活和工作在吸烟者周围的人们不自觉地吸进烟雾尘粒和各种有毒的物质。由于吸烟者将大量的烟雾喷吐在空气中，致使被动吸烟者实际吸入的有害物质要比吸烟者多好几倍。其中，一氧化碳是5倍，焦油和烟碱是3倍，苯并芘是4倍，亚硝胺是50倍。

一些与吸烟者共同生活的人，患肺癌的几率比常人多出6倍。被动吸烟对婴幼儿、青少年及妇女的危害尤为严重。对儿童来说，被动吸烟可以引起呼吸道症状和疾病，并且影响正常的生长发育；对于孕妇来说，被动吸烟会导致死胎、流产和低出生体重儿；被动吸烟亦会增加成人呼吸道疾病、肺癌和心血管疾病发病的危险。

1992年美国环境保护署关于被动吸烟与呼吸道健康的报告认同了1986年美国外科总署和美国国家研究委员会报告的观点，即从当时的证据看来被动吸烟是非吸烟者中肺癌发生的一个原因。

1997年，由Hackshaw等对37个发表了的研究进行了荟萃分析，

结果显示，和吸烟者结婚的非吸烟者，其患肺癌的超额危险度为
24%。该荟萃分析支持了1998年英国科学委员会有关烟草的报告，
认为被动吸烟是肺癌发生的一个原因。

我国的吸烟情况调查

"烟文化"在我国可谓根深蒂固。在中国，吸烟是一种"成熟"
的标志，吸烟、递烟、敬烟则是社会交际的一种重要手段，而吸高
档次的烟也可以显示自己社会地位的优越。虽然目前我国政府再三
倡导戒烟，但据调查显示，目前仍有3亿的吸烟大军，而遭受被动
吸烟危害的人数更高达5.4亿！换句话说，半个中国都在烟雾缭绕
中生活着。

我国是烟草生产大国和消费大国已是不争的事实。据统计，2010
年上半年全国烟叶种植农户132.4万户，种植面积1.061万 km²。2010
年我国烟草行业实现工商税利6 045.52亿元，同比增加876.39亿元，
增长16.95%。2002年以来，烟草行业累计实现工商税利30 656亿元。
烟草行业是一些地方政府不能忽视的财政收入来源之一。

多年来，我国烟草一直保持着多个"世界第一"：烟叶种植面积
第一，烟叶收购量第一，卷烟产量第一，卷烟消费量第一，烟草利税
第一；不容忽视的是，中国死于吸烟相关疾病的人数也是第一。

吸烟不仅可以导致肺癌，而且可以引起慢阻肺、肺心病等其他疾
病。2006—2008年，中华医学会呼吸病分会常务委员、北京大学人
民医院呼吸科主任何权瀛教授带领项目指导小组，在葛兰素史克（中
国）投资有限公司的协助下，开展了"中国慢性阻塞性肺病患者现状
研究"。其目的是要了解目前我国慢性阻塞性肺病（COPD）患者对该
病的认识情况，及其对该病所采取的态度和行为，同时了解COPD对
患者生活质量的影响以及对社会造成的负担。

通过调查，专家们发现，几乎所有的患者都有长期大量吸烟史，少则十多年，多则四五十年；每日吸烟量有二三十支。长期大量的吸烟给他们的健康造成了极大的损害。烟草燃烧产生的烟雾刺激呼吸道黏膜，使呼吸道分泌过多的黏液，堵塞了气道，同时呼吸道增厚，变得狭窄，呼气受阻。烟雾刺激呼吸道和肺内的巨噬细胞、中性粒细胞，使它们释放出大量蛋白酶，从而破坏肺泡的结构，形成肺气肿。肺脏与支气管都有严重病变，正常的气体交换不能进行，所以患者会出现低氧血症甚至呼吸困难。

长期低氧可使全身多个脏器功能减退，例如消化道缺氧可使患者感到腹胀、嗳气、食欲下降。中枢神经系统缺氧可使人感到头晕、头痛、疲倦，严重缺氧可致昏迷。长期缺氧使心脏负担加重，心脏就要加倍工作来代偿，心肌就变得肥厚起来，最后导致慢性肺心病。当心脏的功能代偿到极限时，心脏功能就衰竭了，患者会出现胸闷、气短、双下肢水肿。所以，长期大量吸烟可导致COPD，COPD晚期的严重并发症是慢性肺心病，这就是吸烟—慢阻肺—肺心病病程发展的"三部曲"。

尽管吸烟的危害性证据确凿，但在我国而言，控烟的实施情况不容乐观。中国疾病预防控制中心、世界卫生组织、美国疾控中心于2010年联合发布《全球成人烟草调查——中国部分》报告，报告显示，我国15岁及以上人群吸烟率为28.1%，吸烟者总数达3亿，有72.4%的非吸烟者暴露在二手烟当中。而据2002年的调查报告显示，在中国只有11.5%的人愿意戒烟，而真正实现戒烟的仅有5%，74%的吸烟者仍不打算戒烟。所以，中国的控烟、戒烟的任务仍很艰巨。

· 尾声 ·

从2011年4月20日起，法国全面禁止香烟包装使用品牌标志和其他市场营销图案，取而代之的将是醒目而又恐怖的警示图片和文字，如触目惊心的烂肺、烂牙、骷髅等图案，还写着"吸烟短寿"或"吸烟导致癌症"等警示话语。

不仅在法国，根据欧盟执行的禁烟指令，欧盟所有国家必须在自2011年起的3年时间内让欧洲市场上销售的所有香烟都换上"恐怖的"包装。

卫生部日前表示，从2011年1月起，我国将在所有室内公共场所、室内工作场所、公共交通工具和其他可能的室外公共场所完全禁止吸烟。

（审稿专家：罗　群）

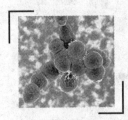

20. 一场健康与欲望之间的持久战
——中国的控烟之路

·引子·

　　2006年11月，山东一名年仅9岁的女孩，被查出肺癌晚期，发现时，该女孩的右侧胸腔内已有积液，肺上已经有个肿块，肺、胸膜和纵隔淋巴结上都有癌细胞的转移，已没有任何治疗希望。经专家调查发现，孩子的父亲常年吸烟，即使在妻子怀孕期间也没有停止过。孩子得肺癌，完全是由于长期被动吸烟所致。

　　卫生部于2007年公布的数据显示，我国目前烟民已达3亿，"被动"烟民5.4亿，其中15岁以下儿童有1.8亿，每年死于被动吸烟的人数已经超过10万。

 全球控烟浪潮

控烟的历史差不多跟吸烟的历史一样悠久。

据说欧洲第一个吸烟者是一位名叫拉齐奥·吉雷兹的人。他的身份是1492年随哥伦布一起进行航海探险的船员。哥伦布发现新大陆后，和当地的土著阿拉维克人之间相处得还不错。为了表示友好，这些土著向哥伦布赠送了烟叶。吉雷兹看到这些土著人吸烟的情景后感到十分新奇，就尝试着吸了一口，感觉"还不错"。

回到欧洲后，吉雷兹已经养成了吸烟的习惯。因为这些烟雾可以让他提神，同时也成了向邻居们炫耀的资本。但人们看到吉雷兹嘴里冒烟时，却都惊恐万分，认为他已经被魔鬼附体了。结果，吉雷兹被宗教法庭以"亵渎上帝"的罪名判刑入狱。

吉雷兹的遭遇揭开了世界上第一次控烟的序幕。在这次最早的控烟运动中，由于人们对烟草的危害性并不了解，只是由于对陌生事物的恐惧和排斥而作出了一系列的举措。17世纪初期，英国国王詹姆斯一世将一个叫沃尔特·罗利的贵族送上了断头台，原因是他吸烟；随后又将一个叫司徒雷德的贵族给予充军的处罚，因为他在英国国会里写了"所有的烟草全是天国来的"这句话。此后，俄国、奥地利等国国王都明令禁止吸烟，更有甚者，土耳其颁布了一道禁令：凡吸烟者，杀无赦。一个月后，在伊斯坦布尔市中心，100名吸烟者因吸烟而被处决，其后每月处决一批，禁烟4年，处死者近万人。

但这种寓禁于刑的做法不仅没有消除烟草的存在，反而大大推动了它的流行。由于民间严禁烟草买卖，所以吸烟在16世纪的欧洲是一件很奢侈的事情，只有贵族或富商才能享受得到。

上行下效，平民们为了追求时髦而纷纷仿效贵族吸烟。慢慢的，严禁烟草的法令就成了一纸空文。于是，欧洲各国的政府不得不采取对烟草征以重税的方法来对其进行限制。

1604年，英国国王詹姆斯一世以其强硬的态度取得了反吸烟运动的坚强地位，亲自起草并颁发了著名的《讨烟檄》。文中说，"你应该毫无羞愧地抛弃这污秽玩意儿，接受它是不可饶恕的愚蠢，使用它是天大的过错。它是一种伤目、刺鼻、害脑、坏肺的丑恶东西。"为配合禁烟运动，国王詹姆斯一世将烟草的进口税由原来的200%提高到400%，下令禁种、禁买烟草，禁止从西班牙、葡萄牙输入烟草，并派人捣毁了烟店和烟田。

这种寓禁于征的做法直到现在还为许多国家所效仿。现在许多国家的烟税都超过了100%，有的甚至超过了300%。

马克思在《资本论》中说过，"为了100%的利润，资本家就敢践踏一切人间法律；为了300%的利润，资本家就敢犯任何罪行，甚至冒绞首的危险"。烟草业之所以被征以重税，也是因为其中所暗含的暴利。在利益的驱使下，烟草业顶住了重重压力，并借助工业革命的东风，蓬蓬勃勃地在全世界范围内发展起来了。

在烟草巨头们大赚特赚的同时，各国政府也从巨额税款中尝到了甜头。在有些国家，烟草税收甚至成了国家的经济支柱。1674年，法国国王路易十四在凡尔赛宫发布命令，鉴于烟草已经成为国家财政收入的主要来源，决定实行烟草专卖制度。烟草专卖制度的初衷是控烟，比如它限制烟草的种植、销售、进口、出口等，但是同时，它又使烟草在合法、有序的态势下稳定地发展。

进入20世纪后，人们渐渐认识到了吸烟的危害。从学术角度而言，首先提出吸烟有害健康的论文是1795年德国的赛玛林格，他认为吸烟斗的人容易生唇癌，但并未引起人们的注意。1924年，美国《读者文摘》发表了一篇题为《烟草对人体有害吗?》的文章，才引起了广泛的争论。

一些专家、学者和政府部门的介入，控烟运动逐渐从自发转向自觉，从局部国家和地区转向全球化。一系列的国际控烟团体和组织纷纷建立起来，并展开了多项吸烟调查，在论证吸烟与疾病的关系上取得了很大的进展。"吸烟有害健康"已经成为了全球共识，控烟、禁烟、戒烟势在必行。

2003年5月21日，在第56届世界卫生大会上，世界卫生组织（WHO）的192个成员国一致通过了第一个限制烟草的全球性条约——《烟草控制框架公约》（以下简称《公约》）。这成为世界控烟史上的一个里程碑。

《公约》及其议定书的目标是提供一个由各缔约方在国家、区域和全球各级实施烟草控制措施的框架，以便使烟草使用和接触烟草烟雾持续大幅度下降，从而保护当代和后代免受烟草消费和接触烟草烟雾对健康、社会、环境和经济造成的破坏性影响。

在《公约》中，各缔约方一致认同烟草的广泛流行正日益给公众的健康造成严重影响，并决心采取包括法律、行政、经济等在内的一切可行的措施，提高烟草的价格和税收，禁止烟草广告，禁止或限制烟草商进行赞助活动，打击烟草走私，禁止向未成年人出售香烟，在香烟盒上标明"吸烟危害健康"的警示，并采取措施减少公共场所被动吸烟等。

 我国的控烟历程

在烟草刚刚传入我国之后，当时的明朝政府就曾颁布过禁烟的法令。明思宗颁布禁烟令并规定：凡私种者或售于私人者，不论多寡，均斩首示众。崇祯皇帝也下令对种植、吸食烟草者予以严惩。清乾隆十六年颁布的禁令中写到，民间不许种烟，商贾不得贩卖，违者与通敌同罪。

古代的禁烟主要是因为烟草买卖的利润之丰厚远胜于粮食作物。许多地方甚至把数千亩地的良田全部改种烟草，这给当时以农业立国的封建王朝造成了很大的经济打击，迫使历代王朝统治者发出了严厉的禁烟令。

中华人民共和国成立后，为了加快经济建设，恢复发展国民经济，政府对烟草业全面开绿灯。

"文化大革命"后，人口的大量增加，政府对烟草业发展的大力支持，加上我国悠久的"烟文化"，改革开放的春风真正地将中国的烟草业带入了"明媚的春天"。1989 年统计，烟草种植面积已达153.4 万公顷（注：本文各种全国性统计数据未含港澳台地区）；1992 年更达 168.1 万公顷，超过计划面积 28%；1993 年更高达 1.734 万 km^2，超过计划面积 31%；已经挤掉粮田 7.67 万 km^2，相当于挤掉了全国人口一个月的口粮。

同时我国烟草税利逐年递增，1987 年 170 亿元，1989 年 240 亿元，1993 年 410 亿元，1994 年 550 亿元，1995 年 590 亿元，直到 2010 年的将近 5 000 亿元。

我国烟民的数量也在持续增长，从 1986—1993 年共增加 4 800 万人。据美国的《世界观察研究》提出的报告，我国烟民在 20 年中翻了一番。在全世界新增烟民中，我国占了一半，全世界生产的卷烟有 1/3 是被中国人吸掉的。

1979 年，经国务院批准，卫生部、教育部、轻工部等五个单位联合公布了《关于宣传吸烟有害与控制吸烟的通知》，表明了我国政府对于控制吸烟问题的政策和立场。但尽管如此，我国还是于 1982 年颁布了《烟草专卖条例》，并于 1991 年通过了《中华人民共和国烟草专卖法》。

就在中国敞开烟草经济的大门时，世界上许多国家正在加紧制定各种控烟措施。如挪威于 1973 年就制定了《控烟法》，意大利颁布了《严禁吸烟法》和《非吸烟者保护法》，规定所有公共场合设立吸烟室，否则禁止吸烟；英国、阿根廷、日本、澳大利亚、新西兰、爱尔兰等国家则立法规定禁止一切大、中、小学生吸烟；而在新加坡、马来西亚等国，则立法规定烟草生产商必须在香烟包装上印制不低于 30%包装面积的警示图案，如肺癌患者的肺、熏黄的牙齿等令人反感的图片等。截至 1993 年，全世界制定控烟法规的国家已经达到了 91 个。[1]

1984 年 2 月，中央爱卫会和卫生部牵头组织了全国吸烟调查组，对 15 岁以上的人群进行吸烟情况调查。这是我国第一次全国吸烟大调查。[2]

这次调查参与人数 50 多万，历时 4 个多月，调查范围遍布全国各地 29 个省、市、自治区。调查结果显示，全国总吸烟率达到了

---

[1]马筠等：《国内外控烟概况及有关法律规定》，载《铁道劳动安全卫生与环保》，1997 年第 1 期。

[2]翁心植等：《1984 年全国五十万人吸烟抽样调查》，载《心肺血管学报》，1986 年第 7 期。

33.88%，20 岁以上男性吸烟率达到 68.94%，女性 8.28%。在各种职业当中，吸烟率最高的为干部，达到 44.37%。而令人惊讶的是医生和教师的吸烟率也将近 30%。

在学生群体中，大学生平均吸烟率为 19.09%，中学生中也存在着吸烟的现象，不过较少，只有 3% 左右。值得注意的是，71% 的男性是从 15~24 岁之间开始吸第一支烟的。

在这个庞大的吸烟群体中，虽然有超过一半的人认为吸烟有害健康，但仍吸烟不辍。平均戒烟率不到 5%，受戒烟宣传而戒烟的人只占全部戒烟者的 12.3%，大部分人戒烟并非意识到了吸烟的危害，而是因为患上了严重的疾病或经济状况不允许等原因。多数戒烟者开始戒烟已是 40 岁以后的事了。

在随后的 1996 年的吸烟流行病学调查中，一系列的数字又有所上升。我国 15 岁以上人群总吸烟率为 37.62%，与 1984 年相比上升了 3.74%。据此推算全国有 3.2 亿吸烟者，其中 3 亿为男性。人群开始吸烟的平均年龄为 20 岁，比 1984 年提前了 3 岁。如果这种趋势继续发展下去的话，预计中国到 2030 年，因烟草所致疾病的死亡将达到高峰。

科学调查带来的沉重数字

发达国家，如美国的经验告诉我们，虽然男性吸烟率的大幅度增加发生在 20 世纪上半叶（1950 年以前），而由此造成的病死率的增加却在以后的几十年里才得以显现出来。我国自改革开放以来卷烟的产量和销售量大幅度增加，势必对未来人群的健康造成极大的危害。因此，国家卫生部门需要进行全国的回顾性研究来评估烟草对当前人群疾病发生的影响规律，并需要开展全国性的前瞻性研究来监测这种流行的长期变化趋势。

中国医学科学院肿瘤研究所刘伯齐教授和英国牛津大学合作组织

了一次全国范围内的病死率回顾调查。项目组在 1989—1991 年间，对 1986—1988 年间我国 98 个地区的 100 万死者的家属进行家访调查，通过存活的家庭成员（在农村有时是其他知情人），确定死者在 1980 年前是否吸烟。这次调查不仅是中国，也是世界上同类研究规模最大、人数最多，同时也是世界一次性流行病学调查获得信息量最大的研究。

1998 年 11 月，刘伯齐教授公布了研究结果。结果显示，我国的吸烟率相较于前两次调查没有降低。据估算，1990 年烟草造成 60 万人死亡，到 2000 年将达 80 万，如按目前的吸烟情况，到 21 世纪中叶每年将有约 300 万人死于吸烟引起的各种疾病。①

回顾性研究开展的同时，在钮式如、杨功焕等专家的主持下，一项针对吸烟导致死亡情况的前瞻性研究也拉开了序幕。

1987 年，中国预防医学科学院在全国建立了有代表性的"疾病监测点"，每一个监测点约有 10 万常住居民。这些居民大致都分布在 5~8 个单位里（城市居民以街道居委会为单位，农村居民以村委会为单位）。这次前瞻性研究从 45 个监测点中抽取了 224 500 人进行了调查，并设计进行长达几十年的随访，以监测与烟草有关的病死率及其不断发展的流行趋势。

1998 年，项目组发布了本次调查的早期结果。结果显示，近年来，大多数中国年轻男性成为持续吸烟者，约 20 岁时开始吸烟，这将导致未来二三十年后中老年时期的死亡高峰；在 1990 年前后约 12% 的中年成人男性的死亡是吸烟所致，如不控制，其比例在 2030 年将升至 33%，重蹈美国等西方发达国家的覆辙。在中国的男性中，吸烟已经是引起肿瘤以及呼吸道、血管疾病死亡的重要原因。这与前面提到的回顾性调查的结果相一致。②

2002 年，中国医学科学院公共卫生和流行病学教授、中国控烟专家

---

①刘伯齐等：《100 万死亡人群的回顾性比例病死率研究》，载《英国医学杂志》（中文版），1999 年第 2 期。

②杨功焕等：《病死率前瞻性研究的早期结果》，载《英国医学杂志》（中文版），1999 年第 2 期。

杨功焕女士主持完成了一项中国人群吸烟行为的流行病学调查。调查表明，人群的吸烟率为35.8%，男性为66.8%，女性为3.08%。这一数据比1996年略有下降，但杨功焕表示，这一略微的降低并不具有实际意义。因为对2002年人口普查的数据进行标化后，我国吸烟人数已经增至3亿。同时，被动吸烟人数与1996年相比，也没有明显地降低。

2005年，中国医学科学院阜外心血管病医院顾东风教授等完成的《中国吸烟导致的病死率和死亡人数》在《新英格兰医学杂志》上发表。该论文首次报告了中国人近年吸烟致死的总数。根据该研究结果测算，2005年我国40~79岁年龄段人群中因吸烟所致死亡总数高达67.3万人，其中男性53.82万人、女性13.48万人。如考虑30~40岁的人群，基于本项目并结合先前研究，估计我国30岁以上成人吸烟致死人数将高达87万。男性和女性因肺癌、中风和慢性阻塞性肺部疾病这3种疾病导致的总死亡数中，由吸烟作为罪魁祸首所致的死亡分别占45.1%和31.8%。

漫漫控烟路

2005年2月27日，《烟草控制框架公约》正式生效。它是由世界卫生组织（WHO）主持达成的第一个具有法律效力的国际公共卫生条约，也是针对烟草的第一个世界范围多边协议。2003年11月，中国成为该公约的第77个签约国。2005年8月，全国人大常委会表决批准了该公约，并于2006年1月生效。加入该公约让人们看到了中国政府控烟的决心，也看到了控烟成功的希望。

2010年8月，中国疾病预防控制中心、WHO、美国疾病预防控制中心联合发布的首次《全球成人烟草调查——中国部分》的调查结果显示，我国吸烟情况仍然严重，2002年后的吸烟率、戒烟比例和二手烟暴露没有明显改善，现在吸烟者总数仍高达3亿，72.4%的非吸烟者遭受二手烟的危害，戒烟率仅为 16.9%。公众对吸烟及二手烟危害健康相关知识的知晓率较低。多数人不清楚"低焦油等于低危害"是早已被科学证明了的错误观点。毒理学研究证明，焦油量下降时，焦油中的某些强致癌物并未减少，如亚硝胺类、稠环芳烃。因此降低卷烟焦油量不能减少烟草对健康的危害。2009 年，美国法院还专门为一起长达十年的诉讼案作出重要判决，认定美国几大烟草业巨头数十年来使用"低焦油"、"清淡"、"超清淡"、"柔和"等虚假用词欺骗烟民，隐瞒吸烟对健康的负面影响。

中国有关专家在《全球成人烟草调查——中国部分》的调查结果公布后沉重地表示，中国自 2002 年以来的九年控烟基本上宣告失败。

"我们不敢指望吸烟率能有大幅下降，可是，一些错误认识和行为的泛滥却让我们吃惊。"中国疾病预防中心副主任、控烟专家杨功焕说。在过去的几年中，中国政府虽然出台了一系列的控烟政策，但在执行的时候很少能得到落实。十几年来，中国没有为公共场合吸烟而开出一张罚单。而烟草业依然兴旺发达，市场一再扩大，烟草已经成为了中国人生活中的一部分。

更令人揪心的是，青少年的吸烟率正在逐步上升。卫生部 2008 年 5 月 31 日公布的《2008 年中国控制吸烟报告》指出，目前约有 1 500 万名青少年是烟民，尝试吸烟的青少年不少于 4 000 万。中国烟民正趋于低龄化，与 1984 年相比，2002 年开始吸烟的年龄提前了 4~5 岁，其中男性由 22 岁降至 18 岁，女性由 25 岁降至 20 岁，少数烟民开始抽烟的年龄甚至在 10 岁以下。

对利润的疯狂追求使得商家敢于挑战一切道德底线。全球最大的烟草生产商飞利浦–莫里斯公司在其一份内部文件中明确写道，"今天的青少年是明天潜在的顾客。"

烟害所引起的死亡已经超过艾滋病、结核、交通事故以及自杀死亡人数的总和，不夸张地说，它是当前中国的最大杀手。

全世界的烟草公司都在宣称庞大的烟草业给国家带来了丰厚的利税收入，以及增加就业率，甚至维持社会稳定等诸多好处。而事实上，烟草对每一个国家都造成巨大的经济负担。以中国为例，北京大学教授李玲曾以 2005 年的数据做过测算，吸烟导致疾病的直接成本和间接成本总和为 2 275.48 亿~2 870.71 亿元，占 2005 年总 GDP 的 1.15%~1.57%。而 2005 年烟草工商税收合计约为 2 000 多亿元。烟草致病的经济成本已经抵消了烟草利税收益。这种由吸烟而产生的"黑色 GDP"正在不断地蚕食中华民族的健康和未来。

·尾声·

我国的控烟任务依然很严峻。目前，"控烟"已经明确列入"十二五"计划，为未来5年我国控烟工作清晰地勾勒出了"路线图"。这个路线图主要包括全面推行公共场所禁烟的立法、项目活动、保障机制和监督评估。

中国疾病预防中心副主任、控烟办主任杨功焕解释说，"全面"是在全国铺开，不是在少数地区试点。"推行"表明在未来的5年中，政府要制定国家控烟规划，出台相应的法律、政策和措施，开展相关的活动，促进公共场所全面禁烟。"公共场所"是指广义的公共场所，不仅包括医院、学校、办公场所、公共交通工具，还包括饭店、餐厅等。而"禁烟"不是简单地说禁止吸烟，是不仅包括室内公共场所和工作场所无人吸烟，也包括没有烟草广告、促销和赞助，同时杜绝向青少年出售烟草。而其中最关键的，还是要尽早尽快地完善控烟方面的有关立法。

（审稿专家：罗群）

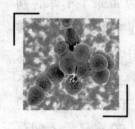

21. 挥之不去的梦魇
——肺结核的卷土重来

· 引子 ·

　　看过鲁迅先生的短篇小说《药》的人都不会忘记小说里面那个整日咳嗽不停的可怜孩子华小栓，还有《红楼梦》里弱不禁风的林黛玉，也是终日面色苍白，身体虚弱，着急上火就会有咯血的毛病。这些文学世界里的形象所得的病症恰是那个时代的真实情况。

　　华小栓和林妹妹得的都是"痨病"，也就是肺结核。在18、19世纪，人们没有找到治病良方的时候，患上"痨病"就等于被判上了死刑。

 ## 肺结核的历史

　　结核病是一种由结核杆菌感染引起的慢性传染病。结核菌可能侵入人体全身各个器官，但主要侵犯肺，这就是肺结核的病因。

　　曾经有很长一段时间，人们普遍认为肺结核最早出现于数千年前，确凿的证据就是埃及和秘鲁的木乃伊。而美国的科学家近日声称，他们从土耳其的一具有 50 万年历史的人类头骨化石上发现了结核病的痕迹，看来肺结核出现的时间要比我们想象的早得多。

　　我国古代没有"肺结核"一词，但在一些传世医书中，却不难发现与肺结核症状相似的病名。如《黄帝内经·素问》中所载"传乘"，其症状有"大骨枯槁，大肉陷下。胸中气满，喘息不便，内痛引肩项，身热，脱肉破䐃"等。东汉张仲景在《金匮要略》中描述"虚劳"有"手足烦热、盗汗、虚烦不得眠"和"马刀侠瘿"等，都与肺结核症状和淋巴结结核相类似。"传乘"、"虚劳"不一定就是肺结核，但可以肯定的是这些病症里包含有肺结核。

　　国外有关结核病的记载也比较早。希腊名医希波克拉底（公元前460—前377）总结了埃及以往的医学和自己的丰富经验，第一次详细记载了肺结核，而且认为结核病是传染性疾病。罗马时代，Celsus（公元前43—前20）和Plinius（公元23—79）对肺结核作了详细记载，其中提到气候条件、转地疗法、开放疗法等。罗马的Galenus（公元134—201）甚至设计了具体的治疗方法，比如在山腰部干燥地带开设疗养院进行开放治疗、营养治疗等，而且强调了每天的生活细节，包括午饭后要进行不少于两小时的休息等。

　　西方对结核病病理机制的研究也比较早。17世纪时，荷兰医学家弗兰西斯·希尔维斯（Franciscus Sylvius，1614—1670）观察到肺结核患者产生结节的现象，并记载了肺、淋巴结、骨中液化的干酪样小块状物。英国的理查德·莫顿（Richard.Morton，1653—1693）在其所著《结核病学》中提出了结节是肺结核的必然产物，在较大空洞附近可见小结节，结节源于血液，从而形成溃疡等。

　　19世纪，结核病在欧洲和北美大肆流行，贫困人群尤其是病魔青睐的对象。肺结核的肆虐堪比历史上的"黑死病"，被人们称作"白色鼠疫"。当时许多著名的人物都因结核病而去世，包括雪莱、席勒、勃朗宁、梭罗和勃朗特姐妹等。结核病的流行甚至直接影响了诗人和艺术家的思想——淑女们常被描写为纤弱、无声气的，极容易昏倒而且有阵发性咳嗽。我国的文学家鲁迅和郁达夫，也是因患肺结核而逝世的。

病原体的发现

在西方，人们也是很早就了解到了肺结核的传染性。意大利的 Fracastoro（1483—1538）在其论文《接触传染病及其治疗》中提到，健康者与肺结核病人一起居住可能会被传染，而且这种传染长期存在，即使两年后接触病人的衣物仍有可能被传染。

1751 年，西班牙国王弗迪南德六世出台了《结核病预防法》，规定一旦发现结核病人就要立即上报，并烧掉病人接触过的任何东西。1753 年佛罗伦萨也出台法令，规定结核病人使用的衣物和家具都要烧掉，以达到消毒的目的。

到了 18 世纪，在细菌学发展的基础上，许多科学家提出了肺结核病原体的问题。1720 年，意大利的马丁医生（K. Marten）发表了有关论文提出肺结核可能是由眼睛看不到的微生物引起的。1843 年法国科学家 Klenke 最早进行了动物实验。他在家兔耳静脉注入肺结核痰标本，经过一段时间观察，在肺、肝内发现结核结节。这次实验虽然取得了成功，但由于只做了一只家兔而未被重视。

受 Klenke 的启发，法国科学家 Villemin 重复了 Klenke 的实验。3 个半月后，他在家兔的腹腔发现小黄点，肺内也发现结核病变。其用病人痰标本进行的一系列的动物实验均获得成功，证明了病人的痰中存在着结核病病原体，也意味着从科学的角度证明了结核病是传染病。

但当时法国主流学术界并不认同这一结果。Villemin 的报告虽然在法国遭到了冷遇，但却引起了英国政府的关注。他们派遣专门人员到法国向 Villemin 取经，回国后重新用豚鼠做了实验，结果验证了 Villemin 报告的可信性。

1879 年科恩海姆再次证明了 Villemin 实验的正确性，于是结核病首次被科学地证明为传染病。

与此同时，德国医学家罗伯特·科赫开始了寻找肺结核病原体的实验。他在科恩海姆的理论基础上，把从肺结核病人的病变结节里取出的病菌注射到了实验动物体内，经过感染后取得样品经过长时间的细致观察，最终科赫在271号试验品中找到了一种细长略带弯曲的病菌。

虽然取得了初步的成功，但科赫仍不满足。他想要进一步验证这个发现，便着手开始培养离体样本。经过4个星期的培养后，当科赫把从培养基上取得的菌样放在显微镜下观察时，终于再次看到了那种细细的略带弯曲的病菌。然而科赫还不满足，为了进一步取得精确的结果，他再一次进行了活体动物实验。他把含有病原菌的液体注入喷雾器里，然后喷洒到关在笼子里的动物身上。结果，实验动物很快就得了肺结核。这就证明，那种细细的略带弯曲的病菌就是肺结核的病原菌，即结核杆菌。

1882年3月24日，科赫公布了自己的研究成果，并进一步将结核杆菌分为人型、牛型、鸟型和鼠型4种，其中人型菌是人类结核病的主要病原体。

 卡介苗研制成功

在长期的医学研究中，科赫在发现病原菌方面总结出了一套严密的"科赫三原则"，即第一步要求在所有患者身上发现这种病菌，但健康人身上没有；第二步是从患者身上分离出这种病菌，并使其在实验室的培养皿内繁殖；第三步是用培养皿中的病菌使实验动物患上与人同样的疾病；最后一步要求从患病的实验动物身上分离出病菌，并证明这种病菌能在培养皿中发育。

1890年8月4日，德国细菌学家科赫在柏林召开的第十届世界医学会上宣布他已发现了治疗结核病的新药——结核菌素。这一发现再次引起了医学界的震动。因为当时肺结核就是死亡的代名词，而结核菌素的发明则结束了结核病无药可治的局面。

结核菌素是将培养好的结核菌加热杀死，然后用滤纸将死的菌体滤去，再将滤液蒸发至原量的1/10，这就称为浓结核菌素，它的主要成分是结核菌中的结核蛋白。现在结核菌素主要用于结核病的诊断。如果结核菌素实验呈现阴性，那么就需要接种结核病疫苗——卡介苗。

卡介苗是由两位法国科学家卡尔梅特（Calmette）和介朗（Guerin）共同研制而成。自从1901年德国兽医诺卡德（Nocard）从牛奶中分离出一株牛型结核杆菌后，卡尔梅特和介朗就开始了结核病疫苗的研制。据说他们从玉米种植上得到了启发，从而认识到随着菌苗一代代的繁殖，其毒性会逐渐减弱以至消失。

1907年，他们公布了自己的研究结果。在论文中他们论述了自己的发现：如果将结核菌苗繁殖到第15代，菌苗的毒性已经很弱，即使注射100毫克到豚鼠的体内，也无法使其发病。到第33代时，即使向牛犊注射大量的活菌，也无法使其发病。而且似乎牛的体内产生了抗体，如果隔一段时间再向该牛犊体内注射毒性结核菌，牛犊也不会得病；而其他未曾注射过毒性减弱菌苗的牛犊还是像往常一样死去。据此，他们声称已失去毒力之结核活菌能在牛犊身上产生免疫抗体。

其实这项工作他们进行了13年之久。1920年两人又发表一篇论文，说明该菌在培养基中繁殖到230余代后，对任何动物如豚鼠、家兔、牛、马、羊及猴等，均不能使其致病，但能产生免疫力。至此，结核疫苗研制成功。为纪念卡介两氏的功绩，故称该菌为卡介苗（Bacillus Calmette Guerin，BCG）。

自动物实验成功后，卡介苗很快就被应用到了临床上。1921年7月起，一位母亲因结核病而去世的婴儿成了卡介苗的第一位服用者。

在随后的观察中，该婴儿生理状况正常，没有感染肺结核的迹象。从此之后，卡介苗就被广泛地应用到结核病的预防上。到 1930 年时，欧洲总共有超过 21 万名婴儿口服卡介苗防疫。

就在人们群情激昂地去接种卡介苗的时候，一件意外的事情发生了。在德国吕伯克市的一家托儿所里，有 249 名幼儿口服了卡介苗，当时情况正常。但几个月以后，其中竟然有 73 人因全身结核病而死亡。事情发生后，引起了公众极大的恐慌。经过当局组织科学家对事件进行认真调查后发现，在死者的身体组织里和剩余的卡介苗中，发现了相同的毒性结核菌。经多方面证实，这株"毒苗"是卡介苗制造所里保存的一个结核菌样品，可能是工作人员的失误，误将此毒性菌苗混入了卡介苗当中，从而引发了悲剧。

澄清事实后，尽管还有许多人对卡介苗敬而远之，但多年来的临床实践证明，真正的卡介苗是预防肺结核的有效疫苗，接种过卡介苗的新生儿和婴幼儿的结核发病率，比没有接种过的同龄人群结核病发病率减少 80%，其保护作用可维持 6~10 年。迄今为止，全世界已经有亿万人接种了卡介苗。

卷土重来和新的挑战

长期以来，人们就注意到结核菌在土壤里能被快速地杀死。于是，有的科学家就尝试从土壤中提取相关的微生物进行研究。1939年至 1943 年间，美国罗格斯大学教授赛尔曼·瓦克斯曼（Selman A. Waksman）和他的博士生阿尔伯特·萨兹（Albert Schatz）等人在医药巨头默克公司的资助下，开始了从土壤微生物中提取抗生素的研究。

1943 年 10 月，萨兹终于发现了一种新的抗生素，即从灰色链丝菌中提取出的链霉素。经过一番验证后，萨兹发现链霉素能有效地杀死结核杆菌并对人体无毒害作用。于是，一些诊所的医生开始尝试使用链霉素治疗肺结核病人，结果取得了非常显著的疗效。1944 年，美国和英国开始大规模的临床试验，证实链霉素对肺结核的治疗效果非常好。它随后也被证实对鼠疫、霍乱、伤寒等多种传染病也有效。1946 年 2 月 22 日，瓦尔克曼正式宣布了链霉素的发现。从此，人类开始了战胜肺结核的新纪元。

20 世纪 50 年代以来，异烟肼、利福平、乙胺丁醇等特效药物的相继合成，更令全球肺结核患者的人数大幅减少。其中异烟肼的问世使得化学预防成为现实。这样，卡介苗、链霉素以及化学预防相结合，是人类在与肺结核抗争史上里程碑式的胜利，一度使得肺结核无容身之处。美国科学家甚至宣称要在 20 世纪末彻底消灭肺结核。

于是，肺结核逐渐淡出了人们的视野，以至于许多国家在很长一段时间内都没有制定专门的肺结核防范政策。人们忽视了一个事实，虽然直接患有结核病的人确实减少了，但可以导致肺结核的其他疾病却日益泛滥。如艾滋病患者因为免疫功能的丧失，感染肺结核的几率为正常人的 30 倍，大部分艾滋病患者都是死于肺结核。随着艾滋病的日益蔓延，肺结核也就死灰复燃了。而且，随着时间的推移，一些结核菌产生了抗药性，在一定程度上增加了防治结核病的难度。

就在 20 世纪 90 年代，一度沉寂的肺结核宛若幽灵复活，又一次在全世界范围内猖獗起来。仅 1995 年一年，全世界就有 300 万人死于肺结核，是该病死亡人数最多的一年，大大超过了肺结核流行的 1900 年。据世界卫生组织（WHO）2007 年发布的相关数据，全球共有 927 万结核发病病例，其中亚洲占 55%，非洲占 31%，是肺结核的重灾区。2007 年病例数排名前五位的国家是印度（200 万）、中国（130 万）、印度尼西亚（53 万）、尼日利亚（46 万）和南非（46 万）。

因此，WHO 建议各国采用控制结核战略，根据全球的现有状况，以达到降低结核病负担的目的。此战略的主要内容包括扩展和加强高质量的 DOTS 规划；处理结核病/艾滋病、耐多药结核问题，满足贫困和脆弱人群的需求等，并特别强调加强公共卫生系统的建设；并计划到 2015 年时，结核病患病率和病死率比 1990 年水平减少一半。

 ## 我国肺结核防治情况

中华人民共和国成立之前，中国人被外国列强蔑称为"东亚病夫"，这种侮辱性的称号倒也不是凭空得来。因为当时中国地区肺结核蔓延严重，而且由于政府不能组织有效的防控，造成患者病死率极高，"痨病"（肺结核）一度成了死亡代名词。

20 世纪 30 年代，北京协和医院组建了北平市第一卫生事务所，并下设防痨门诊部。我国肺结核防治事业的先驱裘祖源先生当时就在卫生所任职，并实际主持了防痨门诊的工作。这是结核病在我国第一次与公共卫生工作联系起来。

裘祖源参考国际经验，遵循着"医疗服务要适应社会实际"和"对传染病要抓流行规律和传染源管理"等公共卫生的原则，结合我国实际情况，开始探索肺结核的防治之道。

由于肺结核是恶性传染病，当时的医院对肺结核病人的态度普遍是"求医给治，不求不管"。裘祖源从公共卫生的大局出发，主动联系已经发现肺结核的患者，向他们宣传肺结核早诊断、早治愈的道理，并动员、教育那些与病人密切接触过的人员也要进行 X 线肺部健康检查。如果病人没有主动前来，裘祖源就去信、去人催促。

经过两年的调查，裘祖源主持下的卫生所共检查 21 000 多人，明确了 20 世纪 30 年代北平和河北省定县一带的结核病疫情。其中，15 岁的儿童结核感染率高达 80% 以上；大学生的患病率在 5% 以上；疫情最高的是理发业从业人员，患病率为 19.2%~27.3%；农村居民的感染率和患病率远低于城镇居民。这一系列数据首次为我国分析、比较结核病疫情变化提供了基线资料。

中华人民共和国成立后，裘祖源继续领导我国的肺结核防治事业。1951 年 1 月中国防痨协会由上海迁到北京，裘祖源被委以总干事的重任。他协助卫生部组织拟定了结核病防治工作条例和全国卡介苗接种方案，为我国防痨工作奠定了良好的基础；并且受命组织了多期学习班、研讨会，积极大力地宣传肺结核防治知识，并培养了大批的专门人才。

60 年来，在政府的重视和裘祖源等老一辈专家的努力下，我国的肺结核防治事业取得了明显进展。我国于 1979 年、1984 年、1985 年、1990 年、2000 年和 2010 年共进行了五次全国肺结核病流行病学抽样调查，掌握了我国结核病流行状况和趋势。

2000 年全国肺结核病流行病学调查结果显示，全国活动性肺结核患病率为 367/10 万，涂阳肺结核患病率为 122/10 万，细菌培养阳性（以下简称菌阳）肺结核患病率为 160/10 万。估算全国有活动性肺结核患者约 450 万例，其中涂阳肺结核患者 150 万例，菌阳肺结核患者 200 万例。

2011 年 3 月 21 日，卫生部公布了最新的肺结核流行病学调查结果。与 2000 年相比，全国肺结核患病率继续呈现下降趋势，防治工作取得显著效果。15 岁及以上人群肺结核的患病率由 2000 年的 466/10 万降至 2010 年的 459/10 万，其中传染性肺结核患病率下降尤为明显，由 2000 年的 169/10 万下降到 66/10 万，10 年降幅约为 61%，年递降率约为 9%。

这一成绩的取得是和我国政府的高度重视和大力支持分不开的。自《全国结核病防治规划（2001~2010 年）》颁布以来，中央财政结核病防治专项经费从 2001 年的 4 000 万元逐渐增加到 2010 年的 5.6 亿元左右，地方财政投入从 2001 年的 7 250 万元增加到 2010 年的 4 亿元左右。十年间，我国先后出台了一系列肺结核免费诊治和防治激励政策，保证了患者发现和治疗管理工作质量。2005 年以来，全国以县为单位的现代结核病控制策略覆盖率始终保持在 100%。2001~

2010 年，全国共发现和治疗肺结核患者 828 万例。其中，传染性肺结核患者 450 万例，传染性肺结核患者治愈率达到 90% 以上。

· 尾声 ·

　　虽然我国的肺结核防治事业取得了很大的成绩，但在历次肺结核普查当中，专家们还是发现了不少问题。比如地区差异显著，城市患病率高于农村，西部地区传染性肺结核患病率约为中部地区的 1.7 倍和东部地区的 2.4 倍。此外还有部分肺结核患者规则服药率仅为 59%，致使耐多药率高达 6.8%。而且公众对于有关的肺结核防治知识了解不多，知晓率仅为 57%。

　　钟南山院士曾经指出，全国肺结核患者 450 万例，但病菌携带者高达 5.5 亿，而这些带菌者则有 10% 的概率会发病。所以我国目前的肺结核防控任务依然很重，防治工作仍面临诸多挑战。

（审稿专家：张挪富）

第二篇

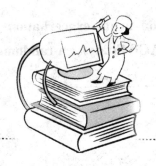

经典临床试验

■ 撰稿专家 曾广翘
■ 审稿专家 编委会

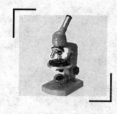

1. 羧甲司坦可减少慢性阻塞性肺疾病急性加重的次数

Effect of carbocisteine on acute exacerbation of chronic obstructive pulmonary disease (PEACE Study): a randomized placebo-controlled study

背 景

慢性阻塞性肺疾病（COPD）以气流的不可逆性受限为特征，此外还包括黏液分泌增多、氧化应激及气道和肺部的感染等特征。本研究的目的是评价羧甲司坦，一种具有抗感染和抗氧化能力的黏液溶解剂，能否减少COPD患者每年急性发作的次数。

方 法

该试验是一项随机、双盲、安慰剂对照研究，共包括中国22个中心的709例患者。病例入组条件：COPD患者在使用支气管扩张剂后1秒内用力呼气容积（FEV_1）与用力肺活量（FVC）的比值（FEV_1/FVC）低于0.7，且FEV_1介于25%~79%之间，年龄在40~80岁之间，2年内有至少2次急性发作，且在进行此项研究之前，保持临床稳定超过4周。按照随机双盲原则分别将354例患者分入羧甲司坦组，355例患者被分入安慰剂组。主要终点是1年的急性发作率。患者随机接受1 500mg/d［2片/次（500mg），3次/天］羧甲司坦或安慰剂治疗，为期1年。该试验在日本临床试验注册资料库（http://umin.ac.jp/ctr/index/htm）

的登记号是UMIN-CRT C000000233。

结　果

与安慰剂组患者相比，羧甲司坦组患者每年COPD急性发作的次数显著下降 [1.01 ($s_{\bar{x}} = 0.06$) vs 1.35 ($s_{\bar{x}} = 0.06$)]，风险率为0.75 (95% CI 0.62~0.92，$P = 0.004$)。每年每人急性发作率在羧甲司坦治疗组减少了24.5%，其疗效接近于国际上标准的吸入皮质激素联合长效β激动剂，或长效抗胆碱能药物，并且其治疗效果不受COPD严重程度及合并用药的影响。研究同时发现，羧甲司坦还能显著改善COPD患者的症状和生活质量，服用这一剂量安全性良好，基本上没有不良反应。

结　论

长期使用羧甲司坦能够减少COPD急性发作的次数。羧甲司坦相比于安慰剂在预防COPD急性发作方面差异显著，其治疗效果不受COPD严重程度以及合并用药的影响。羧甲司坦应该被视为预防中国患者COPD急性发作的用药。

讨　论

该临床试验成功的思路是钟南山院士领导的广州呼吸病研究所长期以来坚持临床医学与基础研究相结合，基础研究必须立足于解决临床实践问题的结果。长期以来，钟南山院士领导的广州呼吸病研究所国家呼吸疾病重点实验室对COPD的发病机制的研究表明，该病发病的重要的分子机制之一是香烟烟雾、环境或工业暴露中的致病因子中的氧化物（如氧自由基）作用于机体细胞，产生氧化应激反应，导致机体氧化/抗氧化失衡从而发生炎性损伤。因而寻找抗氧化应激的药物，是当前对COPD进行防治的重要环节。而羧甲司坦这一传统的祛痰药是半胱氨酸的巯基取代衍生物，其已知的作用是使低黏度的唾液黏蛋白分泌增加，而高黏度的岩藻黏蛋白产生减少，并能裂解痰液中主要成分黏蛋白的二硫键，使痰液黏稠度下降，易于咳出，目前在临床上主要用于慢性支气管炎、支气管哮喘等疾病引起的痰液黏稠、咳痰困难和痰阻气管等症。由于注意到羧甲司坦含有具有还原作用的巯基，而国际上亦有大量文献证明含有巯基的化合物可能具有良好的抗氧化应激作用，因而羧甲司坦可能具有抗氧化作用，根据这一思路，钟南山院士的课题组选择羧甲司坦这个常用的价廉的祛痰药物作为研究对象，并组织了全国多中心临床研究，目的是评价羧甲司坦［2片/次（500mg），3次/天］长期（1年）治疗COPD在减少其急性发作、改善生活质量方面的有效性及安全性。结果表明，该剂量的羧甲司坦能使COPD患者1年内急性加重的次数较安慰剂组下降接近25%，且疗效近似于国际上标准的吸入皮质激素联合长效β激动剂，或长效抗胆碱能药物，并且其治疗效果不受COPD严重程度及合并用药的影响，还能显著改善COPD患者的症状和生活质量，服用这一剂量安全性良好，基本上没有不良反应。更重要的是，由于羧甲司坦是国产药，目前只有3.5元/盒（内含12片），每月费用仅52.5元，比起目前常用的美国、英国、瑞典等进口吸入治疗的425~501元/月来说不仅服用方便（口服），且十分便宜，按照国际标准的吸入治疗方法的比例计算可以减少费用85%，每人每年可节约治疗费用3 670元，平均每位患者的急性发作治疗费用也可节约2 480元。这一数字特别是对于发展中国家和低收入人群更有意义，使因无法负担昂贵治疗费用而不得不放弃治疗的患者也能得到系统治疗和防治发作的机会。

专家点评

本研究发表于*Lancet*（2008；371：2013-18），我国学者撰写的论文在该杂志的发表率仅为4%，这一国际权威杂志的执行主编、国际著名医学专家Paul Albert和Peter Calverley亲自撰写述评，对钟南山院士课题组的科研成果给予了极高评价，称："2003—2033年，预计中国将有6 500万人死于慢性阻塞性肺疾病。钟南山和同事的研究表明，羧甲司坦能够以低廉的成本，减少慢性阻塞性肺疾病的发作，同时改善患者的生活质量。这对发展中国家治疗这一疾病具有重要的指导意义"。

（刘锦铭教授点评）

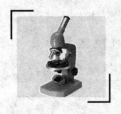

2. 吉非替尼或卡铂–紫杉醇用于治疗 非小细胞肺腺癌(易瑞沙泛亚洲研究)

IRESSA Pan–ASia Study，IPASS 研究

背 景

先前进行的未设置对照组的研究提示，吉非替尼对于经选择的非小细胞肺癌(non-small cell lung cancer，NSCLC)的治疗可能是有效的。

方 法

该研究为Ⅲ期临床研究，采用随机、开放标记，共纳入东亚地区的 1 217例Ⅲ B/Ⅳ 期NSCLC患者，入组条件为均未接受过化疗，无吸烟史或曾轻度吸烟，WHO体能状态 (PS) 评分为0~2，组织学检查结果为肺腺癌患者。随机化后，609例患者接受吉非替尼250 mg/d治疗，608例接受卡铂+紫杉醇 （CP方案） 治疗。采用意向治疗分析 (ITT) 的方法，研究的主要终点是无进展生存 (PFS)，次要终点：总生存(OS)、客观有效率 (ORR)、生活质量改善、症状改善和患者对药物的耐受性。

结 果

12个月无进展存活率，吉非替尼组为24.9%，而卡铂+紫杉醇组为6.7%。该项研究的主要目标是表明吉非替尼的非劣效性，同时还表明在意向治疗分析人群中在无进展存活方面吉非替尼组优于卡铂+紫杉醇组，其肿瘤进展或死亡的危险率为0.74%；95%可信区间(CI) 为0.65~0.85，P<0.001。在纳入261例患者的表皮生长因子受体(EGFR)基因突变阳性的亚组中，接受吉非替尼治疗的患者的无进展存活显著长于那些接受卡铂+紫杉醇（CP方案）治疗的患者，吉非替尼组肿瘤进展或死亡的危险率为0.48%；95%可信区间（CI）为0.36~0.64，P<0.001。然而在EGFR基因突变阴性的176例患者的亚组中，那些接受卡铂+紫杉醇（CP方案）治疗的患者的无进展存活显著较长，吉非替尼组肿瘤进展或死亡的危险率为2.85%；95%可信区间（CI）为2.05~3.98，P<0.001。最常见的不良反应是吉非替尼组的皮疹和痤疮（见于66.2%患者）以及腹泻（46.6%），而卡铂+紫杉醇（CP方案）组则为神经毒性效应（69.9%）、中性粒细胞减少症（67.1%）和脱发（58.4%）。

结　论

1. 作为东亚人群无吸烟史或曾轻度吸烟的肺腺癌患者的初始治疗，吉非替尼优于卡铂+紫杉醇（CP方案）。

2. 肿瘤组织EGFR基因突变是使用吉非替尼治疗取得较好疗效的强预测因子。

讨　论

肺癌是当今世界各国常见的恶性肿瘤，并已成为绝大多数国家癌症死亡的主要原因。其中以NSCLC最常见，大部分NSCLC患者在就诊时已经出现远处转移病灶，而细胞毒性药物是治疗的主流，铂制剂联合化疗，如卡铂-紫杉醇联合化疗是晚期NSCLC的一线治疗方法。然而近年来，新型靶向治疗药物在临床实践中取得了显著疗效，作为分子靶向治疗的药物吉非替尼，更是近年来NSCLC靶向治疗的代表性药物之一。

吉非替尼（Gefitinib, ZD-1839；商品名Iressa，易瑞沙）是阿斯利康公司开发的一种可以口服的苯胺喹唑啉类小分子化合物，是世界上首个表皮生长因子受体酪氨酸激酶抑制剂（EGFR-TKI），通过竞争性与EGFR-TK催化区域的Mg^{2+}-ATP位点结合，抑制酪氨酸激酶活性，阻断EGFR的信号传导通路，从而抑制肿瘤细胞增殖、血管增生、促进正常的细胞凋亡、抑制肿瘤细胞的浸润及迁移。

本试验的结果表明，单药吉非替尼用于东亚不吸烟或曾少量吸烟的NSCLC患者优于卡铂-紫杉醇联合化疗。本试验经22个月随访发现，吉非替尼组肺癌患者PFS显著优于CP方案组[风险比（HR）为0.74，$P<0.0001$]。值得注意的是，在治疗的前6个月，CP方案组PFS优于吉非替尼组，但随后16个月则吉非替尼组PFS显著优于CP方案组。这可能与肺癌EGFR突变相关，在治疗的前6个月，常规化疗对无EGFR突变肺癌患者疗效较好，但化疗疗效不能长期维持。而吉非替尼的疗效则长期稳定，因此，随时间推移，吉非替尼的优势就显现出来了。EGFR突变分析结果也支持了这一点，在突变人群中，吉非替尼治疗者PFS期长于CP方案治疗者（HR=0.48，$P<0.0001$），在无突变人群中则相反。

因此，应在确定NSCLC的初始治疗之前，尽可能检测EGFR的突变状态。种族、是否吸烟和组织学结果有助于鉴定出具有EGFR突变的高可能性人群；在这项研究中，经临床选择的肺癌患者中约有59.7%有EGFR突变，而如果不选择患者，临床试验ISEL和INTEREST的研究发现，则肺癌患者中分别约有12.1%和14.8%有EGFR突变。在东亚，肺癌患者中不吸烟的腺癌者比例很高，其中50%~60%存在EGFR突变，对这部分患者吉非替尼一线治疗能获得更好的转归，尽管目前吉非替尼仅用于晚非小细胞肺癌的二线治疗，但对于这些经选择的患者，IPASS研究使吉非替尼有可能成为一线治疗的新选择。

国际评价

美国临床肿瘤学会（ASCO）将IPASS试验评价为"完全改写了晚期非小细胞肺癌的治疗策略"，并将IPASS试验列入2009年ASCO年度事件，其2009年更新的非小细胞肺癌治疗指南中将吉非替尼列为伴有EGFR突变的患者的一线治疗选择。欧盟药品管理局（EMEA）正式批准吉非替尼用于成人的EGFR基因具有敏感突变的局部晚期或转移性非小细胞肺癌的一线、二线和三线治疗。

专家点评

"吉非替尼在欧洲的成功上市，反映了来自亚洲人的研究得到了全球药政管理部门的认可。吉非替尼将满足更多患者的个体化治疗需求，为EGFR突变的患者提供更加优化的治疗选择"。"吉非替尼在欧洲被批准可以在NSCLC优势人群作为首选的一线治疗，标志了分子靶向治疗在某些常见肿瘤治疗中的地位提高了重要的一步，反映了诊疗个体化的重要性，这无疑将引领临床进入一个新的时代。"

[孙燕院士点评，来自《全球肿瘤快讯》(2009.9)]

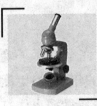

3. 西妥昔单抗联合化疗在晚期 NSCLC 患者中的应用（FLEX 研究）：一项开放标记、Ⅲ期随机试验

背 景

西妥昔单抗是一种特异性结合EGFR的单克隆抗体，它可阻断该受体介导的信号传导通路，同时还会引起EGFR内吞与降解，并诱导抗体依赖细胞介导的细胞毒作用（ADCC），杀伤表达EGFR的肿瘤细胞。该药在结肠癌和头颈部鳞癌的治疗中，已分别被证实与化疗或放疗联合可进一步延长患者生存期，并具有潜在增加晚期非小细胞肺癌（NSCLC）患者存活率的益处。本研究在EGFR阳性的NSCLC患者中比较了化疗联合西妥昔单抗与单独化疗的疗效。

方 法

在这项多国、多中心、开放标记Ⅲ期试验中，未经化疗、表达EGFR、组织学或细胞学证实的ⅢB期或Ⅳ期NSCLC患者（≥18岁），按1:1随机入组化疗联合西妥昔单抗组或单独化疗组。化疗方案为：第1天顺铂80 mg/m²静脉滴注，第1天及第8天长春瑞滨25 mg/m²静脉滴注，每3周为一疗程，共6个疗程。西妥昔单抗第1天的起始剂量为400 mg/m²，需静脉滴注2 h以上；从第8天起每周250 mg/m²，每次静脉滴注1小时以上。西妥昔单抗在化疗疗程结束后继续应用直至疾病进展或出现不能耐受的毒性反应。本试验在ClinicalTrials.gov上的注册编号为NCT00148798。

结　果

2004年10月至2006年1月间，1 125例患者被随机分至化疗联合西妥昔单抗组（n = 557）或单独化疗组（n = 568）。予以化疗联合西妥昔单抗治疗的患者较单独化疗组的患者具有更长的存活时间［中位时间11.3个月 vs 10.1个月；死亡的风险比（HR）为0.871（95%CI 0.762~0.996），P = 0.044］。西妥昔单抗相关的主要不良反应为痤疮样皮疹［57/548例（10%），3级］。

结　论

在铂类化疗方案的基础上联合应用西妥昔单抗为晚期NSCLC患者提供了一种新的治疗选择。

讨　论

FLEX研究是第一项证实抗EGFR靶向治疗联合一线化疗可延长含各病理类型NSCLC患者总生存的临床研究，该研究于2008年在美国临床肿瘤学会（ASCO）年会上公布，并发表于 Lancet（2009；373: 1525–31）。

该研究显示，CV方案（顺铂80 mg/m²，d1，长春瑞滨25 mg/m²，d1，每3周为1疗程，最多6个疗程）中加入西妥昔单抗（首剂量400 mg/m²，继以每周250 mg/m²），与单纯CV方案化疗相比，可显著延长患者总生存期（OS）。FLEX研究共纳入1 125例初治ⅢB/Ⅳ期NSCLC患者，所有患者均无脑转移、未接受过抗EGFR药物治疗、经免疫组化证实肿瘤组织均表达EGFR。所有患者随机分组，分别接受CV方案化疗，或CV方案+西妥昔单抗治疗，序贯西妥昔单抗维持治疗。两组患者的人口学特征（年龄、性别、种族）和疾病特征［病理类型、体能状态（PS）评分、吸烟状态、分期］均匹配良好。结果显示，联合西妥昔单抗组的OS为11.3个月，1年生存率为47%，与化疗对照组的10.1个月和42%相比，具有显著性差异（P=0.044），风险比（HR）为0.87，提示联合治疗降低了13%的死亡风险。在目前靶向药物一线治疗晚期肺癌的临床研究中，FLEX研究是唯一一项在含有各病理类型的患者中产生显著OS益处的研究。

FLEX研究中，联合西妥昔单抗组的发热性中性粒细胞减少、痤疮样皮疹、腹泻和输液相关不良反应的发生有所增加，但发热并未增加菌血症的发生，也未影响给药，患者总体耐受良好。

FLEX研究最初结果公布后，肿瘤学界曾对该结果出现了不同的解读声音。提出质疑的一方认为，治疗组与对照组相比，仅延长1.2个月的中位生存期，其费用-效益比和治疗价值有待进一步的观察；另一方专家则认为，后续二线治疗的差异可一定程度上解释这一问题，联合西妥昔单抗组中，接受二线EGFR-TKI治疗者的比例为17%，低于单纯化疗组的27%，这种不均衡可能掩盖了西妥昔单抗的生存优势。

美国放射治疗和肿瘤学会（ASTRO）年会上公布皮疹亚组最新分析结果后，西妥昔单抗的治疗价值进一步得到证实，56%的接受治疗的患者出现早发皮疹，并可从联合治疗中获得较大的生存益处，中位生存期长达15个月，在绝大多数患者为Ⅳ期的临床研究中，获得如此长的中位生存期少有先例。由此也引出了另一个有趣的问题：西妥昔单抗治疗后未出现皮疹的患者是否仍有生存获益？FLEX研究主持者之一Gatzemeier认为，需要对单纯化疗和联合治疗这两组中无皮疹患者的生存数据进行比较才能得出结论，在此之前，不建议根据有无早发皮疹决定是否停用西妥昔单抗。

FLEX研究是证实EGFR靶向药物联合一线化疗可显著延长含各病理类型NSCLC患者中位生存期的第一项临床研究。西妥昔单抗联合顺铂+长春瑞滨方案在所入组患者治疗难度较高、后续治疗不利于显示疗效差距的情况下，仍产生了显著而广泛的生存优势；ASTRO会议上公布的皮疹亚组分析结果进一步证实了西妥昔单抗的治疗价值：在超过一半的联合治疗患者中，实现了15个月的中位生存期。通过优化西妥昔单抗与化疗的联合方案、深入分析分子标志物对西妥昔单抗疗效的预测意义等，将可能有助于使患者从西妥昔单抗治疗中获得更大的生存益处。

国际评价

FLEX研究是证实EGFR靶向药物联合一线化疗可显著延长含各病理类型NSCLC患者中位生存期的第一项临床研究。西妥昔单抗联合顺铂+长春瑞滨方案在所纳入患者治疗难度较高、后续治疗不利于显示疗效差异的情况下，仍产生了显著而广泛的生存优势；美国放射治疗和肿瘤学会（ASTRO）会议上公布的皮疹亚组分析结果进一步证实了西妥昔单抗的治疗价值：在超过一半的联合治疗患者中，实现了15个月的中位生存期。通过优化西妥昔单抗与化疗的联合方案、深入分析分子标志物对西妥昔单抗疗效的预测意义等，将可能有助于使患者从西妥昔单抗治疗中获得更大的生存益处。

专家点评

大多数肺癌患者发现时已属于中晚期而失去了手术治疗的机会。化疗和放疗是晚期肺癌的主要治疗手段，但临床效果不尽如人意。分子靶向治疗是近年来肿瘤研究领域的新希望。FLEX研究首次证实了西妥昔单抗联合化疗方案，优于单独化疗的疗效，而之前的多项研究EGFR酪氨酸激酶抑制剂联合化疗并未显示出有益的结果。因此，西妥昔单抗联合顺铂+长春瑞滨方案被认为是晚期NSCLC且EGFR表达阳性患者的新的标准一线治疗方案，为广大的患者带来了新的希望。同时，西妥昔单抗为早期NSCLC的临床研究提供了机会，对未来肺癌治疗领域的研究将起到重要的推动作用。

（张挪富教授点评）

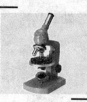

4. 全球最大抗菌药临床试验（Greatest International Antiinfective Trial，GIANT 研究）及中国区亚组分析

背 景

感染所致的慢性支气管炎急性发作（acute exacerbation of chronic bronchitis，AECB）对人的健康状况有着持续的影响。尽管一些临床研究证明了抗菌药在AECB治疗中的效力，然而耐药性增加使人们对当前市售的抗菌药治疗产生一些担心。GIANT这一全球性的非干预性的研究收集了慢性支气管炎急性发作和慢性阻塞性肺疾病（COPD）的病例信息和使用莫西沙星的治疗效果。其中中国亚组分析旨在评价莫西沙星对于中国慢性支气管炎和慢性阻塞性肺病患者急性发作的影响，以及在中国日常临床实践中使用莫西沙星片剂治疗慢性支气管炎和COPD急性发作的有效性和安全性。

方 法

GIANT研究是一项前瞻性、非干预性、非对照多中心观察性研究，其中中国区亚组研究于2004年4月启动，于2007年2月结束，共有11 377例患者入组，是全球GIANT研究的重要部分。具体方法为：诊断为轻度至重度AECB的患者遵医嘱服用莫西沙星片剂400mg。在服用莫西沙星的全部时间范围内，对每位患者进行观察性研究。内科医生记录下每位患者的初诊信息（基线）以及至少一次随访信息。研究者收集病例人口学信息、感染的诊断信息、预处理信息、伴发疾病和所使用的药物信息、莫西沙星治疗的信息，研究期间患者症状的变化过程，以及对莫西沙星治疗的最终评价。总而言之，GIANT研究通过记录AECB病史、伴发疾病、莫西沙星治疗过程、伴发疾病的治疗过程，莫西沙星治疗过程中的临床症状的变化和不良反应事件，以及治疗结束后患者就莫西沙星治疗对于日常生活的影响的非干预性非对照的观察性研究方法探讨莫西沙星用于治疗慢性支气管炎和COPD急性发作的有效性和安全性。

结　果

　　GIANT研究是首个对AECB进展的全过程及对抗菌药物治疗AECB的长期效益进行评估的全球性试验。GIANT研究中，共有47 000多例慢性支气管炎患者的数据可供分析，其中约28 000例患者来自亚太地区，11 377例患者来自中国。由于吸烟及环境污染暴露等危险因素有增加趋势以及人类寿命的延长，COPD在亚太地区的发病率极有可能升高，而该病患者通常是慢性支气管炎的潜在患者。因此，慢性支气管炎患者出现急性发作的可能性也会升高。GIANT研究显示，只有不足10%的亚太地区患者接受过肺量计测定（欧洲的这方面数据为34.6%，拉丁美洲为22.4%）。这表明，颇具价值的诊断工具——肺量计测定——目前在全球的COPD诊断中并未得到充分利用。而早期诊断和适当治疗，可减轻COPD及AECB的不良后果。此前的MOSAIC研究显示，在AECB治疗中，与标准抗菌药物治疗方案比较，用莫西沙星治疗的患者更容易恢复到发作前的状态，使需要进一步接受抗菌药物治疗的比例降低了50%。GIANT研究的数据再次证实了上述结果。研究显示，应用莫西沙星可使亚太地区AECB患者因疾病症状导致日常生活受到影响的天数减少19%，因疾病症状导致睡眠障碍的时间减少约18%。95.9%的医生将莫西沙星的疗效评价为非常好或良好，84.8%的医生认为它优于既往的治疗药物，80%以上用莫西沙星治疗的AECB患者感觉比既往用其他抗菌药物治疗病情好转更快。

中国区亚组分析结果表明，在最初的治疗阶段结束之时,在所有患者中有98.6%和92.6%炎症改善和痊愈，治疗1周之后有76.3%的患者痊愈。改善或痊愈的中位时间分别是3.0天和6.0天。95.8%的患者在最初治疗阶段对于莫西沙星的评价是"非常好"或"好"，与上一次急性发作相比，影响日常生活的天数从3.0天减少到2.0天（中位数），影响夜晚睡眠质量的天数从2.0天减少到1.0天（中位数）。一般而言，对莫西沙星的耐受性很好，内科医生评价95.2%的患者耐受性"好"或"良好"。不良事件和不良药物反应的发生率分别是0.82%和0.67%。最常见的不良事件是胃肠功能失调，如恶心（0.31%）和呕吐（0.19%），为药物最相关，观察期间一例个别严重不良事件（呼吸困难），评价为药物相关。

结 论

亚太地区AECB患者的早期诊断率较低；新型抗菌药物莫西沙星治疗AECB的效果和安全性均优于以往的抗菌药物治疗方案，且耐受性良好。药物作用的快速启动可迅速改善患者的临床参数。

讨 论

AECB是慢性支气管炎和COPD情加重和因病致死的主要原因，大约一半以上的AECB呈现多种病原体复合感染。经验性应用抗菌药对于AECB的临床受益很重要；然而，AECB的严重急性发作难以选择合适的抗菌药。在过去十年中，喹诺酮类抗菌药在理论上是非常适合用于AECB治疗，这些药物的体外抗菌谱包括AECB涉及的所有主要的病原体。新型喹诺酮类药物的药代动力学和药效学性质均优于其他许多用于治疗AECB的抗菌药物。GIANT研究是为了观察新型喹诺酮类药物——莫西沙星——在"现实生活"背景中表现如何而进行的，它提供了所有类型AECB患者及其在全球治疗情况的信息。来自亚太地区的首批中期结果显示，AECB患者的生活质量受到显著影响。亚太区慢性支气管炎患者每年平均发作次数为2.4次，每次发作期间生活质量受到严重影响的平均天数为4天以上。急性发作一旦开始，支气管中的腺体就会产生多于平常量的黏液，而当身体试图将这些黏液从肺里清除出去时，就会引起剧烈咳嗽。除发展为持续咳嗽之外，许多患者还将感到急剧的憋气，从而导致其生活质量显著下降和不能安睡。在造成急性症状的同时，急性发作还会明显加快该病病程的进展。因此尽早诊断及有效治疗对成功管理该病而言非常必要。

此外，AECB患者的异质性高，所以应分层选择合适的经验性抗菌药治疗。细菌耐药性也因国家、地区和社区的不同而不同，这一点很重要。目前，呼吸系统病原体对于新型氟喹诺酮类药物的耐药性低，但是用药频率和耐药性之间也有很强的关联性。喹诺酮类的使用频率增加，病原菌对其敏感性下降，这一现象已经在11种细菌类病原微生物上证实。对于新型喹诺酮类抗菌药莫西沙星的研究证明，靶基因上往往发生一个以上位点的突变才会产生耐药。理论上，新型喹诺酮类抗菌药的合适的药代动力学和药效学性质应该能延迟对莫西沙星耐药性的出现。

GIANT研究在门诊患者中进行，允许研究者收集患者的病例报告及详细的患者处方，包括AECB病史、危险因素及伴发病和用药情况。2007年11月15日，GIANT研究的亚太区研究结果在新加坡公布。该研究提示，亚太地区慢性支气管炎急需早期干预；莫西沙星对AECB的疗效出色，可以显著提高患者的生活质量。亚太慢阻肺（COPD）协作组提供的数据显示，中国内地目前有中、重度COPD（其中85%表现为慢性支气管炎）患者3 816万，中国香港特别行政区和台湾省超过77万，平均每两分钟就有5人死于该病。亚太地区AECB患者的平均年龄不足60岁，略低于欧洲或拉丁美洲；有效的诊断工具——肺量计测定——在亚太地区未得到常规应用，只有不足10%的亚太地区患者接受过肺量计测定（欧洲为34.6%，拉丁美洲为22.4%）；抗菌药莫西沙星可使亚太地区患者因疾病症状导致日常生活受到影响的天数减少19%，因疾病症状导致睡眠障碍的夜数减少18%，84.8%的各国医生认为它优于既往的治疗药物。

单一抗菌药策略治疗AECB的所有发作可能导致许多患者治疗不足或过度治疗。最近提倡对AECB的抗菌药治疗进行分层分析。已经鉴定出导致AECB发作预后差和抗菌药治疗效果差的危险因素。这些危险因素包括，呼吸困难、咳嗽、咳痰等多种症状加重，高龄（大于65岁），原有严重的阻塞性肺部疾病，及其AECB在上一年急性加重超过4次，以及患者同时患有心脏疾病。在中国区亚组研究中，通过莫西沙星病情改善和痊愈的患者比例分别达到98.6%和92.6%，以及比欧洲组数据（2.6%）低得多的不良事件发生率（0.82%）数据表明，莫西沙星是适合中国患者的安全有效的药物，尤其是基础呼吸系统疾病严重、伴发心脑血管疾病、高龄、吸烟史较长等患者，莫西沙星的药物作用的快速启动更能使其获益。GIANT研究则使莫西沙星的有效性和安全性获得了验证。

专家点评

AECB和COPD急性发作是CB和COPD病程中的重大事件。因为每一次急性发作不仅给患者带来很大的痛苦，而且会加速疾病的进展，包括增加FEV_1下降的速度、降低患者的生命质量，增加大量的医疗费用（其中主要用于控制肺部感染），可以说每次急性发作都是对CB和COPD患者的一次重大打击。每次急性发作都需要经过很长时间患者才能恢复到原来的状态，甚至根本无法回到原来的水平，所以急性发作是CB和COPD病情发展的加速器。因此从这个意义上我们必须大力研究避免或减少急性发作的发生和有效地治疗急性发作。

　　大量的研究证明引起急性发作的原因是多方面的、综合性的，但其中细菌性感染则是主要原因。因此如何有的放矢地应用抗菌药物治疗急性发作是十分重要的。GIANT研究在这方面做出了有益的探索，并得到了预期结果。其研究结果显示亚太地区AECB早期诊断率较低，莫西沙星治疗AECB的疗效和安全性均优于以往抗菌药物的治疗方案，且耐受性良好。

　　莫西沙星是一种新型的氟喹诺酮类抗菌药物，抗菌谱广。每天只要用药一次，既可静脉点滴又可口服，使用方便。可以采用序贯方法用药。这样既方便病人又可节省医疗资源。

　　研究者认为，由于新喹诺酮类抗菌药物具有良好的替代动力学和药效学，因而不易出现耐药问题。其实任何一种抗菌药物用到临床之后，随着时间的推移，用药频率的增加，细菌对其产生耐药只是一个迟早的问题，所以对于我们来说重要的是必须掌握其用药指征，当用则用，不当用时则不用，这样才能充分显示其疗效，减缓细菌对其耐药的发生，最大限度地发挥其应用的药理作用。不能只着眼于眼前的短期经济效益而不顾及长远后果。

（何权瀛教授点评）

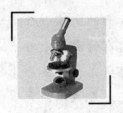

5. 布地奈德/福莫特罗维持和
缓解的哮喘治疗策略

Symbicort Maintenance and Reliever Therapy，SMART 研究

背 景

哮喘的特点是气道的慢性非特异性炎症同时伴有可变的气流受限。哮喘患者经常因感染、接触过敏原、运动等因素而导致哮喘症状加重，这就要求治疗医师需经常改变抗炎策略，不仅要改变"每天"的短期治疗方案，还要经常调整长期治疗策略。哮喘的治疗目标是哮喘的完全控制，已有研究证明吸入性糖皮质激素（ICS）联合长效β_2受体激动剂（LABA）对慢性哮喘有效，并且证明两者联合治疗的疗效优于单用大剂量ICS。将ICS和LABA放在同一装置内简化了治疗程序，提高了哮喘患者的依从性。由于哮喘具有"易变"性，因此哮喘的治疗应当具有在固定剂量基础上的"可调节"性，如布地奈德/福莫特罗（信必可）维持和缓解治疗（symbicort maintenance and reliever therapy，SMART疗法）的哮喘治疗策略，即每天以该药物装置以固定剂量维持治疗的情况下，在出现症状时，可使用同一装置进行缓解治疗，一个吸入装置同时实现维持+缓解治疗。SMART研究即是将SMART治疗策略与传统的ICS/LABA+SABA（短效β_2受体激动剂）治疗策略进行对比的一系列研究。

方　法

SMART研究，包括

第一项：STEAM研究

第二项：STEP研究

第三项：STAY研究

第四项：SMILE研究

第五项：COMPASS研究

第六项：COSMOS研究

第七项：AHEAD研究

这些研究均为国际多中心、随机双盲、前瞻性研究，入选的哮喘病例涵盖了青少年和成人，病情从轻度到重度持续性哮喘，既有采用单一吸入激素治疗，也有采用吸入激素和长效β_2激动剂联合治疗控制不佳的哮喘患者。比较了布地奈德/福莫特罗作为维持和缓解治疗，与单一吸入激素、单一吸入长效β_2激动剂、固定剂量的布地奈德/福莫特罗加按需使用短效β_2激动剂、固定剂量的沙美特罗/氟替卡松加按需使用短效β_2激动剂等治疗方法，对哮喘控制的天数、减少急性发作、哮喘症状和肺功能的改善、药物经济学的评估等方面做出了比较。

结　果

第一项是STEAM研究（布地奈德/福莫特罗维持缓解治疗6个月对比2倍剂量布地奈德+ SABA），为期6个月，纳入了697例轻到中度的哮喘患者，已证明SMART疗法（布地奈德/福莫特罗80μg/4.5μg）与吸入大剂量的糖皮质激素另加一种按需吸入短效β_2受体激动剂（SABA）的常规疗法相比（2倍剂量布地奈德加特布他林），哮喘严重发作次数减少54%，住院和急诊就医的次数下降10%，口服激素的天数显著下降达77%。

第二项是STEP研究（布地奈德/福莫特罗维持缓解治疗12个月对比2倍剂量布地奈德+ SABA），为期12个月，共有1 890例中到重度的持续哮喘患者参与，证明SMART疗法（布地奈德/福莫特罗160μg/4.5μg）与吸入大剂量的糖皮质激素另加一种按需吸入SABA的常规疗法（2倍剂量布地奈德加特布他林）相比，可显著延长至哮喘首次严重发作的时间，显著降低哮喘严重发作的风险达39%，明显减少吸入缓解药物，更快达到哮喘的控制。

第三项是STAY研究（布地奈德/福莫特罗维持缓解治疗12个月对比4倍剂量ICS或信必可+ SABA），为期12个月，共有2 760例患者参与。结果显示，SMART疗法组（布地奈德/福莫特罗80μg/4.5μg与信必可80μg/4.5μg固定剂量加特布他林）与4倍剂量布地奈德维持+SABA缓解组（4倍剂量布地奈德加特布他林）相比，能显著减少哮喘严重发作总的次数、严重发作时需要的药物干预、口服激素时间以及缓解药物的使用，减少夜间症状包括憋醒和轻度发作的天数并改善肺功能。该研究第一次显示高维持剂量的ICS不是减少首次及反复哮喘严重发作的必需治疗手段。以上三项研究涉及轻、中度哮喘患者，结果均证明SMART可显著减少需医学干预的哮喘严重发作，构成布地奈德/福莫特罗维持缓解治疗的理论依据。

那么SMART方案中按需使用布地奈德/福莫特罗的价值何在？SMILE研究（布地奈德/福莫特罗12个月+布地奈德/福莫特罗，福莫特罗或SABA）回答了这一问题。SMILE研究在3 394例患者中比较了使用布地奈德/福莫特罗维持治疗的基础上按需使用SABA、LABA或ICS/LABA（布地奈德/福莫特罗）的疗效。结果显示，在治疗1年后，对于有严重哮喘发作的患者，按需使用LABA作为缓解药物者显著优于按需使用SABA者，而按需使用布地奈德/福莫特罗者更是优于使用LABA者；另外，按需使用布地奈德/福莫特罗者虽然ICS用量平均增加100 μg/d，但口服激素天数显著减少。总之，SMILE研究证实SMART治疗策略与布地奈德/福莫特罗加福莫特罗或布地奈德/福莫特罗加SABA（特布他林）相比，可显著延长至哮喘首次严重发作的时间，显著减少每天缓解用药的使用、哮喘严重发作天数和哮喘严重发作的可能性。

　　SMART是否优于布地奈德/福莫特罗或氟替卡松/沙美特罗（舒利迭）常规治疗？为期6个月、共纳入3 335例患者的COMPASS研究（布地奈德/福莫特罗维持缓解治疗6个月对比布地奈德/福莫特罗或氟替卡松/沙美特罗+SABA）表明，与氟替卡松/沙美特罗相比，SMART可明显延长至哮喘首次严重发作的时间，降低累计哮喘严重发作率，减少口服糖皮质激素用量，降低哮喘急性发作住院率和急诊就诊率。研究结束后3周，SMART组患者的哮喘严重发作率较布地奈德/福莫特罗或氟替卡松/沙美特罗常规治疗组明显降低，SMART可为患者带来更多的哮喘良好控制天数，总体上减少了ICS用量和口服糖皮质激素用量及疗程，而且所有哮喘患者对SMART的耐受性良好。

　　在"现实生活"中与不同剂量氟替卡松/沙美特罗比较，布地奈德/福莫特罗SMART的效果如何？COSMOS研究结果显示，SMART与不同剂量氟替卡松/沙美特罗比较，可降低哮喘严重发作危险25%，减少每天ICS用量，并减少因哮喘发作而使用口服激素的天数。COSMOS研究第一次对16个国家的2 143例中、重度持续哮喘患者进行了两种常用联合制剂即布地奈德/福莫特罗与氟替卡松/沙美特罗的开放性研究。该研究允许医师选择SMART疗法及100μg/50μg、250μg/50μg和（或）500μg/50μg 3种不同剂量的氟替卡松/沙美特罗+按需吸入SABA疗法，在1年的研究中医师可以根据哮喘的严重程度在两个治疗组里自由调节维持剂量。COSMOS研究的结果表明:SMART疗法组与氟替卡松/沙美特罗+按需吸入SABA组相比，哮喘严重发作及就医次数减少。如果将1周内使用吸入急救药物小于4次定为哮喘良好控制，则在COSMOS研究结束时，SMART疗法组中得到良好控制的患者比例比氟替卡松/沙美特罗+按需吸入SABA组高（分别为76%和66%）。用氟替卡松/沙美特罗治疗的患者至少有55%需要3种不同的吸入器来治疗哮喘（如吸入不同剂量的氟替卡松/沙美特罗联合按需吸入沙丁胺醇气雾剂），造成患者使用不方便和治疗依从性下降。COSMOS研究还显示SMART疗法比联合固定剂量疗法获得更多益处:SMART疗法通过使口服糖皮质激素天数减少了34%，住院天数减少了37%，从而减轻了哮喘急性发作的负担;显著减少1年中急救药物使用的次数;肺功能（FEV_1）得到显著提高。在研究结束时，SMART疗法能使更多患者（31%）只需使用比初始维持剂量还小的剂量就能控制哮喘（而氟替卡松/沙美特罗治疗者只有14%）。与氟替卡松/沙美特罗相比，SMART疗法能使哮喘严重发作风险（主要终点）降低25%，所有严重哮喘发作减少22%。

与固定剂量的吸入性糖皮质激素/长效β_2受体激动剂（ICS/LABA）相比，布地奈德/福莫特罗维持和缓解治疗可改善哮喘控制，但与固定高剂量氟替卡松/沙美特罗加短效β_2受体激动剂相比又如何呢？A-HEAD研究（布地奈德/福莫特罗维持缓解治疗6个月对比沙美特罗/氟替卡松+SABA）给出了答案。该研究是一项为期6个月的临床研究，选择的是未控制的中、重度哮喘，且在过去的1年中有急性发作的患者，共纳入2 309例患者，随机接受布地奈德/福莫特罗160μg/4.5μg，2吸/次，2次/d，并按需加吸，或氟替卡松/沙美特罗500μg/50μg，2次/d，按需加用特布他林，治疗期为6个月。主要终点是首次严重发作时间未显著延长。研究显示，布地奈德/福莫特罗维持和缓解治疗减少总发作次数，减少需住院/急诊治疗的发作次数。肺功能或哮喘症状控制两组间无差异。平均吸入激素量，布地奈德/福莫特罗维持和缓解治疗组显著低于氟替卡松/沙美特罗治疗组。研究表明，在治疗未控制的哮喘中，布地奈德/福莫特罗维持和缓解治疗与固定高剂量氟替卡松/沙美特罗加SABA相比，日症状控制效果相似，严重哮喘发作和住院/急诊治疗次数减少，ICS使用量显著减少。

讨 论

INSPIRE（国际哮喘患者认知调查）研究表明，大部分慢性哮喘患者在急性加重时都有一个缓慢发展的过程，从出现初始预警症状到症状逐渐加重，再到急性发作平均持续5.7天，即存在一个为期6天的"治疗机会窗"。但大多数患者在此期间只增加了SABA缓解药物，而没有及时增加ICS抗炎药物，因此不能阻止或避免哮喘急性加重。使用信必可则可以解决这个问题，在出现预警症状后及时增加信必可用量，则可在缓解症状的同时增加ICS的用量，从而避免哮喘急性加重的发生。这就是SMART哮喘治疗策略，即布地奈德/福莫特罗维持和缓解疗法（symbicort maintenance and reliever therapy，SMART），具体讲就是哮喘患者在联合使用固定剂量吸入性皮质激素/长效β_2受体激动剂（ICS/LABA）维持治疗基础上，于哮喘加重时或出现先兆时立即使用同一装置进行缓解治疗。这一疗法利用了控制炎症、长效缓解和速效缓解三效合一装置，使哮喘患者只使用一个装置就可解决维持加缓解治疗的复杂问题，从而显著提高患者的治疗依从性和客观疗效。

使用布地奈德/福莫特罗干粉吸入剂单一装置作为控制哮喘的维持和缓解治疗，是有科学依据的。福莫特罗作为一种缓解药物，通过舒张支气管平滑肌有效地缓解哮喘症状，同时可能对肥大细胞、血浆渗出和中性粒细胞性炎症有抑制作用。且福莫特罗具有量效正相关特点，随着药物剂量增大，支气管舒张作用增强，8吸/天（36μg/d）不良反应不会增加。哮喘症状控制不稳定时，气道的炎症加重，仅用短效β_2激动剂作为缓解治疗不能有效地控制气道炎症。吸入皮质激素对气道炎症的控制作用比以往认识的更快速，而且作为缓解治疗增加剂量可以预防发作过程中气道炎症的加剧，从而防止哮喘的急性发作。

在绝大多数的研究中，与传统的固定剂量的吸入激素/长效β_2激动剂维持治疗加短效β_2激动剂作为缓解治疗的方法相比，布地奈德/福莫特罗维持和缓解治疗减少了严重哮喘发作的风险；同时与更高维持剂量的布地奈德或吸入激素/长效β₂激动剂联合治疗相比，对中、重度的未控制的持续性哮喘患者，能提供相似的或更好的哮喘控制。这种治疗策略使用一个装置，简化了治疗。当症状出现时能立即增加抗炎药物，症状缓解后及时减量。在所有使用布地奈德/福莫特罗维持和缓解治疗的双盲对照试验中，疗效的改善（包括预防发作）是在更少地使用日常吸入激素和缓解药物的基础上实现的。布地奈德/福莫特罗维持和缓解治疗的耐受性良好，不良事件的发生率与传统方法相似。这些研究一致表明，不论患者的病情严重程度如何，信必可SMART都能显著降低患者发生危及生命的哮喘发作的风险，其效果显著优于大剂量的吸入激素单药治疗，或吸入激素/支气管扩张剂联合治疗加短效支气管扩张剂。因此，《全球哮喘防治创议2006》（GINA2006）这样评价SMART疗法：如果所选用的联合吸入剂含有福莫特罗和布地奈德，则可以同时作为维持和缓解治疗。在成人和青少年的哮喘患者中，这种疗法被证实只需使用较低的治疗剂量就可以减少哮喘的急性发作和改善病情控制。

专家点评

　　布地奈德/福莫特罗是ICS和LABA的复合制剂，该药上市后已在临床上广泛应用于哮喘的治疗，并获得了很好的治疗效果。布地奈德/福莫特罗复合制剂中的布地奈德作为ICS，起到抗炎作用，它具有中度亲脂性和亲水性特点，既可增加β₂受体数量，增强β₂受体激动剂的功能，又能穿过细胞膜，与细胞膜脂质双分子层发生酯化作用，然后缓慢释放起到持续的抗炎作用。复合制剂中的福莫特罗吸入后3~5分钟即可产生快速的支气管扩张作用，并可维持8~12小时。二者联合有协同的抗炎和平喘作用，多项临床研究证实ICS加LABA联合治疗可以取得更快、更好的哮喘控制，可获得相当于（或优于）使用加倍剂量ICS的疗效。这种联合疗法模式已列为中重度持续哮喘患者长期治疗的首选方案。近年来许多国家已批准布地奈德/福莫特罗都保作为哮喘维持和缓解疗法使用（简称SMART）。其方法是布地奈德/福莫特罗都保每天维持使用，控制哮喘。当在哮喘发作先兆期，适当增加吸入次数缓解症状，以避免哮喘急性发作或者减轻哮喘急性发作的程度。我国批准的布地奈德/福莫特罗都保作为哮喘维持和缓解疗法每天最大吸入次数为不大于8吸。临床实践表明，SMART方法对于控制哮喘，减少哮喘未来发作的风险是一种很好的治疗策略。

（周新教授点评）

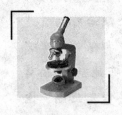

6. 噻托溴铵可长期明显改善 COPD 患者的治疗效果

Understanding Potential Long–term Improvements in Function with Tiotropium （UPLIFT®） trial—— UPLIFT 研究

背 景

现有研究表明噻托溴铵能改善慢性阻塞性肺疾病（COPD）患者的多个终点指标。为此，该试验决定研究噻托溴铵的长期疗效。

试验设计

该试验为随机双盲试验，将COPD患者分为两组，一组为噻托溴铵组，另一组为安慰剂组，可以使用除吸入性抗胆碱能药物外的所有呼吸系统用药，然后比较这两组患者4年的疗效。患者年龄≥40岁，他们的支气管舒张后第一秒用力呼气容积（FEV_1）占预计值的比率及第一秒用力呼气容积占用力肺活量的百分比（FEV_1/FVC）均≤70%，主要终点指标是支气管舒张试验前后平均FEV_1的下降率，它是从试验的第30天起开始观察；次要终点指标包括FVC、圣乔治呼吸量表评分（SGRQ）的变化、COPD病情的恶化以及死亡率。

方法和结果

纳入对象共5 993人，平均年龄65±8岁，支气管舒张试验后FEV_1

平均1.32±0.44L（占预计值的48%）。噻托溴铵组2 987人，安慰剂组3 006人。相比安慰剂组，噻托溴铵组FEV_1的平均改善值在整个试验中较为稳定（支气管舒张试验前为87~103ml，支气管舒张试验后为47~65ml）（$P<0.001$）。30d后两组间支气管舒张试验前后平均FEV_1下降的比率无显著差异；4年期间，任一时刻噻托溴铵组的SGRQ评分均较同期安慰剂组的评分低（说明效果较好）（数值从低2.3~3.3个单位不等，$P<0.001$）。通过第30天和第4年结果的比较，噻托溴铵组患者因COPD恶化而住院和发生呼吸衰竭的风险降低。

结　论

加用噻托溴铵治疗COPD的患者4年期的肺功能、生活质量更好，COPD恶化情况更少；但不会明显降低FEV_1下降的比率。

讨　论

UPLIFT试验是目前最大规模的COPD临床试验之一，共纳入全球37个国家的5 993例患者。UPLIFT试验是一项具有里程碑意义的COPD试验，比较了噻托溴铵 18 μg（1次/d）与安慰剂的效果，此试验允许所有患者继续使用他们平常使用的呼吸系统处方药物，包括整个研究阶段之剂量调整，但吸入性抗胆碱药物除外。欧洲呼吸学会（European Respiratory Society，ERS）年会发表了该UPLIFT试验结果，并就其结果对COPD治疗的影响等重要议题深入进行了探讨。UPLIFT研究证实用于治疗COPD患者的噻托溴铵可在试验期间4年内持续改善肺功能、减少病情恶化发生、提高存活率，并改善生活质量。此项具里程碑意义的研究也再次证实噻托溴铵优越的安全性，并突显COPD早期治疗的重要性。

国际评价

2010年COPD全球专家共识（Global Initiative for Chronic Obstructive Lung Disease，GOLD2010）指出，联合使用不同作用机制、不同作用时间的支气管扩张剂，可以增加疗效，且减少不良反应。新版共识在COPD治疗章节（54页 management of COPD）引用了UPLIFT的研究结果，认为联合使用包括β_2 AR激动剂、抗胆碱能药物、和或茶碱类药物可以更好改善患者的肺功能和健康状况。

专家点评

COPD在我国乃至全球都是一种常见病、多发病，严重危害人们的健康，造成巨大的经济负担和社会负担。但是目前关于COPD的诊断远远不足，在我国诊断率不足35%，COPD患者进行过肺功能检查的仅为6.5%。长期规律治疗则相差甚远。。我国有句老话："外科不治癣，内科不治喘。"这喘主要指的就是COPD。这种消极的看法长期影响着社会、患者和医生。UPLIFT研究是目前为止，研究人数最多、时间最长，设计严谨、合理，科学性强的一项大型临床研究，为噻托溴铵在COPD治疗中的作用提供了有力的证据。该项研究肺功能下降的速率无改变，不能排除60%的患者是在支气管扩张剂、吸入激素的基础上进行试验药的治疗，再想得到明显的改善不易。但2级的患者和未用其他治疗的患者FEV$_1$的下降速率是减慢的。其结果显示患者的临床症状、生活质量均得到改善，同时减少了急性加重的次数、住院次数，势必大大减少了医疗花费。也证明了COPD确实是一种可防可治的疾病，要像糖尿病、高血压、冠心病一样坚持长期治疗。

（姚婉贞教授点评）

支气管扩张剂是当前治疗 COPD 的基本药物。2008 年发表的长达 4 年的 UPLIFT 研究结果显示，噻托溴铵对减少 COPD 患者急性加重次数、降低急性加重的程度，以及改善患者的健康相关生活质量具有显著影响，且这种作用在 4 年研究期间始终存在。研究期内噻托溴铵组患者肺功能显著优于安慰剂组，死亡风险显著下降 16%，获得了较为满意的临床疗效。结合近年来体外及动物实验研究结果，可以认为抗胆碱能药物除具有支气管扩张作用外，还可能从抑制 COPD 气道炎症、减轻气道重塑等多方面达到延缓肺功能下降的最终目的，特别是在合并胃食道反流的患者可能具有更好的临床效果。将长效抗胆碱能药物规律用于 COPD 治疗已经成为全球专家的共识。

（贺蓓教授点评）

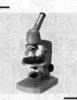

7. 重组人血管内皮抑制素联合 NP 方案治疗晚期 NSCLC：一项随机、双盲、对照多中心Ⅲ期临床研究

背 景

Endostar™（恩度）是我国自主研发成功的新型重组人血管内皮抑制素（rh-endostatin），临床前研究结果显示该药能抑制血管内皮细胞增殖、血管生成和肿瘤生长。Ⅰ、Ⅱ期临床结果证明该药单药临床应用安全有效。本研究的目的是评价恩度联合长春瑞滨和顺铂(NP) 治疗晚期非小细胞肺癌（NSCLC）的疗效和安全性。

方 法

该研究为随机、双盲、对照、多中心临床研究。2003年4月至2004年6月期间，共有493例经病理和细胞学确诊的Ⅲ/Ⅳ期NSCLC患者入组，这些患者一般状况评分为0~2，随机进入NP联合恩度或NP联合安慰剂组，终点指标是有效率（RR）、临床受益率（CBR）、肿瘤进展时间（TTP）、生活质量（QOL）以及安全性。

结 果

在486例可评价疗效的患者中，试验组和对照组的总RR分别为35.4%和19.5%（$P = 0.000\ 3$），总CBR分别为73.3%和64.0%（$P = 0.035$），总的中位TTP分别为6.3个月和3.6个月（$P = 0.000\ 0$）。对初治患者，试验组和对照组的RR分别为40.0%和23.9%（$P = 0.003$），CBR分别为76.5%和65.0%（$P = 0.023$），中位TTP分别为6.6个月和3.7个月（$P = 0.000\ 0$）；对复治患者，试验组和对照组的RR分别为23.9%和8.5%（$P = 0.034$），CBR分别为65.2%和61.7%（$P = 0.68$），中位TTP分别为5.7个月和3.2个月（$P = 0.000\ 2$）。试验组的临床症状缓解率较对照组略高，但无统计学差异（$P > 0.05$）。试验组与对照组治疗后QOL评分比较有明显提高（$P = 0.015\ 5$）。试验组与对照组在血液学及非血液学毒性方面，中、重度不良反应的发生率均无统计学差异。

结 论

重组人血管内皮抑制素与NP方案联合，能明显提高晚期NSCLC的RR及中位TTP，且安全性较好，具有较好的临床应用前景。

讨 论

1971年Folkmn J 提出肿瘤生长依赖血管形成的观点，开创了一个新的研究领域。通过抑制新生血管达到控制肿瘤的目的，30多年来各国学者做了大量有益的工作。血管内皮抑制素（endostatin）最初是从鼠的成血管细胞瘤株培养液中分离提纯得到的一种内源性糖蛋白，它与细胞外基质胶原ⅩⅧ的羧基末端具有同源性，具有抗血管生成作用。近来的研究表明，重组人血管内皮抑制素通过特异性地作用于新生血管的内皮细胞并抑制内皮细胞迁移、诱导其凋亡，发挥抗血管生成作用；另外，还通过调节肿瘤细胞表面血管内皮生长因子的表达及蛋白水解酶的活性，多靶点发挥抗血管生成作用，间接导致肿瘤休眠或退缩。美国Entremed公司采用酵母作为表达体系生产了重组人血管内皮抑制素（rh-endostatin），并于1999年9月和2002年10月分别进行了Ⅰ期和Ⅱ期临床试验。烟台麦得津生物工程股份有限公司采用大肠杆菌作为表达体系生产出了新型重组人血管内皮抑制素（恩度）。2001

年8月中国医学科学院肿瘤医院进行了恩度Ⅰ期临床试验，结果表明人体对重组人血管内皮抑制素注射液耐受性良好。2002年3月恩度进入Ⅱ期临床试验，初步观察到重组人血管内皮抑制素联合NP方案对肺癌有较好疗效。为验证重组人血管内皮抑制素联合化疗在晚期NSCLC中的作用，2003年4月至2004年6月，由中国医学科学院肿瘤医院孙燕院士牵头组织全国24所大型综合医院及专科医院进行了随机、双盲、安慰剂平行对照、多中心Ⅲ期临床试验。该临床研究表明，恩度+NP能显著提高总RR、CBR、中位TTP和QOL。恩度与NP联合具有协同作用，且不明显增加化疗的不良反应，但对既往有心脏疾患的患者使用重组人血管内皮抑制素要慎重。重组人血管内皮抑制素与化疗联合是一种安全、有效的晚期NSCLC治疗方案，也是化疗与靶向治疗药物联合应用的成功典范，具有令人鼓舞的临床应用前景。现有条件下，如果能测定肿瘤的受体和周围血内皮抑素的水平使靶向性进一步提高，临床疗效无疑将会有相应的改善。该研究发表于《中国肺癌杂志》中 [2005，8 (8)：283-290]，并入选2008年中国百篇最具影响国内学术论文之一。

近期恩度® （重组人血管内皮抑制素注射液）联合化疗治疗NSCLCⅣ期临床试验已经结束，该研究由中国医学科学院肿瘤医院组织全国154家大中型医院进一步评价重组人血管内皮抑制素上市后用于治疗大样本晚期NSCLC的安全性和有效性。共纳入2 725例患者，结果显示，患者中位生存时间为17.57月，1年生存率为63.68%，2年生存率为39.79%，中位TTP为7.37月。临床有效率为23.93%，临床受益率为80.66%。不同基础化疗方案患者的生存预后无显著差异，体力状况差、复治、有远端转移是晚期NSCLC患者预后的危险因素，腺癌患者预后好于鳞癌，女性患者预后好于男性。重组人血管内皮抑制素Ⅳ期临床试验分析结果提示，重组人血管内皮抑制素联合标准化疗方案可以提高晚期NSCLC患者的中位生存时间和总生存率，提高晚期NSCLC患者化疗的临床有效率及临床受益率，对男性和女性患者均有效，对鳞癌和腺癌患者均有效；重组人血管内皮抑制素未明显增加化疗的不良反应。

专家点评

该研究的几个主要特点如下，值得我国同行借鉴：

1. 该研究是临床转化医学的一个典型案例，在前期基础研究发现重组人血管内皮抑制素能有效抑制血管内皮细胞增殖、血管生成和肿瘤生长的基础上，进一步通过临床观察重组人血管内皮抑制素的疗效和安全性，使基础与临床研究紧密结合，产生了更好的社会和经济效益。

2. 研究按照严格的循证医学研究原则，采用随机、双盲、多中心、对照研究方法进行了详细的研究，并对研究指标进行了严格的设定，使研究结果的循证医学水平较高，结果可信。

3. 该研究有全国24所大型综合医院及专科医院共同参与，显示了强大的组织协调能力，这是我国今后的临床研究应该积极提倡的，多中心合作可避免单一研究中心的偏倚，更可加快研究的进度，提高研究的效率，也对研究质量的同质性提出了更高的要求。

4. 该研究最后提出了今后的研究方向，建议如能测定肿瘤的受体和周围血管内皮抑制素的水平，则可使靶向性进一步提高并改善临床疗效，这对今后如何进一步继续深入研究十分有益。

（郑劲平教授点评）

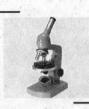

8. 沙美特罗/氟替卡松复方制剂对慢性阻塞性肺疾病的疗效：TORCH 研究

TOwards a Revolution in COPD Health: 迈向 COPD 患者健康的变革研究

背 景

慢性阻塞性肺疾病（COPD）是全球引起疾病、死亡和使用保健资源的主要原因。回顾性分析表明，吸入性糖皮质激素可降低COPD患者死亡率，加用长效β_2受体激动剂可增强这一效果。然而尚未有前瞻性研究证实，与常规治疗相比，联合应用长效β_2受体激动剂和吸入性糖皮质激素可降低COPD患者死亡率。为回答这一问题，研究者进行了迈向COPD健康的变革（TORCH）研究，这是一项为期3年的双盲、安慰剂对照、随机、平行研究，对沙美特罗加氟替卡松（联合治疗）与各自单独用药和安慰剂进行了比较。

方 法

TORCH研究为一项随机、双盲临床研究，对每日2次用一个吸入器给予沙美特罗50 μg加氟替卡松500 μg（联合用药）与使用安慰剂、单用沙美特罗或单用氟替卡松治疗3年进行比较。主要研究终点是联合用药与安慰剂相比较的全因死亡。该研究还评估了患者急性加重的发生频率、健康状况和肺活量测定值。

结　果

在接受有效性分析的6 112例患者中，875例在随机分组后3年内死亡。联合治疗组全因病死率为12.6%，安慰剂组为15.2%，沙美特罗组为13.5%，氟替卡松组为16.0%。联合治疗组与安慰剂组相比，死亡绝对危险降低2.6%，风险比为0.825［95%可信区间（CI）为0.681~1.002，$P=0.052$］，相当于在3年中任何时间死亡的危险降低17.5%（95%CI为−0.2~31.9）（均进行了中期分析校正）。沙美特罗单独治疗组、氟替卡松单独治疗组与安慰剂组相比，病死率没有显著性差异。

在急性加重、健康状况和肺功能方面，联合治疗组急性加重年发生率为0.85（95%CI为0.80~0.90），安慰剂组为1.13（95%CI为1.07~1.20），两组间急性加重比值比为0.75（95%CI为0.69~0.81，$P<0.001$），降低了25%。沙美特罗组和氟替卡松组急性加重年发生率明显低于安慰剂组。各组圣乔治呼吸问卷总分与基线值相比最初有所改善。与安慰剂组相比（基线时平均分为48.4，增加0.2分），联合治疗组变化最大（基线平均分为48.7，3年中平均减少3.0分）。同样，对于肺功能，联合治疗组基线平均FEV_1为1.236L，平均增加0.029L，而安慰剂组基线平均FEV_1为1.257L，降低0.062L。3年期间平均来说，联合治疗组健康状况（圣乔治呼吸问卷评分减少3.1分）和肺量测定（FEV_1增加0.092L）明显优于安慰剂组、沙美特罗组或氟替卡松组。

白内障和骨折的不良反应各组间无显著性差异。接受含氟替卡松药物治疗的患者其肺炎发生率较安慰剂组高（联合治疗组为19.6%，氟替卡松组为18.3%，安慰剂组为12.3%，联合治疗组和氟替卡松组与安慰剂组相比均为$P<0.001$）。

结　论

COPD患者联合治疗组全因死亡率未达到预定的统计学差异。与安慰剂相比，沙美特罗/氟替卡松治疗的患者绝对死亡危险的可能性降低了2.6%，研究中确认的相对死亡危险降低了17.5%。此外，患者可从联合治疗组降低急性加重的发生频率、改善健康状况及肺功能方面获得临床收益。

讨 论

COPD的发病率和病死率在全球范围内仍呈升高趋势。吸烟是COPD最重要的发病危险因素。由于缺乏有效的控烟措施，所以可以预计在未来相当长的时间内，COPD的发病率和病死率仍会持续升高，继续成为一个严重的公共卫生问题。TORCH研究的目的是验证沙美特罗/氟替卡松3年的治疗能否降低所有原因导致的COPD病死率，全球共有42个国家的444个医学临床研究中心参与该研究。该研究结果发表于2007年的《新英格兰医学杂志》上，共有6 112例患者随机双盲分成沙美特罗/氟替卡松、沙美特罗、氟替卡松和安慰剂对照4个组。在这项研究中，与安慰剂组相比，沙美特罗/氟替卡松联合治疗组全因死亡率降低水平没有达到预定的统计学显著水平。在研究的3年中，与安慰剂组相比，沙美特罗/氟替卡松联合治疗显著减少了急性加重次数，显著改善了健康状况和肺功能。

沙美特罗/氟替卡松联合治疗组与安慰剂组相比，死亡率降低水平没有达到统计学显著性可能有两个原因：第一，沙美特罗/氟替卡松对生存率没有影响。在这种情况下，研究结果提示观察到的症状和功能改善得益于延长生存期之外的其他作用机制。机制可能是病死率主要受目前尚未被识别的因素影响，而且这些因素对沙美特罗加氟替卡松联合疗法无反应。第二个可能原因，也是研究者认为更有可能的一个，是沙美特罗/氟替卡松确实对病死率有影响，但该研究没有达到能检测到这一作用的把握度。而且，第二次中期分析时间与最终分析时间很接近，提高了得出显著性差异所需的阈值。因此，尚需要更多研究来确定这些原因是否能解释主要结果还是另有其他原因。

Calverley教授等对TORCH研究的病死率数据分别采用Cox比例风险模型和log-rank检验进行了事后分析，结果显示，与安慰剂组相比，接受沙美特罗/氟替卡松治疗的患者死亡风险相对降低23%~25%。

次要研究终点结果数据与既往研究所观察到的情况相符，即与安慰剂相比，沙美特罗/氟替卡松联合疗法可显著减少急性加重次数（包括需要住院治疗的急性加重），并同时伴有健康状况和肺功能（FEV_1）持续改善。Celli教授等对TORCH研究中肺功能的数据进行了事后分析，以探讨药物治疗对中、重度COPD患者支气管扩张剂使用后肺功能下降速率的疗效。结果显示，沙美特罗/氟替卡松组或沙美特罗组、氟替卡松组与安慰剂组相比，均可显著延缓中、重度COPD患者FEV_1下降速率，从而延缓疾病进展。2009年美国胸科学会（ATS）年会指出这是第一个显示吸入药物（沙美特罗/氟替卡松）能延缓肺功能下降速率的研究。

另外为评估沙美特罗/氟替卡松联用的相对有效性及GOLD分级对其的影响，Christine教授等对TORCH数据库进行了一个事后分析。结果显示与安慰剂组相比，不管基线GOLD分级如何，与其他治疗相比沙美特罗/氟替卡松联用都在更大程度上改善了患者的健康状况。相似地，沙美特罗/氟替卡松联用降低了各级患者死亡风险。各治疗组不良事件发生率相似，且随着疾病程度的加重而增加。在TORCH研究中，沙美特罗/氟替卡松联用减少了中、重度患者急性发作，在GOLD各分级中健康状况和FEV_1都有所改善。在GOLD II级患者中，与安慰剂相比，沙美特罗/氟替卡松复方制剂可能与病死率下降相关。这个结果与该研究所报道的整体研究人群相似。因此，对GOLD II级COPD患者来说，沙美特罗/氟替卡松联用是一个有效的治疗方式。

此外，由于样本量大，故本研究发现了一个重要的安全性问题，即接受含有氟替卡松的研究药物治疗的患者中被诊断为肺炎者较多。这一结果在既往使用吸入性糖皮质激素治疗COPD的研究中未曾报道。Calverley教授等对TORCH研究中有关肺炎的数据进行的事后分析表明，尚无证据显示积极治疗组和安慰剂组之间在至首次致死性肺炎的时间上存在差异。

专家点评

尽管不像心血管疾病领域的研究样本例数达几万例，但在2000年左右，全世界对治疗COPD没有根本突破的大背景下，这一6 000多例的有效样本数及其科学研究设计在COPD领域已经是一个里程碑。

TORCH研究是迄今为止第一项最大规模地观察药物治疗对慢性阻塞性肺疾病（COPD）病死率影响，而且作为一个结果报告的研究。沙美特罗/氟替卡松50μg/500μg（舒利迭）是第一个也是唯一一个被证明可降低COPD患者3年全因病死率、显著延缓肺功能下降速率即延缓疾病进展的药物。

使用沙美特罗/氟替卡松50μg/500μg使生存率提高的幅度在临床上具有重要意义，与使用他汀类药物在冠心病中所达到的幅度和戒烟计划在COPD中所达到的幅度相当，而且更可贵的是其对心血管系统可能是益处而不是风险。

该研究的次要研究终点也具有重要意义，尤其是沙美特罗/氟替卡松联合疗法可显著减少急性加重次数，并同时伴有健康状况和肺功能（FEV_1）的持续改善。对急性加重的减少意味着可减少死亡和减少医疗费用，健康质量的改善可帮助患者更好地享受人生。

TORCH研究的结果显示，舒利迭产生的临床受益处可一致性地见于中度到极重度患者，并且不局限于一定有COPD急性加重规律发作病史的患者。TORCH研究及其后续事后分析的结果证实并扩展了现有的治疗指南。

TORCH研究的结果已经在全世界使COPD患者的治疗模式向更加规范的方向转变。

（白春学教授点评）

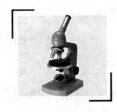

9. 能够达到指南定义的哮喘控制吗?
—— GOAL 研究

The Gaining Optimal Asthma controL Study：达到哮喘最佳控制研究

背 景

　　哮喘管理的目标是达到和维持哮喘的控制而尽量减少治疗哮喘药物的副作用，然而对于大多数患者而言，哮喘并没有达到《全球哮喘防治创议》（GINA）中所定义的控制水平，同时，令人惊讶的是，大多数评价哮喘"控制药物"疗效的临床研究不是强调了是否达到了控制，而是侧重单一终点指标的改善。评价单一的哮喘终点并不能全面反映哮喘对于患者生命质量的影响。

方 法

　　GOAL是一项为期1年的前瞻性、随机分层、双盲、平行分组的临床研究，共纳入3 421例未达到控制的哮喘患者。该研究比较了氟替卡松和沙美特罗/氟替卡松在达到严格的、复合性的、基于指南的哮喘控制指标——完全控制和良好控制方面——的疗效和安全性。

结 果

　　治疗采用个体化、预定义、逐步递增剂量的沙美特罗/氟替卡松或单用氟替卡松直至达到完全控制（或达到最大剂量500μg吸入糖皮质激素，2次/d）。在每一层（既往未使用吸入性糖皮质激素、使用低剂量或中等剂量吸入性糖皮质激素者），沙美特罗/氟替卡松组达到控制的患者数均比氟替卡松组显著增加。对于所有分层：在剂量递增期后，沙美特罗/氟替卡松组和氟替卡松组达到完全控制的患者数分别是520例（31%）和326例（19%）（$P<0.001$），1年时达到完全控制的情况，两组分别是690例（41%）和468例（28%）。在剂量递增期后，沙美特罗/氟替卡松组和氟替卡松组达到哮喘良好控制的患者数分别为1 071例（63%）和846例（50%）（$P<0.001$），1年后，两组分别是1 204例（71%），988例（59%）。与氟替卡松组比较，沙美特罗/氟替卡松组以更快的速度、更低的糖皮质激素剂量达到控制。对于所有分层，在治疗结束时，沙美特罗/氟替卡松组和氟替卡松组分别有68%和76%的患者使用药物的最大剂量。沙美特罗/氟替卡松组在急性发作率（每个患者每年0.07~0.27）和健康状况的改善方面均比单用吸入性糖皮质激素组更为优越。

结　论

　　不同严重程度的未得到控制的哮喘患者大多数（约80%）可以达到并能够维持GINA指南定义的哮喘控制。

讨　论

　　2002年GINA提出了"哮喘控制"作为哮喘治疗的目标，但当时尚无前瞻性研究验证指南所定义的哮喘控制能够达到。GOAL研究是一项为期1年的前瞻性、随机分层、双盲、平行分组、共纳入3 421例未达到哮喘控制的哮喘患者的临床研究，该研究的目标是评价沙美特罗/氟替卡松组和氟替卡松在达到哮喘控制方面的有效性和安全性。该研究基于GINA指南治疗目标的两个复合性指标（完全控制和良好控制）以避免单一评价指标可能高估控制水平的弊端。哮喘完全控制是指在8周中至少有7周没有哮喘的全部表现。良好控制是在指南设定的控制标准基础上进行实用性的调整，也同样必须在8周之内至少7周满足标准。GOAL是第一个采用这样严格而持续的哮喘控制标准的临床试验，也是首个验证了指南所定义的哮喘控制这一治疗目标能够达到的临床研究。该研究采用的是在试验期间采取持续治疗而非指南所推荐的降级治疗。研究表明，与单独吸入氟替卡松相比，沙美特罗/氟替卡松复方制剂在达到哮喘控制的数量、达到控制时糖皮质激素的用量以及达到第一个哮喘控制周的时间等方面都有优势。此外，不管患者是否达到了定义的控制水平，沙美特罗/氟替卡松复方制剂对所有次要终点的改善也均比单用氟替卡松更有效。

专家点评

GOAL研究是迄今为止，关于支气管哮喘的规模最大、设计最合理的临床试验。它采用了6项复合性指标来评价哮喘的控制水平，比较了联合应用吸入激素（ICS）和长效β_2受体激动剂（LABA）与单用ICS治疗严重程度不同的哮喘患者的临床疗效。结果显示，联合应用ICS和LABA组与单用ICS组相比，可以在更短时间内使更多哮喘患者达到控制，在达到相同控制水平的情况下联合治疗组需要的激素剂量比单用激素组少。该研究结果为《全球哮喘防治创议》（GINA）的修订提供了重要的循证医学A级证据。毫无疑问，该研究在支气管哮喘临床研究史中具有里程碑式的意义，推动了哮喘治疗学的进步。

（殷凯生教授点评）

GOAL是第一个验证了GINA提出的"哮喘控制"这一治疗目标能够达到的临床研究报告，是2006年GINA指南修订最重要的参考文献之一，是一项哮喘研究领域里程碑式的临床研究。长期以来一直认为哮喘难以控制，而且没有能够控制哮喘的有效药物。该研究证明了应用沙美特罗/氟替卡松复方制剂，可以使不同严重程度、未得到控制的哮喘患者大多数（约80%）达到并能够维持哮喘的控制。这项研究对指导临床医师进行哮喘健康教育和实现GINA提出的哮喘控制目标，具有重要的临床指导意义，同时增强了医生和患者对哮喘控制的信心。这无疑将引领哮喘治疗进入一个新的时代。

（沈华浩教授点评）

第三篇

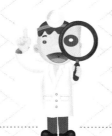

专家风采

■ **按姓氏笔画排序**

王　辰　　白春学　　刘锦铭　　李惠萍
何权瀛　　沈华浩　　张挪富　　陈宝元
林江涛　　罗　群　　周　新　　郑劲平
钟南山　　姚婉贞　　贺　蓓　　殷凯生
黄绍光

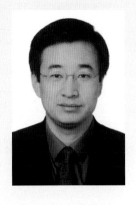

王 辰

- 中华医学会呼吸病学分会主任委员
- 中国医师协会呼吸医师分会首任会长
- 世界卫生组织烟草或健康合作中心主任
- 卫生部北京医院副院长
- 北京呼吸疾病研究所副所长

个人简介

————● Profile

　　王辰，男，1962 年 8 月出生，医学博士，呼吸病学与危重症医学主任医师、教授、博士生导师。我国呼吸病学学科带头人之一，中华医学会呼吸病学分会主任委员，中国医师协会呼吸医师分会首任会长，世界卫生组织（WHO）烟草或健康合作中心主任，卫生部北京医院副院长，北京呼吸疾病研究所副所长，北京市呼吸与肺循环重点实验室主任，首都医科大学呼吸病学系主任，呼吸病学国家重点学科带头人。

　　长期从事呼吸衰竭、慢性阻塞性肺疾病、肺栓塞、肺动脉高压、呼吸系统感染、烟草病学的临床、教学与研究工作，救治了大量疑难危重患者。培养了大批呼吸专业人才。作出多项重要科技创新。积极进行呼吸学科建设，与导师翁心植院士一起，创建北京呼吸疾病研究所。

　　致力于全面推进我国肺栓塞的防治与研究工作，使之呈现全新局面。主持制订了适于国人与国情的系列诊疗与预防规范；创立 50mg 组织型纤溶酶原激活物 (rt-PA) 溶栓新疗法，将欧美指南中推荐的 rt-PA 剂量减少一半，而疗效相同、出血减少、医疗成本显著降低，国际学者称之为"一项里程碑式的研究"，"能够改变肺栓塞临床治疗实践"，获评为 2010 年国际呼吸病学领域十项最佳研究之一。

　　倡导和推进呼吸病学与危重症医学的捆绑、交融式发展模式。设计建设具有"两线三区"布局的新型现代 ICU；在呼吸支持技术领域，创立以"肺部感染控制窗"为切换点的有创–无创序贯机械通气疗法，使呼吸机相关肺炎的发生率由 28% 降至 6%，住院病死率由 16% 降至 2%，获临床普遍应用；以无创机械通气干预急性肺

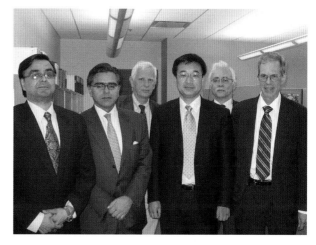

王辰与 Goldhaber（右一）等肺栓塞领域的国际知名专家在一起

损伤与早期急性呼吸窘迫综合征（ARDS）取得良好效果，提出了新的治疗路径。

在近年历次新发呼吸道传染病疫情中为国家承担重要责任。担任国家甲型H1N1 流感临床专家组组长，北京地区 SARS 医疗专家组组长和首席专家，国家 SARS 防治紧急科技行动北京组首席科学家，国家突发公共卫生事件专家咨询委员会副主任委员。主持制订了卫生部临床诊治方案，对全国各地的

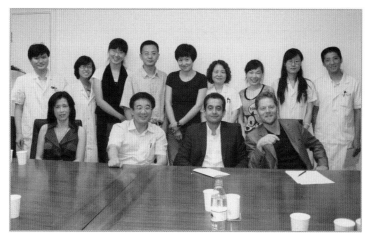

王辰与 Grimminger、H. Ardeschir Ghofrani 及北京医院、北京呼吸疾病研究所的年轻同道在一起

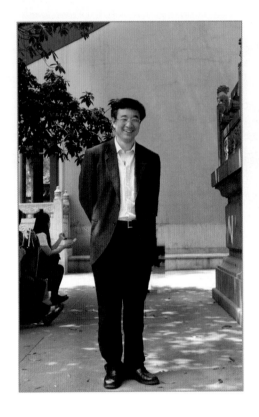

诊治发挥了重要的指导作用；开展大量临床研究，为科学诊治提供了重要依据。

积极推动国家控烟工作。建立我国首家戒烟门诊并系统推进临床戒烟体系建设。

以第一或通讯作者在 *New Engl J Med*、*Am J Respir Crit Care Med*、*Chest*、*Crit Care Med*、*CID*、*EID*、*Eur Respir J*、*Ann Intern Med* 等国际权威期刊发表论著逾 60 篇，累计 IF 逾 280，发表中文论文 200 余篇。主编、主译《肺栓塞》、《呼吸病学教程》、《呼吸治疗教程》、《肺循环病学》、《呼吸内科学》等专著、教材 10 部。

作为第一完成人获得国家科技进步奖二等奖 3 项，中华医学科技奖一等奖 1 项，北京市科学技术奖一等奖 1 项，教育部科技进步奖一等奖 1 项。获世界卫生组织（WHO）控烟杰出贡献奖。

被评为中国十大杰出青年、全国优秀医院院长。获得何梁何利基金科学与技术进步奖。

职业生涯感悟

编者的话： 我们努力想让王辰教授写一些从医感悟，但他始终推称自己"浅薄"而不愿落笔。我们只能以他过去所写作的一些文章与随笔中摘录一些，以探求其心迹。

我今年 49 岁，其中学医 22 年，从医 26 年，若从带研究生算起，传医 8 年。

能够从事医生职业，是我至为荣幸的事。想想这些年来的经历，虽然其中艰辛操劳备至，但总算做出了点事情，这是到近 50 岁时心里觉得欣慰的地方。

我事业上的第一个志向是做一名从科学和人文两个角度都比较合格的医生；第二个志向就是做好医院、研究所的领导、管理工作，与班子的全体成员一道打造出一所真正的好医院和一个好的研究所。这所医院应当能够真正体现出人本主义精神，即从生物学和人文关怀两个方面均能够给予患者良好的照顾，成为"三个代表"重要思想在卫生行业的具体体现。

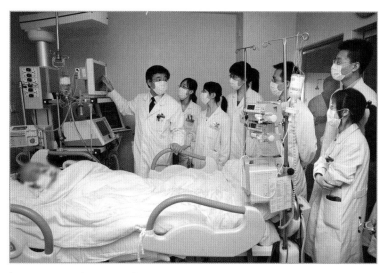

▶ 王辰教授在 ICU 查房

我从事 ICU 工作已经 20 多年了，ICU 成了自己事业与生活中不可或缺、紧密相连的一部分。生命之可贵众所周知，而生命之脆弱，则医务人员为至知。生命的来去匆匆、转忽即逝在医院，特别是在 ICU 中见得多了，但始终不能稍许释怀的，则是在面对将逝之生命而医学已无能为力时的那份无奈。爱，是为人、为医的出发点，我们为了对人、对生命之爱而投身于医学；当病人因我们的诊治而重焕生命活力时，我们感到由衷之喜，其喜喜入骨髓，如饮甘露，如沐春风；临床工作常有不尽如人意处，良愿非尽良果，努力非定有成，我们常为医学之无能、工作未至善而忧。由爱、由喜、由忧而生思想，而生努力，而生进步。

ICU 中"爱喜忧"。ICU 是一个需要投入情感的地方。

50 岁应该是知天命的年龄，也应该对人生有所感悟。

我是在一个充满爱的环境里长大的。从小父母亲、两个姐姐都对我呵护有加，上学和工作后，同学、老师、上级领导和同事又对我关爱备至，这使得我对世界有一种善良、阳光的心态，因而比较能从正面、善意地去理解和解释别人的言语、行为。虽然也曾为此付出过代价，但我始终觉得这作为一种世界观是应当坚持的。这种心态或许也是得自于母亲的遗传。母亲为人之良善，凡是与她接触过的人有口皆碑。13 年前母亲去世时，她的同事、学生们送的挽联上写着"我们至真至善的陈老师"。

我的老师翁心植院士是我国医学界继张孝骞之后最负盛名的博与深兼备的内科学家。他为人正直、客观、公正，尊重师长，提携晚辈，心胸博大，平易近人。翁老那大医至爱、大道至简的境界为人所景仰，为我树立了人生与事业楷模。作为晚辈学生，我感念于翁老师为国、为民，并且卓有成就的

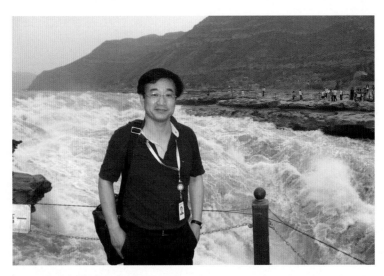

▲ 王辰教授在壶口瀑布

一生，从中体悟着做人、做医生的道理。

现在更要多想想自己所应担负的责任。如果说在对病人、对专业、对医院方面还算比较尽职尽责的话，真正有所欠缺的就是对自己的家人。母亲生病时没有能给她安排最合理的治疗，使我终身抱憾。此事不敢提，提则心痛如绞。在国外拿了学位后又随我回国的妻子跟着我是受苦了，两个双胞胎儿子天天跟着妈妈和姑姑转，难得爸爸领出去玩一玩。国事家事，均要负责。50岁是知天命的年龄，更是一个要承担更重的使命和义务的年龄。

赠言青年医生

人在干事业的过程中，在发展的道路上是要吃些苦，遭遇些坎坷，受些委屈的。在旁人看起来事业发展的很顺利，可以说是"一帆风顺"。但是此中甘苦只有自己知道。多少年来，为挽救病人连续在病床旁多少个昼夜，记不清了；为写科研申请书，撰写论文熬过多少不眠夜，也记不清了；做事业的路上有过多少不理解，甚至面对过多少负面心理，也说不清了。长期超负荷工作，每天只有4~5个小时，甚至更少的睡眠。我常想，上帝是公平的，人的付出和所得永远是一致的，就像物质不灭，能量守恒一样。

医务人员要具备四种品质。第一是善良，人生最大的智慧是心地善良并有一个良好的心态；第二是责任，医务人员要做有责任心并且勇于承担责任的人；第三是能力，要成为有能力并善于通过学习不断提高能力的人；第四是关爱，要关爱患者，关爱同事，关爱社会，终生以实践人道精神、履行人道职责为己任。

为人最重要的是要有良知。良知主要包括知愧、知耻、知恩三个要素。医生一定要有良心，任何管理机制都不能代替良心。任何国家、民族、行业都不能放弃道德教育。卫生界的道德教育尤其重要。当你做医生已经做得麻木的时候，你得回头重新"良心发现"一下，你得知道什么是神圣，这一点非常重要。

从学生学医到做医生，从做医生到传医做先生，学生—医生—先生，终而成就完美的人生。医生与其说是职业，不如说是使命。

白春学

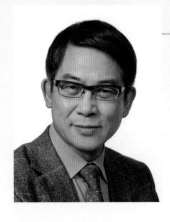

- 复旦大学呼吸病研究所所长
- 复旦大学教授、博士生和博士后导师
- 上海市重点学科复旦大学附属中山医院呼吸内科主任
- 中山医院肺部肿瘤综合诊疗中心主任

个人简介 ———————————————— •Profile

　　白春学，上海市领军人才，复旦大学博士生和博士后导师，复旦大学呼吸病研究所所长，上海市重点学科复旦大学附属中山医院呼吸内科主任。

　　兼任中华医学会呼吸分会副主任委员，上海医学会肺科学会主任委员，美国胸科医师学会（ACCP）中国负责人，2011 亚太呼吸年会主席,中国《国际呼吸杂志》和《呼吸新视野》杂志主编，英国 *Journal of Clinical Bioinformatics*、美国 *Journal of Epithelial Biology & Pharmacology* 和《中华结核和呼吸杂志》等 8 家杂志副主编，多家杂志编委。

　　主要研究肺损伤和肺癌的分子发病机制和防治，发表论文 370 余篇，其中 SCI 索引杂志论文 60 余篇，影响因子累计 300 余分，主编《急性呼吸窘迫综合征》等 4 部专著。在国际上最早提出基于手机的无线传感肺功能并成功研究出样机，开发出以荧光技术为基础的实时动态血气分析仪雏形，获得发明和实用新型专利授权 13 项，获奖多项。

职业生涯感悟

　　我从医的"种子"是外祖父种下的，他是一位受人尊敬的老中医。我

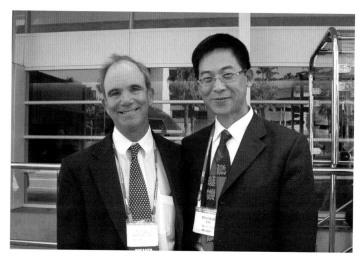

白春学教授与博士后导师 Matthay 教授合影

自小就立下明确的志向：以后像外公一样，穿白大褂治病救人。在"文化大革命"期间我也下过乡，为了做医生这个目标我每晚坚持苦读，终于等到了机会，顺利迈入哈尔滨医科大学的校门。1979 年我考取了北京中国协和医科大学研究生，师从著名呼吸内科学专家朱贵卿教授和罗慰慈教授，协和医院的严谨学风和导师的精深造诣给我深刻影响，并为我以后工作奠定了扎实基础。1986 年我顺利地考取了李华德教授的博士生，为完成"七·五"攻关课题"肺心病的急性期抢救和缓解期治疗"常夜以继日地工作也不觉累，并提出了多项创新工作:如"评价心肺功能的新指标——心室功率"和中西医结合呼吸康复疗法"松静内养功缩唇嘘气法"等，进一步为我科研和临床工作奠定了扎实基础，并因此于 1991 年获得国家教委和国务院学术委员会授予"做出突出贡献的中国博士学位获得者"称号。

1989 年博士毕业留校工作后，我深深感觉到呼吸病学进步太快了，要想让世界认识到中国呼吸界的价值，既要虚心学习国外经验，又要做出接轨国际的创新。于是 1996 年，45 岁的我又再次自我挑战，申请全球呼吸学界中心之一——美国加州大学旧金山分校——的博士后，师从全球呼吸学界泰斗迈克·马塞教授做水通道与呼吸生理研究。回国后我也不断对自己提出高标准，先后在国际首创利用 RNAi 技术研究抗肺肿瘤药物，获"一种双链 RNA 及其用途"的发明专利；最早研究联合应用血液净化和膜氧合器治疗急性呼吸窘迫综合征（ARDS），2003 年创立上海国际呼吸病研讨会，先后有 30 多名国际医学杂志的主编或副主编，近 400 名国际著名学者和国内呼吸病专家发表了主题讲演，共约 8 000 名国内外呼吸同行参会。

我经常想，人就算活 100 岁也不过 36 500 天，实在太短暂。与其得过且过，还不如多花点时间和精力做些有意义的事。治病救人，再有意义不过了。做医生的要知道，科研做得再成功，患者永远是医学的"原点"，心存患者才可能成就大医。这一理念，源自我的启蒙老师——协和医科大学朱贵卿和罗慰慈教授。不管对待达官贵人，抑或是穷苦百姓，全部一视同仁。老师正直不阿的为医精神，为我留下深深烙印。除了恩师，钟南山院士在我的从医之路上也给予了重要的提携与支持，钟教授为人正直，学术严谨，特别重视对下一代医学人才的培养，深深地影响了我，时刻不忘对学生的教育和培养，并在 2011 年说服世界最大呼吸学会——美国胸科协会（ATS）——给予中国

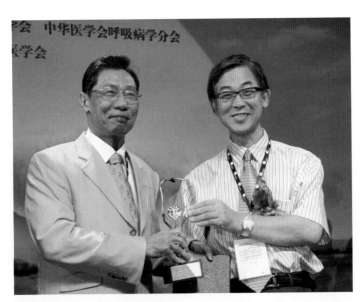

白春学教授与钟南山院士合影

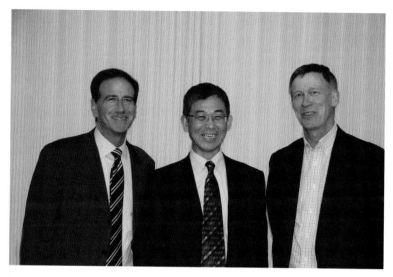

Nj 院长、白春学教授和科罗拉多州州长合影

青年医师和学生 33 个奖，明年还计划 50 个奖，会推动他们的迅速成长。

由于把大部分时间都投入到了工作当中，和家人聚少离多，但是不论多忙我会与家人保持沟通。家人的理解与支持，也是我坚强的后盾，支持着我在事业上不断进取。父母是孩子最好的老师，当父母的目标高远，不断奋斗，自然会影响着儿女的价值观，从而更好地体现其人生价值。

医生是一个高压力的工作，我认为最好的减压方法就是睡觉，只有保证了睡眠时间才能有充足的精力投入到工作当中。同时还要注重和同事之间的沟通交流，从而减轻压力，营造一个和谐的工作环境，更能调动大家工作的积极性。每当看到学生的进步、家庭的成长和祖国的不断兴盛强大，我无不从内心感到骄傲和愉悦，也减轻了工作中大半的压力。

赠言青年医生

"接轨国际、面向世界、服务病人、造福社会"是我对年轻医生的寄语，想成为一个好的医生，有悟性、有智商远远不够，还需勤奋刻苦和以佛为镜。若想在医学领域有所作为，必须树立远大的目标，放眼于国际先进的医学技术，不断地提高自身学术水平，时刻做好思想准备，才能从容迎接机会的到来。我对待学生是非常严格的，严格是为了让学生们对患者百分百负责。做临床科研确实枯燥，没有出成果的时候更无比寂寞。这就好像运动员一样，凭借精神与意志跨过最艰难的那道坎，便会收获意想不到的惊喜。我希望年轻的医生从入行之初就立下"四有"的宏远目标："国际大会有声音，国际杂志有影响，国际机构有位置，国际社会有认可。"做成了良医，患者才会收获福祉。

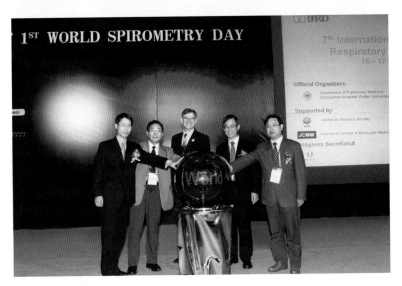

▶ 与 ATS 主席启动世界肺功能日

刘锦铭

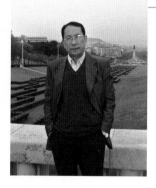

- 同济大学附属上海市肺科医院呼吸内科副主任、肺功能室主任
- 中华医学会呼吸病学分会肺血管病学组委员
- 中国医师协会呼吸专科分会委员
- 上海医学会肺科学会委员
- 上海医学会肺科学会肺血管病学组副组长

个人简介

Profile

刘锦铭，主任医师、教授、医学博士，硕士研究生导师。同济大学附属上海市肺科医院呼吸内科副主任、肺功能室主任。1995 年 9 月至 1997 年 12 月在瑞典隆德大学医院做访问学者留学学习。《中华结核和呼吸杂志》通讯编委，《中华医学杂志》、《中华预防医学杂志》、《中华全科医师杂志》及《国际呼吸杂志》特邀审稿专家。中华医学会呼吸病学分会肺血管病学组委员，中国医师协会呼吸专科分会委员，上海医学会肺科学会委员，上海医学会肺科学会肺血管病学组副组长。国家"十五"、"十一五"科技攻关课题肺栓塞规范化诊断和治疗多中心研究上海市肺科医院分中心负责人，全国肺栓塞防治协作网上海市肺科医院分中心负责人。卫生部国家级卫生应急救治专家，上海市甲型 H1N1 流感诊疗专家，上海市医学会医疗事故鉴定委员会鉴定专家，上海市劳动能力鉴定委员会医疗鉴定专家。负责完成并且承担省部级科研课题多项。近年在国内、国际核心杂志发表学术论文 80 多篇。多年来一直从事呼吸内科医疗、教学和科研工作。尤其主要从事 COPD、支气管哮喘及肺栓塞的临床诊治及科研工作，具有丰富的临床经验。

职业生涯感悟

从小我就对医生这个职业充满了向往，非常崇拜，每次在医院看到医生，在家里听说邻居是医生，都心生羡慕。在我眼里白大褂代表着纯洁，高尚，将来有一天如果我能穿上白大褂对于我来说是无比荣耀的一件事情。所以在高考时我义无反顾地选择了医学院校，不过

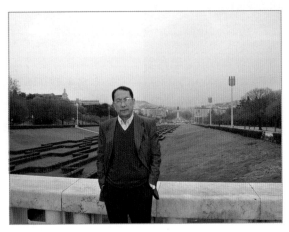

刘锦铭教授休闲生活照

说来现在当自己成为了一名医生之后，在给病患治疗的时间里我也就是那么一个普通的人。

世界上万事万物最宝贵的就是生命和健康，而医生就是维护和关爱人类生命健康的"使者"，是非常崇高和伟大的，任何其他职业都无法做到这一点，金钱永远无法直接买到健康。在对待病患上，绝大多数医生现在也都是一视同仁，特别是对于贫困百姓，平时受到社会上的尊重就偏少，如果在生病的时候还冷脸相对，这样是绝对不对的！虽然医生的付出很多，但是现在由于种种原因，医生在中

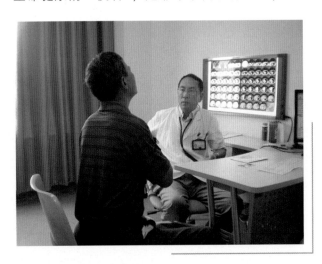

▶ 刘锦铭教授和患者沟通

国的地位有着或多或少的偏差。回头看看 40 年前，医生受到的尊重可能都比现在多。同时，社会的不理解甚至误解更使得这个"使者"职业得不到应有的尊敬。再看看物质上，国内外医生在物质待遇上确实也存在着较大的差异，这让很多不断付出的医生感到委屈，种种原因

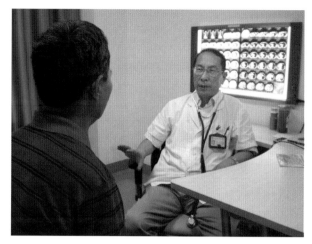

刘锦铭教授在门诊

可以看到学医的人正在不断减少，从而造成恶性循环。也期望社会大众与从医人员之间多交流，多了解，只有这样才能缓解这个问题。

老一辈专家学者的刻苦努力和敬业精神都深深地影响着我，他们是我从医路上的楷模。老前辈们几乎是把全部精力都投入到了救死扶伤中，晚上加班再平常不过，有时连周末都待在医院里，无怨无悔地为医学事业和病人奉献自己的青春、时间甚至生命。这种无私奉献的精神感染着我，从医以来我也身体力行成为一名优秀的医生，并努力培养出优秀的医学接班人。

医生是极特殊的行业，他面对的是形形色色的人类个体，并且主宰着他们最重要的生命。这需要医生拥有超人的智慧和才能，并且在心理学和历史地理等方面都要有所涉猎。由此希望我们的媒体要正面客观地报道医生的工作。医生的工作压力之大是其他工作无法比拟的，比如说，抢救中、手术中，哪怕是平时的诊断中，医生如果做不好稍有闪失，逝去的不是金钱，而是一个个鲜活的生命。

赠言青年医生

年轻医生如果想成为一个好的医师，除了需要良好的专业技术之外，还

需要有"打不还手，骂不还口"的态度。由于大众对医生的曲解，加剧了医患矛盾。那么医生只有通过对患者无微不至的关怀，才能慢慢改变大众的看法，虽然辛苦，但是对医患关系的改善有着重大的影响。

对于年轻医生，我提出点自己的建议：想要抓住晋升或深造的机会，就要注重平时的不断努力和进取，有一颗百折不挠的心，不能因为一两次的失败就否定自己，贵在坚持。我手机里一直存着一条给自己的提醒信息"坚持锻炼、坚持学习、勤奋努力"，也希望从医之人都能以这十二字共勉。

作为临床一线的医生，抢救病人的生命永远是第一位，但是我们也必须学会调整自己的生活和压力。休息的时候可以去做一些体育锻炼用来解压，比如打羽毛球、乒乓球、游泳等。其实这也是为了更好地工作，因为一名合格的医生首先需要有着强壮的体魄，才能够持续为人类健康的事业作出自己应有的贡献。

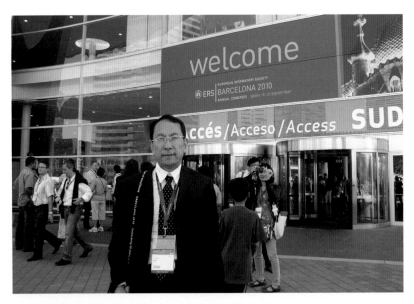

▶ 刘锦铭教授参加国际会议

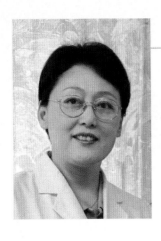

李惠萍

- 同济大学附属上海市肺科医院副院长，呼吸科主任
- 中华医学会呼吸病学分会间质病学组副组长
- 华东地区间质病协作组组长
- 上海市医学会肺科学分会副主任委员

个人简介

Profile

　　李惠萍，主任医师、教授、博士。同济大学附属上海市肺科医院副院长，呼吸科主任。中华医学会呼吸病学分会间质病学组副组长、华东地区间质病协作组组长、上海市医学会肺科学分会副主任委员。美国 ACCP 资深会员 (FELLOW)。*Sarcoidosis Vasculitis and Diffuse Lung Diseases*、*Clinical and Developmental Immunology* 等国际刊物特约审稿人。

　　社会兼职：现任上海市政协委员、曾任上海市第十二届人大代表。

　　获得荣誉：上海市劳动模范、上海市"三八"红旗手、上海市卫生系统先进个人、上海医学科技奖等。

　　1982 年毕业于同济医科大学医疗系，获医学学士学位；1992 年毕业于同济医科大学呼吸内科专业，获医学硕士学位；2008 年毕业于苏州大学获临床医学博士学位。2000~2001 年作为高级访问学者赴美国南卡罗来纳州医学院 (MUSC) 留学。从事医疗事业 29 年。擅长领域：呼吸系统疾病的基础与临床研究，重点研究间质性肺疾病、结节病、弥漫性泛细支气管炎。承担国家自然科学基金三项，发表论文 100 余篇。

职业生涯感悟

由于父母亲一直多病，我从小就要出入医院陪父母看病，当时觉得医生这个职业救死扶伤真的很重要，能成为一名好医生更加不易。"百善孝为先"本着报答父母恩情的孝心，促使我下定决心成为一名医生，想学成后可以好好照顾他们。虽然最初选择这份职业多数是出于

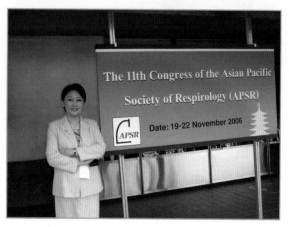

李惠萍教授参加学术会议

生活的考虑，但是真正从事这份工作后，我发现自己是真的喜欢医学，也更感受到了做医生的高尚和重要性。

1977 年高中毕业后，我从农村知青考上了大学，面对重回校园学习的机会格外珍惜，也特别努力地学习医学知识。毕业后不到一个星期到医院临床就开始独立值班，这期间也给了我很多锻炼机会，因为基础知识扎实、综合分析判断能力和观察力也都不错，我总能果断地分析出病人的病因，被同事们戏称有"第六感"。我想这和我平时的积累是分不开的，我会把疑难病人的诊治过程写成一篇心得，分析自己判断的根据和结论，积攒到最后都是一份很完整的资料，提高病情诊断的准

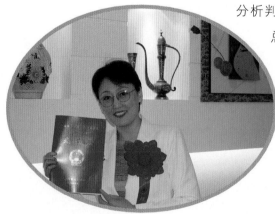

李惠萍获上海市劳动模范

确度。做医生的时间越长我越感兴趣，医学界还有许多未知领域需要探索，越是有难度的问题越值得我去投入，即使这个问题我目前无法解决，终有一天后辈医生也会将他们攻克。这是我一直深信不疑和孜孜追求的人生目标。

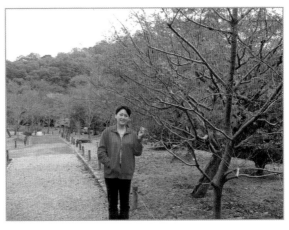

与大自然融为一体

医生这个职业带给了我自豪感、荣誉感和责任感，能够帮助减轻病人的痛苦是医生最大的快乐，但医学技术毕竟有限，每当心有余而力不足的时候，我都会尽量去探索研究一些新的办法。所以我的研究基本都着力于解决临床的问题，作为一名临床医生一定要以解决病人的问题为首任，立足临床解决临床类的问题，注重研究的实用性。比如结节病和增殖性结核病的鉴别诊断问题始终是困扰临床医生的世界难题。通常情况下，获得了病理组织基本上能获得肯定的诊断，但在

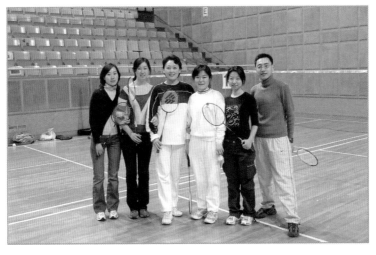

李惠萍教授参加羽毛球活动

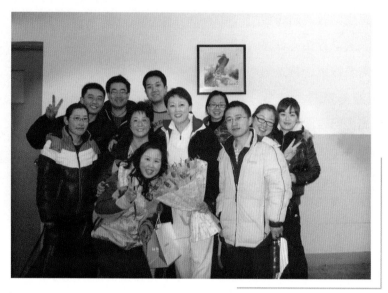

▶ 李惠萍教授生日和学生们在一起

结节病的诊断上则不然，即便获得了病理标本，病理科医生也很难下结论，因此我们常常会看到这样的病理报告："请结合临床排除结核病考虑结节病"；或者"请结合临床排除结节病考虑结核病"。如此报告使得临床医生一头雾水，如果诊断错误则直接导致治疗决策的错误，治疗错误将给患者带来灾难性的后果。针对这一难题我们展开了系列研究，经过多年的努力目前已经建立了两种全新的方法用于这两种疾病的鉴别诊断，高效而实用，为临床医生提供了新的手段。

就读同济医科大学的时候，一位内科学消化科的老师对我之后的教学风格影响很大。念书的时候就非常喜欢听他讲课，风趣幽默，条理清晰，有重点，最后还会列出一个提纲，当时可以说是老师的粉丝，影响了我之后的教学风格。同时武汉协和医院心血管专业的戴闺柱老师对我的临床思路影响很大，戴老师教学查房时病理讲述思路非常清晰，感染了我，要懂得遇到问题逐层剖析，有理有序。

由于学生时期就对擅长从事文体活动，这也成了我缓解工作压力的最好方法。每个周末我都会抽出时间打羽毛球，既锻炼了身体又使心情愉悦；我还非常喜欢听音乐，平时会听一些 classic music，比如美国的乡村歌曲和国内的经典民歌。女儿已经长大出国深造不需要自己多操心，平时除了全身心地投入到工作中，回到家中和爱人简单的吃个饭，饭后散步也是我目前最幸福的事情。

　　这些年能把精力都投入到工作当中自然少不了家庭的支持，特别感谢我爱人对家庭更多的投入。家庭的和谐对一个人的发展特别重要，家庭关系处理得好，心情自然会好，从而以乐观的心态去面对工作和学习。"己所不欲勿施于人"换位思考对方的想法，计较不要太多，要求不要太高，一定能构建一个和谐美满的家庭。

赠言青年医生

　　年轻的医生在工作中一定要认真仔细，对病人有足够的关爱，同时和病人接触时一定要注意自己的言行。在我看来，医生的美应该体现出庄重，给人一种值得信赖的印象。我始终认为，一个真正出色的医生不会装腔作势，

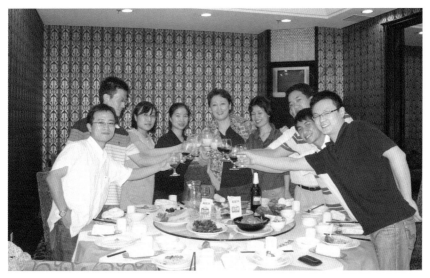
▶ 研究团队聚餐

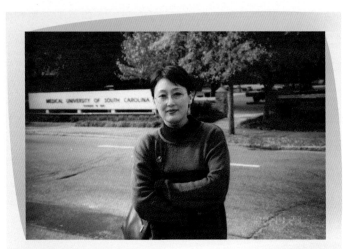

▶ 李惠萍教授休闲生活照

但又会特别注意自己的谈吐举止、仪表风度，追求内涵和外在的统一，因为，这些都有利于你的技术在工作中发挥作用。

不管学生的资质如何，我都愿意公平地去培养他们，这也是我作为老师的责任和义务。但是就学生本身来讲，拥有以下三点不仅能更受到老师的青睐，对以后的临床工作也会有帮助：①有迅速的反应能力和接受能力。②要肯吃苦肯动脑筋，成功一定是天分加上后天的努力。③做事情要雷厉风行，切忌拖拖拉拉虚度光阴。

平时更是要注重表达能力和动手能力的积累，机会来了的时候才会有竞争力，如果不重视日常工作学习的积累，就算机会来了也抓不住。这里说的积累并不单纯说的是资历的增加，更要用心地去做事情，不积累、不总结、不概括、不提高的人只能混日子。

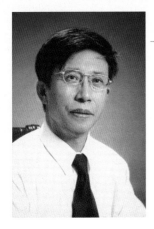

何权瀛

- 北京大学人民医院教授、主任医师、博士生导师
- 中华医学会呼吸病学分会常务委员和睡眠学组组长
- 中华医学会北京分会呼吸病专业委员会副主任委员
- 中国医师协会呼吸医师分会顾问
- 中国医师协会睡眠专家委员会副主任委员
- 北京医师协会呼吸专家委员会主任委员

个人简介 ● Profile

何权瀛，1970 年毕业于北京医学院（现北京大学医学部）医疗系，1982 年获得医学硕士学位，1992 年曾赴日本自治医大研修。北京大学人民医院教授、主任医师、博士生导师，曾任呼吸科主任。为国内公认的知名呼吸病专家和呼吸病学科带头人。社会兼职：中华医学会呼吸病学分会常务委员和睡眠学组组长、中华医学会北京分会呼吸病专业委员会副主任委员、中国医师协会呼吸医师分会顾问、北京医师协会呼吸专家委员会主任委员、中国医师协会睡眠专家委员会副主任委员、美国 ACCP 资深会员，《中华结核和呼吸杂志》、《中国呼吸和危重监护杂志》、《医学与哲学（临床决策论坛版）》及《中国社区医师杂志》副主编，此外还在《中华全科医师杂志》等 20 余家杂志担任常务编委或编委。

长期致力于支气管哮喘、慢性阻塞性肺病、睡眠呼吸暂停疾病防治研究，主编医学专著 10 部，参编 25 部，医学科普丛书 3 部，发表论文近 500 篇。获得国家自然科学基金资助项目 3 项，卫生部科研基金 3 项、高等学校博士点专项科研基金 1 项，先后获卫生部重大科技进步二等奖，中华医学会科技三等奖，教育部提名国家科学技术二等奖，中华预防医学科技进步三等奖。已培养硕士研究生 11 名，博士生 17 名。

职业生涯感悟

我从小是在农村长大的，那个年代农村极度缺医少药，很多人都看不上病。我当时就想，如果将来我能成为一名医生，就可以为很多人解除痛苦，那该是一件多么了不起的事呀！因此我选择了学医，选择学医的另一个原因是因为我父亲，他基本上是自学中医，没有受过正式的专业培训。所以他特别希望我能接受正规的医学教育，将来成为一名真正优秀的医生。

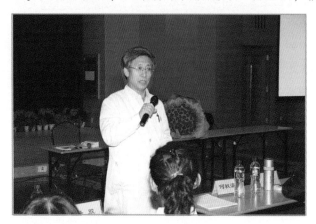

何权瀛教授作讲座

1964 年我考入北京医学院医疗系，不久"文化大革命"开始了，一切正常教学秩序被打乱或中止。1969 年学生开始"复课闹革命"。此前毛泽东主席曾发出"六·二六"指示，号召"把医疗卫生工作的重点放到农村去"。1969—1970 年，我们这批青年学生到河北省承德地区农村搞了一次医学教学改革探索。1970 年秋天我从北京医学院医疗系"毕业"，被分配到甘肃武威县医院。刚开始，感觉很多东西都不会，每天上班时书包中放一本内科手册，遇到问题随时查阅。边实践边学习的日子确实很艰苦，由于见证了太多的痛苦和死亡，反过来激励我们必须提高医疗技术。门诊最锻炼人，只会看内科疾病是绝对不行的，必须是多面手。那时老百姓总体上对医生特别信任，我们看病时不用想别的，一门心思想怎么把病人的病治好，没那么多顾虑和担忧。1979 年我又到母校，攻读硕士学位，1982 年毕业后留校工作。

这些年，我做了一件在自己看来这辈子最有意义的事。20 世纪 90 年代初，我发现哮喘病人、慢阻肺病人怎么越治越多呢？开了药没几天，患者又满面愁容地喘着坐到了我面前。当时我想，医学的目的应该是让患者少得病、不得病，而不应是这样没完没了地治疗。从 1993 年开始，我尝试对那些前来就诊的哮喘病人进行教育。利用周末给他们免费开讲座，为他们答疑解惑，对长期就医的哮喘患者进行管理。从最初的哮喘患者联谊会到如今颇具规模的哮喘患者协会，

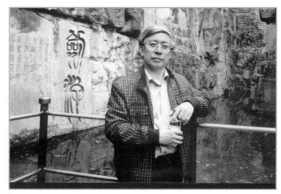

何权瀛教授休闲生活照

从最初的哮喘门诊到现在的哮喘患者宣教中心，最后形成完整的，三位一体的哮喘教育管理模式。我们收获的不仅是 80% 的哮喘良好控制率（大城市这一数据平均在 20% 左右），还有令我欣慰的和谐医患关系。

我有一个朴素的想法，我们做医生的必须充分认识到医学人文的重要性，做到"老吾老以及人之老，幼吾幼以及人之幼"，真正为患者着想，多做换位思考，力争以最少的投入、最小的代价使患者得到最大的利益，这才是医生应该做的。

平时我喜欢听听京剧，看看足球，练书法，但是没有时间去做这些事，大部分时间用于读书和写作。医生在压力大的时候一定要学会自我调节，学会减压。只有自己身心健康了，才能更好地为患者服务。

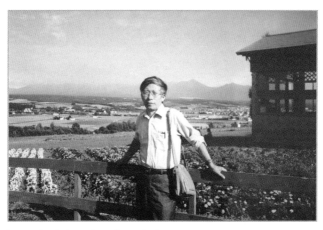

何权瀛教授在日本北海道

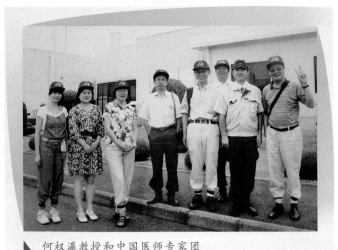

▲ 何权瀛教授和中国医师专家团

赠言青年医生

不要以为在农村和基层小平台就不能开展科研工作。1976 年和 1977 年间，我和同去武威县医院的兰炯采同学确诊了两例多发性骨髓瘤，还确诊了一例血栓性血小板减少性紫癜，并在《输血和血液学杂志》上做了个案报道。此后还在《中华物理医学杂志》上发表了两篇有关超声诊断的医学论著，这说明即使在基层，只要努力钻研，创造条件，也能做些科研工作。无论多么小的平台，只要你努力一样可以实现自己的目标。当然这肯定会很累，但是只要你努力工作和学习，老一辈的专家们都会特别支持你和帮助你，希望你能有所成就。立志要有所作为的年轻医生朋友，希望你们能具备以下三种素养：

1. 要有远大的奋斗目标，低调做人，高调做事，学会主动学习，主动思考问题；永远不要自以为是，当然更不应妄自菲薄。

2. 严格守时，不要虚度光阴；做好吃苦的准备，不断更新知识，构建合理的知识结构，不断提高动脑动手能力。

3. 治学严谨，切忌马虎和浮躁，认认真真做人，踏踏实实做事。俯仰无愧天地，褒贬自有春秋！

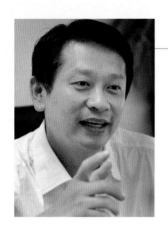

沈华浩

- 浙江大学医学院副院长
- 浙江大学呼吸疾病研究所所长
- 浙江大学医学院附属二院呼吸和重症医学中心主任
- 教育部"长江学者"特聘教授
- 国家杰出青年科学基金获得者
- 中华医学会呼吸病学分会副主任委员

个人简介

Profile

　　沈华浩，长期从事哮喘和 COPD 分子发病机制和防治以及肺部感染、呼吸和抗感染药物临床药理研究。在国际上首次证实并阐明了嗜酸性粒细胞与哮喘发病之间存在直接因果关系，开辟了哮喘靶向治疗研究新领域。提出并阐明了哮喘发病机制中祖细胞–Eotaxin–CCR3 调控路径新机制。发现激素可以通过抑制 $CD34^+$ 祖细胞的迁移和分化而抑制气道炎症、气道高反应性的新机制，丰富和完善了哮喘的发病机制理论，为开发哮喘靶向治疗候选药物提供了重要的实验依据。发现生命早期多次、小剂量、短间隔接种 BCG 可达到长期预防哮喘的作用，这一将疫苗接种预防传染性疾病的思路引入到研究疫苗接种预防哮喘这一非传染性疾病的新方法，为进一步探讨并制定哮喘预防新策略提供了新的思路。在国内建立了一套与国际接轨的规范化哮喘模型及方法。这些学术成就受到了国内外同行的广泛关注和高度评价。

　　主要学术兼职包括中华医学会呼吸病学分会副主任委员、哮喘学组副组长，浙江省医学会呼吸病学分会主任委员。担任各类医学杂志期刊编委、常务编委，国际期刊 *Therapeutic Advances in Respiratory Diseases* 副主编。是中华医学会呼吸分会首批专家会员（FCSRD）、美国胸科医师学会资深会员（FCCP）、美国 Mayo Clinic 客座科学家。

曾在美国 West Virginia University、Mayo Clinic、加拿大 McMaster 大学从事临床和博士后研究多年。近年来先后承担了包括国家"十一五"支撑计划、"973"、"863"、国家自然科学基金项目在内的国家、省部课题 30 多项。

目前已经在国内外公开发表学术论文 210 余篇，其中 SCI 收录论文 60 篇。主编或参编专业书籍近 20 部。多次获省部级科学技术一、二等奖。获全国卫生系统先进工作者，中国呼吸医师奖。

职业生涯感悟

我的父母都是医生，大家理所应当地认为我在家庭的熏陶下也应该选择做一名医生。然而，其实我选择医生这个职业的过程，还有个小波折呢。由于父母在"文化大革命"中受到不公平待遇，给我幼小的心灵留下了阴影，让我对这个职业望而生怯。高考时，我报考了工科专业，但是由于视力问题没能被录取，阴差阳错之下被调剂到了医学专业，从此踏上了医学之路。

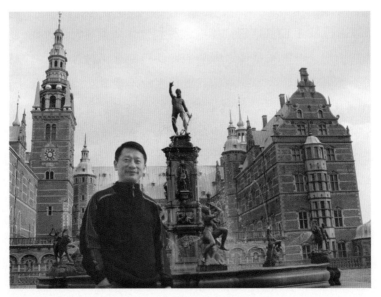

▶ 沈华浩在国外考察

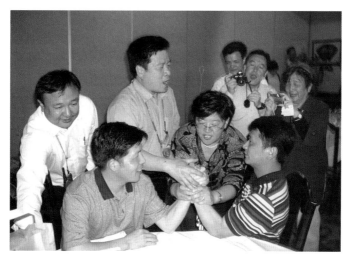

沈华浩教授与同事比拼手腕力量

可以说，学医不是我的梦想。刚开始的基础课，我只是觉得还好，谈不上喜欢或者厌恶，后来到了学习诊断学、内科学等临床课让我开始感兴趣了。在不断的学习过程中，越来越感觉到医生是个了不起的职业，每时每刻都有自己的贡献，体现了人生的价值，社会的需要。

机会总是眷顾有准备的人，由于学习刻苦，我凭借着优秀的专业知识和出色的外语水平，20世纪90年代前后三次赴北美深造，第一次是通过考试获得美国国外医学教育委员会（ECFMG）的全额资助到美国接受临床和研究培训，之后又二度出国接受研究培训。然而，外国先进的医疗科研条件并没有把我给留下，2001年底我回到了国内，我当时想法很简单，就是要把国外先进的技术引进到国内，为自己的祖国作贡献。现在我的不少同事同学都羡慕我当初的决定：立足国内，放眼世界。我们的团队不少年轻医师都是通过我建立的"绿色通道"赴美留学，然后回国作贡献。

从医20多年来，我从没接到过患者的投诉，这除了和医疗技术有关系，更重要的是对待病人的医疗态度。我坚信，绝大多数的病人家属都是通情达理的，只要医生尊重病人、尊重病人家属，尽自己最大努力挽救病人的生命，家属都会心存感激，医疗纠纷亦不复存在。

我们做医生的，要有责任感，就是不管多忙多累，要以病人为先。我经常对学生们说："事务再忙，也忙不过病人的健康"，坚持看门诊和查房，主持疑难病例讨论以及危重病的诊治，这就是我的工作。而对待病人，一定要认真、再认真，仔细，再仔细！做医生的还要重视病人的心理健康，帮助他们树立战胜病魔的信心，不论病人背景如何都一视同仁，为病人解除痛苦是我们的责任和义务。

医生本是个特殊的行业，除了出诊看病，还要不断地学习、指导学生、从事科学研究，每天的睡眠时间都不足 6 个小时，如果没有一个强健的体魄很容易被累垮。我年轻时还是比较注意锻炼身体的，比如跑步、举哑铃。近年来工作忙了，就利用出差的时间游泳、到健身房跑跑步。掰手腕是我的传统优势，我有个被国内同行誉为"臂力王"的美称，至今国内同行还少有能够"战胜"我的。所以，体健才能精力充沛地迎接高强度工作的挑战。

一位杰青评审专家对我的评语写到"申请者在同时是一名临床医生，有着大量临床工作的情况下，立足国内，在基础研究方面作出了较大的成绩。同时，能够认真做学问，而不是把精力放在沽名钓誉上，也是申请者作为一名年轻科学家的难能可贵之处。"这些鼓励的话语就是给我最大的肯定，也是我带领团队大踏步地迈向医学科学更高峰的动力。

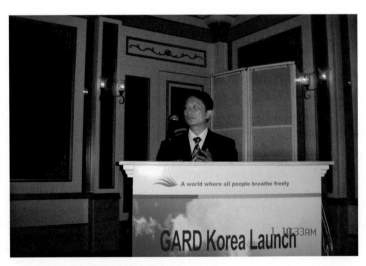

▶ 沈华浩教授参加 WHO GARD 会议

赠言青年医生

"尊重"是每一个医生都应该牢记在心的词。

我不止一次发现有些青年医生在查房时面无表情、冷漠的对待患者，并没有给病人足够的尊重，这种做法最要不得。青年医生更要摆正自己的心态，借用老校长的一句话，"只有高尚的人才能做医生"。病人也是人，和你是平等的，对所有病人都一个态度，不管背景、经历、金钱，拿起听筒都一视同仁。

要想得到别人的尊重，要想有所建树，一定要比别人付出更多的努力，全身心地扑到工作当中，潜心钻研，提高业务水平。要想抓住机会，就要做出傲人的成绩，出类拔萃，才会获得更多的发展空间和机会。

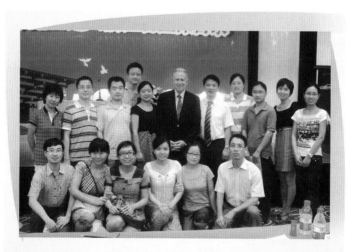

▲ 沈华浩团队和 GINA 主席 Paul O'Byrne 合影

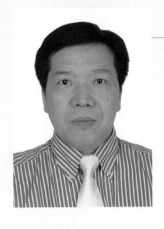

张挪富

- 广州医学院第一附属医院广州呼吸疾病研究所临床部副主任
- 中华医学会呼吸病学分会肺栓塞和肺血管病学组委员
- 《中华结核和呼吸杂志》通讯编委
- 欧洲呼吸协会委员，美国胸科协会委员

个人简介

Profile

张挪富，医学硕士、教授，主任医师，硕士研究生导师。广州医学院第一附属医院广州呼吸疾病研究所临床部副主任。中华医学会呼吸病学分会肺栓塞和肺血管疾病学组委员，《中华结核和呼吸杂志》通讯编委和审稿专家。欧洲呼吸协会资深委员，美国胸科协会委员。

长期从事呼吸疾病临床、教学和科研工作，对呼吸系统常见病、多发病和急危重病的诊治有丰富的临床经验，1993年师从于我国著名呼吸病专家钟南山教授，重点进行阻塞性睡眠呼吸暂停低通气综合征（OSAHS）的研究，初步阐述了COPD合并OSAHS（重叠综合征）的发生率和临床特点，并探讨了气道内双水平正压通气（BIPAP）治疗较单纯持续气道

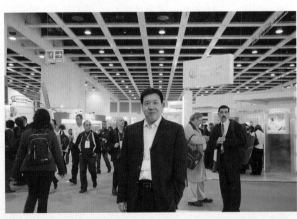

参加在德国召开的ERS会议

内正压通气（CPAP）治疗重叠综合征的优越性，为部分反复急性加重的COPD患者提供了新的诊治思路。2001年参与制订了中华医学会呼吸病分会《OSAHS诊治指南（草案）》。2003年以来，每年均参加美国胸科协会（ATS）年会、欧洲呼吸协会（ERS）年会和亚太呼吸学会（APSR）年会，了解呼吸领域新知识、新进展。承担广东省科技厅、广州市科技局和广东省高校科技创新团队多项科研项目，参与肺栓塞国际研究项目、国家自然基金及省自然基金项目多项。近年来在各级专业杂志上发表论文30余篇。2003年在抗击"非典"的战役中荣获广东省政府"抗非"个人二等功和广州市政府"先进个人"等荣誉。

职业生涯感悟

　　一个从大山里走出来的普通农民的儿子，从小学到中学，学习成绩始终名列前茅，直到高考成绩公布后需填报志愿时，心中也没有既定和理想的职业目标。儿时曾经的梦想是穿上军装，踏入军营。但在总分286的前提下，在老师和家长命令式的建议下，16岁的我被选择了医学院校。这不经意的选择

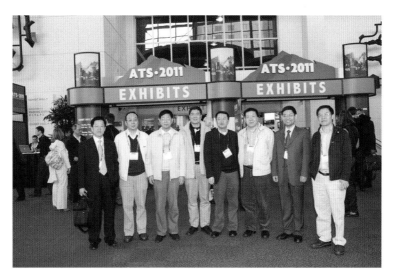

▶　参加在丹佛召开的 ATS 年会

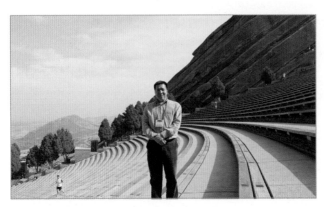

▲ 参加 ATS 年会期间在美国丹佛留影

或者说是被选择，注定了我和医学的缘分，也注定了我命运中的职业——医生。

光阴似箭，5年的大学生活很快结束，谈不上浓厚的兴趣，也不是特别优异的成绩。倒是身高从入校时的156cm增长到毕业时的173cm，随着思想的逐渐成熟和思维的开阔，医学逐渐使我产生了一些兴趣。特别是进入临床见习和实习阶段，当面对患者被病魔折磨的痛苦表情和渴求治疗的无助眼光，内心充满了同情，也坚定了我的信念：要努力学习，成为一名医术精湛的医生。

毕业后选择了内科，三年的内科大轮转和24小时住院医生负责制，使我逐步成长，从住院医生到主治医生，独立解决问题的能力逐渐增强。但面对

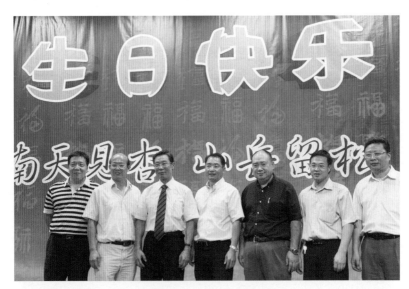

▲ 2010 年张挪富与同仁共同庆贺钟南山院士生日

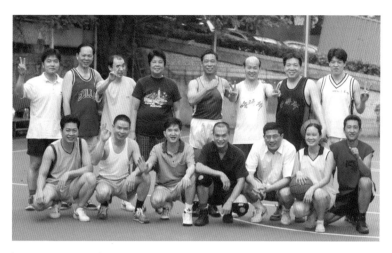

与篮球队队员合影

复杂多变、疑难危重的患者，医生的无奈和痛楚也时常纠结在心中。寻求学习机会和增加知识的想法日趋强烈。1992年的进修学习是我职业生涯的转折点，在广州呼吸疾病研究所我遇到了我国著名的呼吸疾病专家钟南山教授，他严谨的科学思维，精湛的医疗技术，洞察学科发展的敏锐眼光，雷厉风行的工作作风，无微不至的人文关怀等，方方面面给我留下了永生难忘的印象。在这里不仅有大量的病人，有精诚协作的团队，而且有高瞻远瞩的学科带头人。内心强大的动力使我刻苦学习，一年后进修结束的同时，我拿到了研究生入学通知书。三年的研究生经历，大大提高了科研思维能力。我也深深地认识到，一个合格的医生，不仅要有丰富的临床经验，更要懂得科学研究，在研究中提高解决复杂问题的能力。

1996年毕业留在

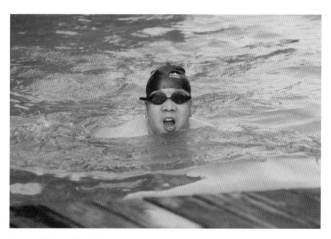

"到中流击水"

了呼研所，我成了钟南山院士的同事，又是他的学生。随着呼研所的逐步壮大，和国内外学术交流机会的增多，我也在这个平台上得到了发展和进步。从主治医师到副主任医师、主任医师、教授，到带领自己的研究生队伍。从普通医生走上行政岗位，肩上的责任也在逐渐增加。点点滴滴的成绩背后，凝聚着钟南山院士和呼研所团队的关怀和培养，同时也凝聚着我默默付出的辛勤劳动和汗水。

医生是一个伟大的职业，病人的康复和笑容是对我们付出的最好回报。我常常记起钟南山院士的话："技术好的医生，不懂得人文关怀，不是个好医生。良好的沟通能力，精湛的医疗技术，刻苦努力上进，有同情心和责任心的医生，才是合格的医生"。

选择了医生——我不后悔！

赠言青年医生

面对生命之托，每一个医生要做到：

精湛医术，高尚医德，同情在心，责任在肩。

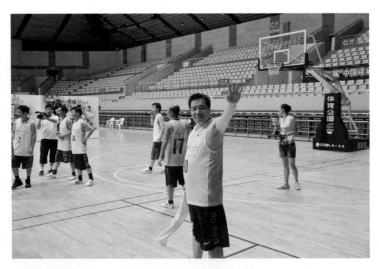

▶ 酷爱篮球运动的张挪富

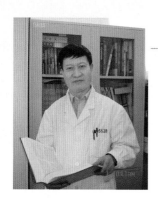

陈宝元

- 天津医科大学总医院呼吸科主任
- 中华医学会呼吸病学分会常委
- 睡眠呼吸病学组副组长
- 中国医师协会呼吸病学分会常委

个人简介

• Profile

　　陈宝元，天津医科大学总医院呼吸科主任、主任医师、博士生导师。现任中华医学会呼吸病学会常委、睡眠呼吸病学组副组长、中国医师协会呼吸病学分会常委、中国睡眠研究会理事、天津医学会呼吸病分会主任委员、天津医学会理事等学术职务。美国胸科医师学会资深会员（FCCP），中华医学会呼吸病学分会专家会员。《中华结核和呼吸杂志》、《国际呼吸病杂志》、《CHEST 中文版》、《中国实用内科学杂志》、《中国呼吸与危重监护杂志》、《中华肺部疾病杂志》等期刊编委和常务编委。主持天津市和国家课题 12 项。发表论文 100 余篇，著书、主编 3 部，参编 5 部。获天津市科技进步二等奖和三等奖 4 次，2011 年获中国医师协会"睡眠科技杰出贡献奖"。

职业生涯感悟

　　我做医生纯属偶然。中学阶段我的数理化成绩突出的好，当时我最羡慕的是在画图板前展开图纸搞设计的工程师。那时我为自己前途的设计是考取一流的工科院校，将来做一名出色的工程师。除了儿时去医院看病，我一直也没有机会去了解医生的职业，直到接到天津医科大学（当时的天

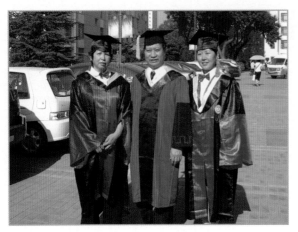

陈宝元博士、硕士毕业典礼合影

津医学院）的录取通知，作为一名上山下乡知识青年被选调的"工农兵学员"从内蒙古大草原走进了这所建国后经国务院批准在天津成立的第一所高等医学院校时，才知道自己将要成为一名医生。

大学对于一个渴望知识的年轻人来说，有太多、太强烈的吸引力。虽然医学专业不是自己的选择，但是学好这个专业确是一种强烈的愿望和使命。从此我开始了学习做医生和从事医学临床、教学和科研工作的漫长之路。经历了大学、研究生和出国学习等不同的阶段，在一条成为好医生的路上不断地前行。

我所在的天津医科大学总医院是一所历史悠久并具有很强临床和学术传统的大医院。直到今天我一直为毕业后能分配到这样一所医院工作而庆幸。这里不但有设备完善的医疗环境，更重要的是拥有一批医学的大家，我的导师郭仓和杜文彬教授就是让我受益最多的呼吸领域大家。自从我进到医学院学习就接受他们的熏陶，课堂上的字字句句，临床实习中的方方面面，使我这个以往与医学毫无关系的年轻人，开始喜欢医学，喜欢医院，喜欢病人。正是这种医学的起步或启蒙教育使我对医学有了深刻的认识，对医生职业的兴趣

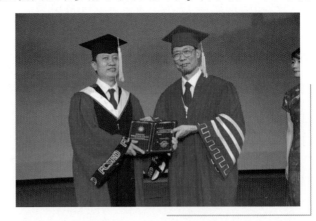

钟南山院士授予陈宝元"中华医学会呼吸病学分会专家会员"

与日俱增。是他们使我像发现新大陆一样，发现了医学原来是这样一门深奥而奇异，具体而实用的学科。越学越觉得有趣，越学越有吸引力，不知不觉中从喜欢发展到热爱。尽管与今天的医疗环境比较，当时的工作条件还很不理想，工作很累、很苦，有时还可能有危险，可

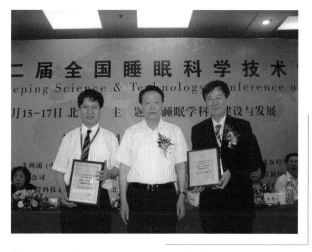

中国医师协会授予陈宝元"2011年中国睡眠科技杰出贡献奖"

我对工作没有半点懈怠，因为这是我热爱的职业。

从事了医生这个职业，才真正知道医生的苦与乐。学医之路是艰苦而漫长的，并不因大学或研究生的毕业终止，而是伴随终生，真可谓"生命不息，学习不止"。几十年的临床工作经历，我深深地体会到，当你成功地救治一位在他人看来不可能存活的患者，当你经过了多少次苦苦的思索和分析，一次又一次地查阅资料，甚至默默地担负了本来可以不属于你的风险，最终明确了诊断并成功治疗了一位复杂且难治的危重病人。看着在你的努力下，一个生命的复生，感受着患者和家属感激的心情。此时只有你——一个医生——才能真正享受他人无法体会，也无法得到的快乐。这种快乐会让你充满一个医生对职业和患者的忠诚

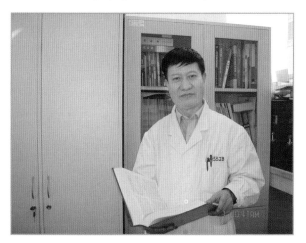

陈宝元教授在办公室翻阅书籍资料

和付出之后的成就感，也是社会对医生的最大回报。这种享受是医生的专利，它会使你更加坚定从医之路，以更大的努力投入到你深深热爱的这个职业。

实践让我认识了到科学创新的重要性，一个诊治策略的创新惠及的不仅仅是一个患者，而是一批患者。这些年来，创新的思维和科学的幻想一直伴随着我的工作和学习。在睡眠学组与何权瀛教授共同组织了"全国20家医院的睡眠呼吸暂停与高血压的多中心研究"不但发现我国呼吸暂停患者高血压患病率接近50%，还发现了患者夜间血压的非勺形和反勺形改变及部分只有夜间血压升高的"隐性高血压"患者的存在，为高血压的诊治提出了新的病因、机制和治疗方向。在睡眠呼吸暂停的基础试验中，我们发现了抗氧化剂的干预对间歇低氧多系统损伤的预防和治疗作用，为临床药物治疗睡眠呼吸暂停多系统损伤的药物治疗提供了基础研究的证据，这些研究得到至少三项国家自然科学基金的支持。鉴于目前睡眠呼吸暂停治疗手段的不完善和患者依从性差，我一直怀有一个幻想——发明一种生物拉链，植于呼吸暂停患者气管切开的部位，白天将拉链关上，睡眠时将拉链拉开，如此治疗阻塞性睡眠呼吸暂停效果是最佳的，因为气管切开治疗呼吸暂停的效果最为肯定，只是还没有可以让患者接受的治疗手段，我坚信随着科学技术的发

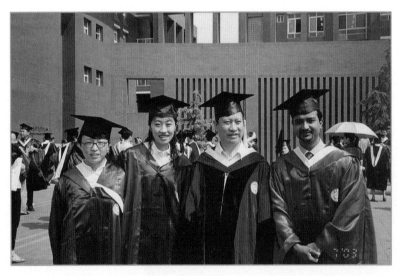

▶ 陈宝元毕业典礼合影

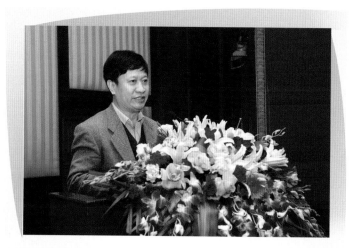
陈宝元教授在学术会上作报告

展这个幻想在未来的某一天会实现的。

作为医生最难的事情莫过于对疾病束手无策，这种情况每一位医生都会遇到，一位患者生命的消失，常伴着我多日的心情不畅和悲伤。尽管医学的发展还不可能拯救所有的生命，尽管这个失去的生命与我没有任何社会关系。尤其是经过了"SARS战斗"的洗礼我感悟颇深，更加体会到生命的脆弱、无奈。亦从更高的角度，认识了人生的价值和医生的社会价值，医生职业的真正含义，医生是一个对国家和人民都很重要的职业。

提到家庭我最多的是亏欠，常常不能按时下班，节假日多不能和家人共度，空顶着大学教师的称谓，没有一个寒暑假，甚至在家人生病和最需要你的时候不能陪伴在他们身边。特别没法向家人交代的是我参加"SARS红区"工作，却没有征求他们的意见甚至之前都没有跟他们打过招呼，当时年迈的老母亲还卧病在床。至少在那一刻，显得我对家庭是多么的不负责任，确实没把家人放在心上。每当想起这些，我都感到一种强烈的不安和深深的内疚。然而我是幸运的，我的家人对我的工作有太多的理解、宽容和支持。他们非但没有责备，反而在默默地承受，无条件地配合。因此我更加感谢他们——一直在深爱着我和为我奉献的家人。从这个角度来讲一个医生的工作和奉献，绝不止是他一个人的事情，而是一个家庭，甚至与之关联的几个家庭的共同付出。

生活在这样一个家庭里，我们有太多的理由去爱家人。厨艺是我的爱好，也是我回馈家人的一种方式，在这方面我自认为还是很有创意的。有空的时候我会做上一两样具有创新性的菜肴。每当他们尝到我做的与以往不同而又可口的饭菜时，家中就充满了无尽的幸福和欢乐。

赠言青年医生

医生是一个最富于奉献和挑战，而又最具有成就感的职业。要用心去做医生，只要你怀着一个医生的良知和诚挚的奉献精神，会使很多看似不可能的事情成为可能，奇迹的发生也不是没有可能的，它靠的是一个医生的远远超出自我的真诚和付出：

1. 突然的事件发生了，你没有选择，只有认真地对待。在短时间工作量和工作强度可能远超出你的承受力，你必须承受并竭尽全力地承担。关系到患者安危的事件发生了，你没有时间考虑自己，需要的是迅速果断的处理。

2. 做好每一个患者的诊断和治疗固然重要，努力发现一个领域或一个疾病的具有创新性研究结果更为重要，更有价值。创新是科学发展的原动力，也是一个医生需要具备的思维和创造能力。

3. 对任何一个患者和临床问题应该有执著地探索和永不放弃的精神，希望往往存在于再坚持一下的努力之中。只要你在坚持，患者就可能被明确诊断，只要你坚持，患者就有可能被救治成功。

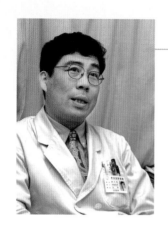

林江涛

- 卫生部中日友好医院呼吸内科主任
- 中国医师协会呼吸医师分会会长
- 中华医学会呼吸病学分会副主任委员
- 中华医学会呼吸病学分会哮喘学组组长
- 中国哮喘联盟总负责人

个人简介 · Profile

林江涛，卫生部中日友好医院呼吸内科主任，主任医师，教授，博士研究生导师。主要从事支气管哮喘的发病机制和人群防治的研究、慢性阻塞性肺疾病和肺心病患者的稳定期治疗、感染性疾病控制以及医师控烟教育和临床戒烟方法的研究。

先后承担和参加了国家"八五"重点攻关课题：《肺心病缓解期的康复治疗研究》、国家"九五"重点攻关课题：《建立北京地区哮喘防治网,提高患者生活质量》和中华医学会临床医学慢性呼吸道疾病科研专项资金：《全国哮喘患病情况及相关危险因素的流行病学调查》以及多项国家级和省部级课题。

1992年首次在动物试验发现嗜酸性粒细胞激活在气道高反应性发生中的作用，并于1993年在美国胸科学会（ATS）年会上发言。1995年在国内首次报告了采用2分钟递增阈值负荷试验评价呼吸肌耐力，并与中国科学院半导体研究所合作研制出我国第一台呼吸肌耐力测定仪。自行设计和研制的"带贮氧囊的节氧鼻导管"可节省氧气50%以上，为长期氧疗患者提供了极大的方便，于1998年获得国家实用新型专利。

受科技部、卫生部和国家食品药品监督管理局的委托，主持完成了世

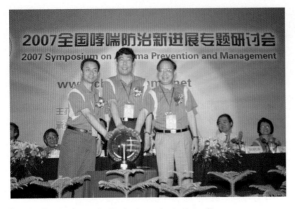

2007年中国哮喘联盟网站开通仪式

界上第一个 SARS 灭活疫苗和人禽流感 H5N1 全病毒灭活疫苗的 I 期临床研究，论文发表在国际著名的 *Lancet*、*Antiviral Therapy* 和 *The Journal of Infectious Diseases*，受到了全球的关注与好评，使我国该领域工作在国际上保持领先水平。

作为主要负责人之一，发起成立了中国哮喘联盟，组织实施了哮喘规范化诊治的全国巡讲以及公众的哮喘防治知识普及工作。多次代表中国同道在世界卫生组织（WHO）全球哮喘防治创议委员会汇报。

多次负责起草和修订我国的《支气管哮喘防治指南》、组织编写了《难治性哮喘诊断和处理专家共识》、《普通感冒规范诊治的专家共识》和《流行性感冒诊断和治疗指南》和《咳嗽的诊断和治疗指南》。

组织领导的"全国哮喘患病情况及相关危险因素的流行病学调查"（China Asthma and Risk factors Epidemiologic investigation，CARE 研究）受到了全球的同道的关注，此项调查的完成将获得全国及各样本地区哮喘患病情况基线数据、获得全国性哮喘相关危险因素分布特征和区域性流行病学特点，将改变我国慢性呼吸道疾病研究中哮喘基线数据缺如的现状，为评估哮喘疾病负担、促进国家卫生资源合理布局和进行卫生干预提供客观依据。

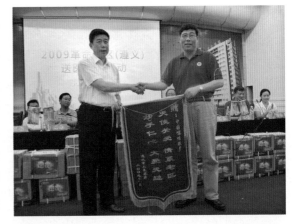

2009年向革命老区（遵义）送医送药活动,遵义市政府赠送锦旗表示感谢

积极参与医师控烟教育和临床戒烟方法的研究工作，起草了"中国呼吸医师控烟宣言"，并举行了隆重庄严的宣读和签字仪式，以强化控烟意识，把呼吸专科医师的控烟工作向前推进一步兼任：中国医师协会呼吸医师分会会长；中华医学会呼吸病学分会副主任委员；中华

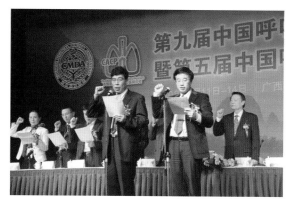

2010年第九届中国呼吸医师论坛：宣读《中国呼吸医师控烟宣言》

医学会呼吸病学分会哮喘学组组长；中国哮喘联盟总负责人；世界卫生组织(WHO)全球呼吸疾病联盟（GARD）顾问;中国预防医学会公众教育和临床控烟专家委员会副主席；中国控制吸烟协会临床控烟与疾病控制专业委员会副主任委员；美国胸科医师学会（ACCP）资深会员（FCCP）；国家突发公共卫生事件专家咨询委员会成员、医疗救治组副组长；《中华哮喘杂志（电子版）》总编辑；《中华结核和呼吸杂志》副总编辑；《国际呼吸杂志》副总编辑；《中国呼吸和危重病监护杂志》编委会副主任委员；《中国实用内科杂志》副主编。

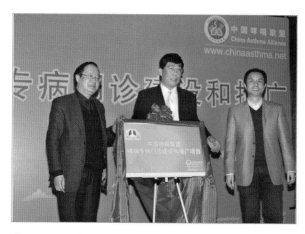

2009年哮喘专病门诊揭牌和启动仪式

2004年获首届中国医师奖、吴阶平医学研究三等奖、2008年获卫生部突出贡献中青年专家称号，享受国务院政府特殊津贴，2009年获中国控制吸烟协会颁发的"创建无烟医院活动贡献奖"。2011年"哮喘防治的综合研究"共同获得国家科技进步二等奖。

职业生涯感悟

我出生在一个普通的军人家庭，父亲曾经参加过抗日战争、解放战争、抗美援朝，身经百战的他在中华人民共和国成立后通过军事学院的学习从一名普通战士成长为一名技术过硬的炮兵军官。通过父亲的经历我懂得了人的一生必须始终通过学习不断地完善自己。高考时，我选择了医学专业，一个我认为在和平年代最能造福大众的职业，从而开始了我的从医之路。

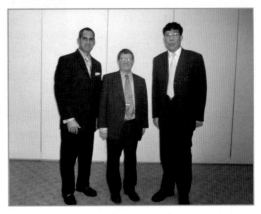

▶ GINA-ARIA 委员会洽谈中国呼吸专科医师培训项目

在一个医生的成长阶段，除了自身勤奋学习之外，前辈和师长的传承至关重要。1984 年我毕业后分配到中日友好医院工作，通过严格的大内科临床轮转和考核选拔，我成为呼吸内科的一名住院医生。1986 年，经过了艰苦的复习，我考上了中国协和医科大学的研究生，成为了中国著名呼吸病学专家林友华教授的第一个研究生。林友华教授是中日友好医院呼吸内科的创建者，在肺功能、呼吸生理等方面完成了许多开创性的工作。导师是一个为人谦和、在专业上严谨周密的人。导师的为人和学风影响了我，3 年的研究生生涯也为我以后的医学事业打下了坚实的基础。我始终对师长心怀感恩，因为我从医之路的成长期就是站在了巨人的肩膀上前行，在他们的培养下我形成的工作学习作风也让我受益一生。当年我曾经

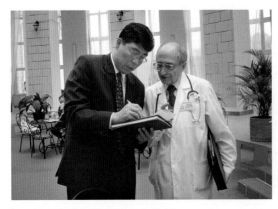

▶ 在国外进行学术交流与访问

受邀在杂志上写了大量科普文章，有时候同一期就有好几篇同时发表，我便给自己起了"华子"的笔名。用这个笔名，一是喻义自己是中华子孙，另外我的导师和父亲的名字中都带有一个"华"字，以此纪念与导师、与父亲的师生和父

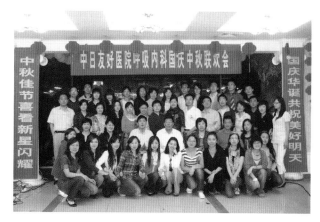

中日友好医院呼吸内科国庆60周年联欢会

子之情。导师现已仙逝十一载，至今他的照片仍摆在我家中的书桌前，他的人格和作风始终带给我努力前进的力量。

从医27年，我觉得始终保持着淡泊宁静的心态和扎扎实实做好医生本职工作的态度十分重要。我热爱我所从事的医生职业。从日本东北大学医学部学成回国后，在科里我逐渐担任了副主任、主任的工作，后来在医学会、哮喘联盟、医师协会担负很重的责任，承担的科研工作任务也越来越多，还同时担任了协和、北医、北京中医药大学的研究生导师工作，在外人看来我的日常生活是超常的忙碌和劳累的。但是我认为临床工作是一个医生的根基所

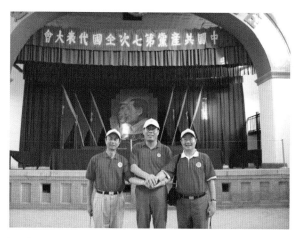

在向延安革命老区送医送药活动期间参观"七大会址"

在，直到现在我还坚持每周按时出三次门诊，参加一次大查房，还有院内院外的会诊，两周一次的大内科病例讨论会，还有定期的哮喘学校患者教育。从临床中学习、积累和成长是任何一名医生一辈子都不能停下的工作，以一颗踏实平静的心坚持做好

医生的本职工作也是任何诱惑所不能动摇的。2003 年 SARS 结束后，由于我作为首支国家医疗队队长出色完成了患者的救治任务以及主持完成了世界上第一个 SARS 灭活疫苗和人禽流感 H5N1 全病毒灭活疫苗的 I 期临床研究工作，并在国际著名医学杂志 *Lancet* 上发表，中组部以及新闻媒体想要对我进行进一步的宣传，卫生部党组领导和院领导也多次找我谈话想让我担任更高的行政管理职务，我都婉言谢绝了。因为我明白，任何光鲜的头衔和耀眼的光环，都可能会跟朴实无华的医术和学术产生冲突。我今后的主要时间和精力，只能投入到我所热爱的医学和专业中去！我在给中央国家机关工委的信中写道："我非常感谢各级党组织对我的鼓励和支持，我将以此为动力，以更大的干劲投入到今

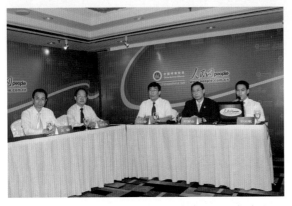

哮喘联盟网站和人民网联合直播为患者和医师解难答疑

后的为人民服务工作中去"。在中国哮喘联盟担任负责人这几年，我承担的责任越来越重，家人和同事说我新长出来许多白发，但我的心里却是坦荡欣慰的。因为我们的工作促进了推动了哮喘的规范化诊治，提高了我们国家的哮喘的整体防治水平。

对于一名医生来说，临床和科研是一个两手抓的问题。临床工作很重要，是一个医生的根本，医生不看病，医生不会看病就不是医生了；科研是促进临床发展的一个重要因素，科研工作做得好，尤其是临床科研做得好，就能改进临床的诊断治疗方法，推进医学的进步。因此医生应以临床为主，同时在力所能及的情况下进行一些与临床相关的科研工作，二者互相促进。在科研工作中，我经常对我身边的医生和学生讲，要有实事求是的科学精神，万万不可因为谋求私利而去"改数据、拼文章"、"跑课题、跑奖励和称号、跑成果"。负责全国哮喘流调的工作后，我每次跟团队开会以及进行调查员培训时都再三强调，我们承担了历史的责任，必须不惜一切代价把调查研究做好，

给国家和人民一个真实准确的结果。

老老实实地做人，严谨规矩地做医生，踏踏实实地做学问。这是我的座右铭。今后我也将继续在我的医学人生中为这三句话做出自己本色的诠释。

赠言青年医生

大医精诚，医者仁术。作为一名医生，医德、医道、医术三者缺一不可。道生于静，德生于谦。做一名医生须应先学做人。医术精湛、人格高尚的医生，才是真正的好医生。

作为一名青年医生，应当怀有一颗感恩的心。对父母、师长、社会的养育栽培应心怀感恩而且回报反哺。应当对你的病人怀有仁爱和感激，因为你的每一位患者都是提高你临床水平的老师。

作为一名青年医生，应当牢记，医生的最大价值就是为患者看好病。做一名优秀的临床医生，必须要有扎实的基本功、开阔的视野和积累更多的实践经验。在临床中发现问题，又通过研究探索解决问题，医学才能不断进步。忽视了这些根本，你的职业生涯就如同将楼阁建在了沙漠里。

从事医学研究和临床工作要严谨周密，做学问要求真务实。戒除浮躁、急功近利的心态，放下一张平静的书桌，做一份踏踏实实的学问，你的成果才能造福患者、造福社会。

世上做任何事情最怕"认真"二字。欲做大事应先从认真做好每一件不起眼的小事开始，先"扫一屋"方能"扫天下"。态度决定命运，细节决定成败。

成长为一名临床医学大家，是奋斗的目标，也是从每一天做起的一生的修为。

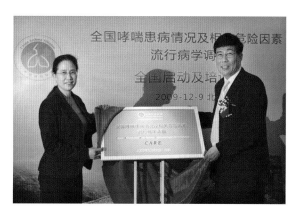

▶ 全国哮喘流行病学调查揭牌和启动仪式

罗 群

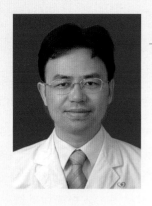

- 广州医学院第一附属医院呼吸内科副主任医师
- 中华医学会呼吸病学分会间质性肺疾病组委员

个人简介 ————————————————— • Profile

　　罗群，1996 年毕业于广西医科大学临床医疗系，师从广州呼吸疾病研究所副所长陈荣昌教授攻读硕士、博士。2008 年到北京协和医院风湿科进修。同年受聘为中华医学会呼吸病学分会间质性肺疾病组委员。现主攻间质性肺疾病和全身性疾病对肺部侵犯的临床诊治及科研。作为主要参与者完成的"无创正压通气临床应用的系列研究"分别获得广州市科技进步一等奖、教育部二等奖和广东省科技进步三等奖，"呼吸支持技术的临床应用研究"获 2006 年中华医学科技一等奖，"呼吸衰竭的发病机理与治疗研究"获 2009 年国家科技进步二等奖。参与"双通道无创呼吸面罩"和"可预防感染、实施插管的无创呼吸面罩"等国家专利的研制。承担多项国家及省级科研项目。

职业生涯感悟

　　我出生于广西南宁市，是个地地道道的南方人，儿时非常渴望能够到外面的世界去看看，感觉外边的世界会更大更美好。在高考的时候，选择了位于中国最北方黑龙江的哈尔滨工业大学，很遗憾，由于该学校作为全国一类本科大学竞争异常激烈，我没能被录取。也许就是命运的安排，我

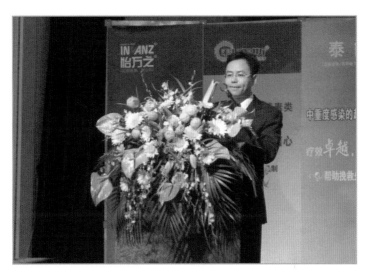

▶ 罗群在广东省呼吸年会上专题发言

被调剂到了第二批志愿广西医科大学，就是因为这次偶然的调剂，我从一个对医学没有任何概念的懵懂青年变成了如今呼吸界的一名医生。

本质上，我认为医生职业同其他职业一样，首先是为了养家糊口，进而是完成个人的夙愿，实现人生的目标。不过由于医生手上维系的是人的生命和健康，关系着千家万户的幸福，所以，在我眼中医学既是崇高也是普通的。真正能做到像钟南山院士那样在医学上有颇高造诣和崇高的社会使命感的医生也确实很难。

医生要真正地体察病人的痛苦，急病人所急，痛病人所痛，从内心去关心、体贴病人，为病人解决问题，医生和患者之间的相互理解和信任就会形成。如果一个医生不注重医德，只是

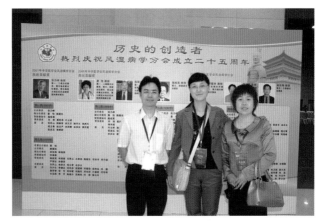

▶ 罗群在全国风湿年会上与同行合影

看重医术，就算医术再高也算不上一个好的医生。在不断提高自己的医疗技术、积累行医经验的同时，保持以"病人为本"的责任心和仁爱之心，日常工作中多注意细节，与病人交谈时尽量用其能理解的语言等，我们的工作总会得到患者的信任和认可。

大学毕业后，我被分配到了一家小医院工作，虽然安逸但是发展有限，为了继续深造，我报考了陈荣昌教授的研究生，我之所以今天能在呼吸领域取得点小成绩和陈老师的精心教导是

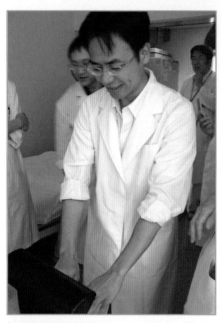

罗群医生查房

密不可分的。陈老师表面上对学生的要求不高，好像只要完成交给的任务就可以顺利毕业，但是事实并非如此，一旦完成了一项任务陈老师会不断给你加量，保证你在求学的路上不断提高。在 SARS 期间，我参与"双通道无创呼吸面罩"和"可预防感染、实施插管的无创呼吸面罩"等国家专利的研制，在多家医院进行多中心研究，同期里是效果最好的。经过此事，我懂得了一个道理，那就是在人生的任何阶段、任何情况下都要认认真真、踏踏实实做好你应该做的事情。你该得到的社会、医院都会给你，荣誉人民也会给你。

要想取得点成绩，必然要付出比别人更多的努力，机会是平等的，不要急功近利。由于工作繁忙，最让我愧疚的就是没能拿出更多的时间来陪儿子。有一次我答应了儿子要去开家长会，但是当天突然来了一位急诊病人，没法按时参加，儿子看不到我说什么也不肯进幼儿园，最后当我赶到看见儿子哭花的小脸，心里真不是滋味呀！现在不管工作多辛苦，回到家我都会抽时间陪儿子一起玩耍、一起聊天，这个时候就是我最放松和开心的时候，也是我

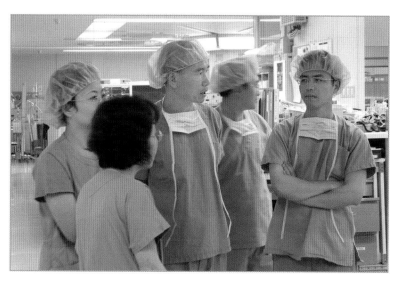

▼ 罗群教学

最好的减压方法。

赠言青年医生

　　青年医生最重要的是临床锻炼，意志力和品格的磨炼。不要怕自己是新手，要有认真勤奋对待病人的态度。认真踏实的积累，不怕吃苦、肯钻研、懂感恩，总会有所成就！

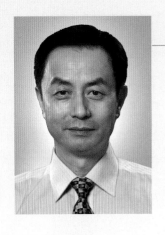

周 新

- 上海交通大学附属第一人民医院呼吸科主任
- 中华医学会理事
- 中华医学会呼吸学会常委
- 上海医学会呼吸学会候任主委

个人简介 ———————————— Profile

周新，上海交通大学附属第一人民医院呼吸科主任、博士生导师，享受国务院政府特殊津贴专家。曾赴德国海德堡大学医院和海德堡胸科医院进修学习。现任中华医学会理事、上海医学会理事、中华医学会专家会员、中华医学会呼吸病学分会常委、哮喘学组副组长，中国哮喘联盟总负责人之一，中国医师协会呼吸医师分会常委，卫生部抗生素临床合理应用全国普及计划核心专家。任上海医学会呼吸学会候任主委、上海慢阻肺联盟负责人，上海医学会感染和化疗学会委员，内科学会委员，上海药学会抗生素专业委员会委员，华东地区肺部感染协作组前任主委，亚太地区呼吸病学会会员，美国胸科医师学会资深会员（FCCP）。曾获得全国医药卫生系统先进个人，上海市优秀共产党员，上海市抗非典模范工作者，上海市劳动模范和中国医师协会颁发的中国呼吸医师奖等称号。

早在 20 世纪 80 年代，在国内率先开创纤支镜引导下紧急经鼻气管插管技术、长期留置鼻气管导管在呼吸衰竭中的应用以及支气管肺泡灌洗术在肺部危重症中的应用等技术。90 年代以后重点研究方向为气道疾病和肺部感染性疾病。参与制定我国哮喘防治指南，咳嗽诊治指南等。在国内最早应用曲霉菌抗原（GM 试验）检测技术早期诊断侵袭性曲霉菌病，作为通

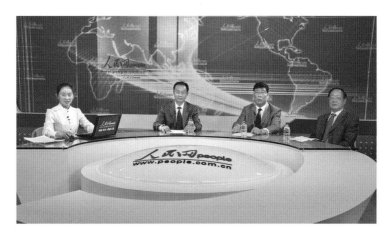

周新教授做客人民网

讯作者之一起草了首部我国侵袭性肺曲霉菌感染的诊断和治疗原则。以第一或通讯作者发表学术论文 180 余篇，其中被 SCI 收录 9 篇，包括 *CHEST* 和 *Euro Respir J*。研制的无创通气面罩获国家专利 2 项，并获得上海市优秀发明奖 3 项。共同主编专著《机械通气波形分析与临床应用》，《慢性阻塞性肺病的预防和治疗》和《呼吸危重病学》。任《*CHEST* 中文版杂志》、《中国呼吸与危重监护杂志》和《中华哮喘杂志（电子版）》副主编、《中国实用内科杂志》、《中国感染和化疗杂志》和《中华结核和呼吸杂志》等二十多本杂志的常务编委、编委。

职业生涯感悟

　　我曾是一名下乡知识青年，当时每天除了辛勤的劳动之外，根本没有学习知识的机会。能够上大学学习成了我的梦想。进入上海第二医科大学以后，我非常珍惜这难得的学习机会。从一名医学生到从事临床医疗工作已 30 多年，并成为一名医学教授，我的体会是始终热爱和享受这一崇高的职业和工作。

　　年轻时我最大的兴趣就是到图书馆看书，当时没有电脑，能在图书馆看到国内外的书籍和原版杂志，那是令人振奋的事情。星期天休息，我会骑上 1 小时路程的自行车，到上海医学会图书馆泡上一整天，享受读书的快乐。

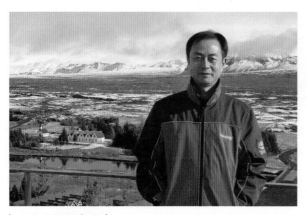

▶ 周新教授在冰岛

也许是上帝安排好我毕业以后会当一名呼吸科医生的，我在上大学期间就翻译了一篇有关呼吸病的医学文摘，投寄给在广州的《国外医学内科学分册杂志》，这也是我人生中发表的第一篇译文。当了呼吸科医生以后，翻译医学文摘和撰写综述成了我的爱好，我将翻译和撰写综述作为学习国外医学新知识的一种方法。在20世纪80年代，我发表了国外医学文摘和综述近百篇。

年轻人在初出茅庐时，如果能有前辈的指点那无疑是非常幸运的。我作为医学生在上海瑞金医院呼吸科实习时，自己翻译了一篇有关呼吸病的医学文摘，当时斗胆找到科主任胡曾吉教授，想请他校对并投稿。胡主任很忙，但没有拒绝。胡主任将我的译稿交给了邓伟吾教授请他帮助校对。邓教授连夜修改了我的译稿，由于修改的地方较多，邓教授用文稿纸将校对好的文章重新又抄了一遍。第二天胡主任将校对好的文章交给了我，我接到邓教授重新抄写的文章后深为感动。两位国内著名的呼吸病专家对待一名医学生是如此的关心和爱护！我感到自己非常幸运。两位教授高尚的品德和大家风范使我终生难忘！我将邓教授重新抄写的文稿珍藏了几十年，我立志以后要成为一名像他们一样的优秀医生。当我成为一名呼吸科医生后，得到邓教授的教诲

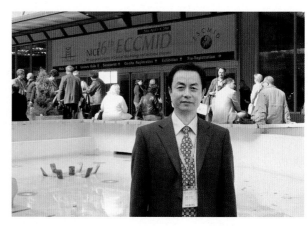

▶ 周新教授参加学术会议

就更多了。邓教授是我一生学习的楷模。

如今社会发展迅速，人们的需求也提高了。要成为一名好医生，不仅要有丰富的医学知识和经验，还要有良好的医德、医风和沟通技能。从医30多年，我已习惯每天早上6点

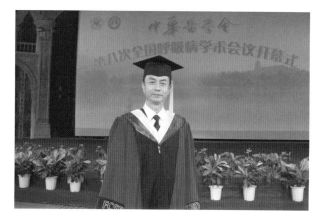

周新教授专家会员照

半进病房，查看每一位危重病人的病情，与患者和家属沟通，使他们感到放心。作为一名医生，只要你对每位病人认真负责地去做每一件事情，真心地为他们去着想，你就会受到病人的尊敬和信任。

医生的工作具有风险高和压力大的特点。工作之余，要放松自己，可以做些自己喜欢的事情。我喜欢字画和欣赏艺术品，关注字画和艺术品背后的故事，这样会丰富自己的人生阅历。从某种意义上说，艺术和医学是相通的，都是在追求美的东西。医生通过自己的专业知识和技术，使人们保持身体健康，这是为人们的幸福生活在做"美"的创造。

赠言青年医生

年轻医生在临床和科研两方面要有高要求，高目标。作为一名临床医生要认真做好每天平凡的医疗工作，学会与病人多沟通。在实践中提高自己的素养，保持良好的医德、医风。要热情地对待每一位病人，在诊治患者的过程中学习诊疗知识和提高医疗技术，善于在实践中发现问题和找到解决问题的办法。要坚信只有今天努力地付出，明天才能得到更多的回报。重要的是要根据自己的兴趣制定研究方向。有了目标和方向，就要持之以恒地去学习和奋斗，努力去实现自己的梦想。

郑劲平

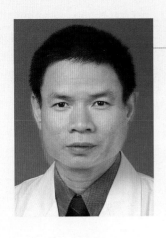

- 中华医学会变态反应疾病学会委员
- 广东省变态反应疾病学会常委
- 广东省呼吸学会委员
- 广东省循证医学学会委员

个人简介 ━━━━━━━━━━━━━━━ **Profile**

郑劲平，中华医学会变态反应疾病学会委员、广东省变态反应疾病学会常委、广东省呼吸学会委员、广东省循证医学学会委员、美国胸科医师学会资深会员（FCCP）、广州市优秀教师、广州市优秀专家。

从事临床呼吸医学诊疗、科研和教学 20 多年，专长于临床肺功能研究和呼吸药物临床研究。主编《肺功能学——基础与临床》和《肺功能检查实用指南》学术专著、参编 10 多部专著，在国内外著名学术期刊发表研究论文论著 200 多篇，其中的循证医学研究论文（PEACE 研究）在世界著名医学杂志《柳叶刀》发表中并评为该杂志年度最佳研究论文；主持的"肺功能检查新技术及其临床应用系列研究"获广东省科技进步一等奖。另获广东省现代教育技术 151 工程优秀网站一等奖等成果。作为卫生部"适宜卫生技术推广十年百项计划项目"的负责人，连续 12 年主持国家级继续医学教育培训班，积极向国内 20 多个省市自治区推广肺功能检查技术，并目前正主持全国肺功能正常值的研究；作为国际呼吸论坛肺功能专责学组以及全球肺创议肺功能正常值指导委员会的唯一中国代表，参与发展中国家肺功能检查策略的指南制订和全球肺功能正常值建立工作。

职业生涯感悟

说起我的从医之路可谓充满曲折。家里人都希望我能学医，因为学医不仅能照顾到家人，也能够帮助更多的人，是受人尊敬也稳定的职业。但我自己没有想过要学医，我更喜欢电子机械方面的专业。命运弄人，第一年高考我被广东医学院录取，但是为了自己的理想我没去学校报到，直接参加了工作。两年后再次参加高考，结果还是被广东医学院

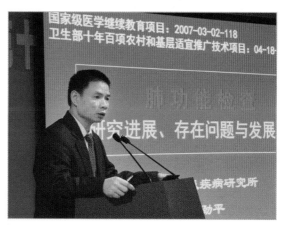

郑劲平教授授课

录取，也许这就是冥冥之中的那份安排吧。我在命运的指引下来到了广东医学院，开始了我的学医生涯。

从入学那天起我开始有意识地逐渐培养起自己对医学的兴趣。其实，医学专业刚开始学习的时候是非常枯燥的，要接触大量陌生的医学术语，每天都需要大量的背诵。但随着学习的深入，各种实验逐渐增多，我发现这门学科也是有着丰富内涵的学科。这样，我从只会被动地死记硬背，逐渐地变为提前主动地去了解有关生理病理的相关问题。一个学期结束后，我突然发现，自己还挺喜欢学医

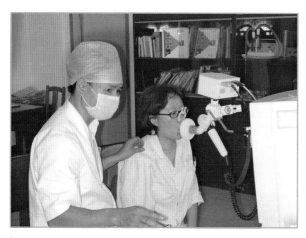

郑劲平教授给患者做肺功能检查

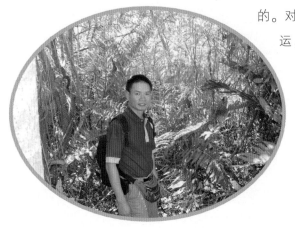

郑劲平教授登山途中

的。对这些，我个人真的感到很幸运，也很满足，回顾走过的路，我觉得兴趣是可以培养的，只要你在任何情况下，都能认认真真、踏踏实实做好你应该做的事情。

大学毕业后，由于在学校期间打下的良好基础，我工作起来还算顺利，没有遇到太多障碍。但是有一件事情让我记忆犹新，记得当时钟南山老师让我们听一卷英语录音带，在听的过程中，我发现好多内容都无法理解透彻。这个时候我意识到学习和工作是脱节的，必须在工作的基础上学习，只有不断地学习，不断的实践，自己才能有真正的提高。一定要想办法拓宽自己的视野，上网、英语都很关键。要想达到一个国际化的水平，一定要去浏览国外的医疗信息，所以，学好英语是我当时最主要的目标。

于是，在工作中，我抓住每个可以学习的机会来锻炼自己。临床工作两年后，我考上了研究生，通过学习，不仅培养了我对基础概念的掌握，而且也增加了我的临床研究经验，最重要的是让我意识到了自己的不足，确立了今后专业发展的方向。这些都为我之后的工作带来了巨大的帮助，所以最关键的还是要看自己是不是真

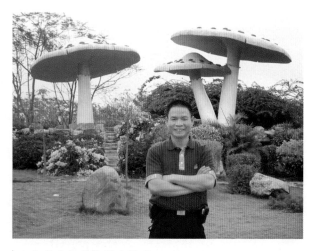

郑劲平教授休闲生活照

的努力了。

　　工作的时候我全身心投入，在工作闲暇时间，我非常喜欢游泳，游泳对身心体魄都有帮助，在游泳的时候我能彻底放松，让自己什么都不去想，对调节情绪有非常大的帮助。现在基本还能保持每天都去游泳，每周都会和朋友们打打篮球。另外，有空也会去练练琴和家人一起散散步，不光陶冶了情操，也能保持着家庭的和睦。

　　我认为，一个幸福和谐的家庭才是我工作的最坚强后盾。

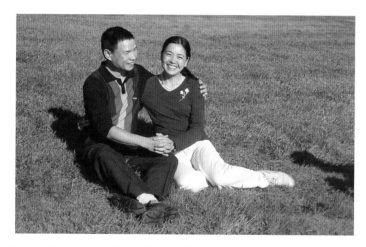

　▶　和家人在一起是最幸福的时候

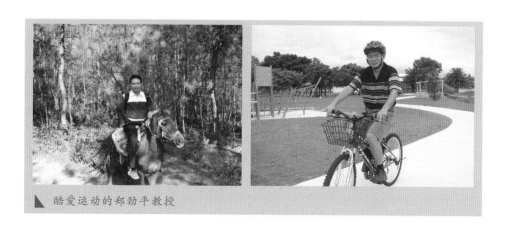

　▶　酷爱运动的郑劲平教授

赠言青年医生

我更看重的是学生的人品性格。有一句话说："德大于才是君子"，医生本身的职业特性对医生之"德"存在高要求。从某种程度上来说，相对于专业技能，"德"可能更重要。一个有人文素养、有医德的人才能真正成为一名好医生。

要有吃苦的精神，不要去计较太多的东西，要踏实地学本事。更重要的是年轻医生就应该要敢闯，不要过于迷信权威。要勇于突破，不要怕犯错误要敢闯！机遇为有准备的人所创造的，机会面前人人平等，要善于把握。而也只有平时付出更多的努力，善于总结才能发现机会，才能去抓住机会。一个人如果没有真本事，就算遇到了机会，也会抓不住而让机会溜走。

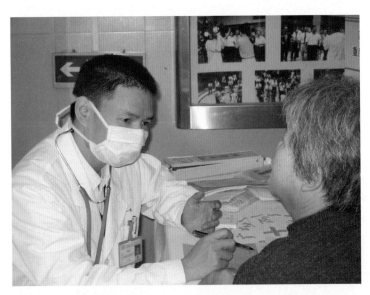

▶ 郑劲平教授给患者诊治

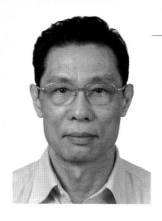

钟南山

- 中国工程院院士，教授，博士生导师
- 著名呼吸内科专家
- 呼吸疾病国家重点实验室主任
- 广州呼吸疾病研究所所长

个人简介 　　　　　　　　　　　　　　　▶ Profile

　　钟南山院士，福建省厦门市人，1936年10月出生，中共党员，中国工程院院士，教授，博士生导师，著名呼吸内科专家。1960年毕业于北京医学院医疗系，1979~1981年公派英国进修。1984年被授予首批国家级有突出贡献专家称号。1985年后被指定为中央领导保健医生，受聘为世界卫生组织医学顾问、国际胸科协会特别会员、亚太地区执委会理事；同年任硕士研究生导师。1995年任博士生导师。1996年5月当选为中国工程院院士，1998年起任医药卫生工程学部副主任。2005~2010年任中华医学会会长、现任呼吸疾病国家重点实验室主任、广州呼吸疾病研究所所长。

　　钟南山院士长期从事呼吸系统疾病的临床、教学和基础研究工作，是近10余年来推动我国呼吸系统疾病研究水平走向国际前沿的学术带头人。通过创制的"简易气道反应性测定法"及流行病学调查，他首次证实并完善了"隐藏型哮喘"的概念，该观点为联合国卫生组织撰写的《全球哮喘防治创议》所采用。通过研究对我国慢性咳嗽病因谱进行了系统的分析，阐明了胃食道反流性咳嗽的气道神经炎症机制。他创制的"运动膈肌功能测定法"，首次证实即使早中期慢性阻塞性肺病（chronic obstructive pulmonary diseases，COPD）病人也有60%存在蛋白－能量营养不良，制定了补

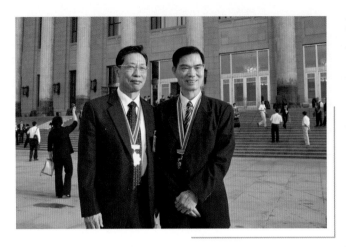

▲ 钟南山院士在"双百"人物表彰大会上与同行合影

充其基础耗能的校正公式。迄今为止，他主持完成了国家"973项目"（首席科学家）、"863计划"、"十五"科技攻关、国际合作等10余项重大科研项目；在国内权威杂志上发表论文200多篇；在国外学术期刊上发表SCI论文50余篇，其中包括*Nature Medicine*、*Lancet*等国际权威刊物，被引用次数达438次；荣获国家科技进步二等奖、三等奖，广东科技进步特等奖、一等奖，何梁何利奖，吴杨特别贡献奖等20余项奖励。

钟南山院士献身医学教育事业。1992—2002年担任广州医学院党委书记、院长，从医从教近50年，他辛勤耕耘在教育教学第一线，坚持为本科生授课，定期为实习生开设临床讲座，坚持每周一次全院性临床教学查房，融"教书育人"于教育教学全过程，形成了"奉献、开拓、钻研、合群"的"南山风格"和"学本领、学做人、强体魄"相统一的教育理念；在教学实践中，他提出了要注重培养学生具有"五性"，即"对学习的自主性"、"对工作的创造性"、"对病人的责任性"、"对集体的合群性"

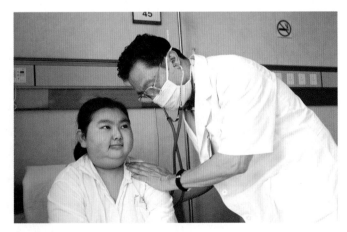

钟南山院士给患者查体

和"对社会的适应性"。在教学过程中，注重引领学术新风，追踪学科前沿，开展教学改革研究，并将研究成果应用于教学中。迄今为止，主持完成各级各类教学研究课题4项，发表教学研究论文10篇，出版专著和教材12部；培养硕士研究生31名、博士研究生30名，博士后4名。其中，2人获得广东省南粤优秀研究生称号。许多研究生毕业后已经成为各自单位的技术骨干、学科带头人等。

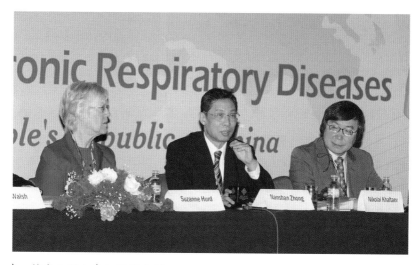

▶ 钟南山院士参加国际会议

作为我国知识分子的优秀代表，钟南山院士坚定地站在维护公共利益的立场，以一个知识分子应有的良知和胆识，坚持真理，敢于质疑，敢于追问，发出不同的声音，提出不同的判断。如在"非典"初期，他坚持实事求是的精神，以非凡的勇气质疑权威机构发布的不实消息，维护了科学的尊严，赢得了国人的敬重。在抗击SARS疫情中，钟南山院士带领团队率先投入战斗，主动要求收治危重SARS患者，积极倡导国际大协作，组织了广东省SARS防治研究，创建了"合理使用皮质激素，合理使用无创通气，合理治疗并发症"的方法治疗危重SARS患者，获得了96.2%的国际最高存活率。他实事求是的科学精神，临危不惧的英雄气概，视患者如亲人的大医情怀，受到世人称赞，被誉为"抗非英雄"。

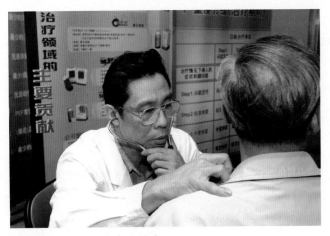

钟南山院士给患者做检查

钟南山院士1990年被评为全国卫生系统优秀留学回国人员；1992年获得全国卫生系统模范工作者称号；1993年受到广东省人民政府通令嘉奖；1995年被评为全国先进工作者，荣获全国"五一"劳动奖章；

1997年当选为中共十五大代表；连任第八届、九届、十届全国政协委员。2003年，因抗击"非典"功勋卓著被广东省人民政府荣记特等功、被广州市人民政府授予"抗非英雄"称号；再次荣获全国"五一"劳动奖章，当选CCTV感动中国十大人物；同年荣获"中国医学基金会华源医德风范奖"。2004年，荣获全国卫生系统最高行政奖励"白求恩奖章"。2007年，荣获全国道德模范（敬业贡献）奖。2008年，当选第十一届全国人大代表。2009年，获选中国高等学校教学名师；入选"新中国成立60年来100位感动中国人物"。2010年领衔获得南粤功勋团队奖。

职业生涯感悟

我的父亲钟世藩，1930年毕业于北京协和医科大学，之后又取得美国纽约州立大学医学博士学位。1946年到广州后，任广州中央医院院长兼儿科主任、岭南大学医学院儿科教授。我从心底敬仰我的父亲，不仅因为父亲的名望，更因他崇高的治学精神和医德。父亲是典型的象牙塔里面的精英，那个时候培养出来的人，有非常严谨和实事求是的恒定素养。他对我的影响很大，因为他说任何话，做任何事，都讲依据。

我记得小时候，父亲救治病人，常常是风里来雨里去。在我高中的时候，

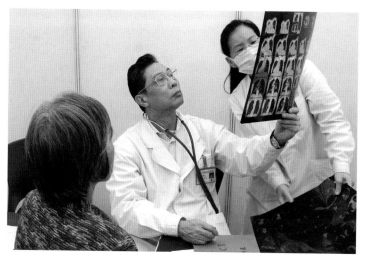

▲ 钟南山院士给患者看片

父亲对我说："一个人要能够给世界留点什么东西，这个具有重大的意义。"也许就是这种潜移默化的教诲，为我最终选择医学埋下了伏笔。

由于体育上的一些成绩，1954年中央体育学院希望我到国家队去参加培训。父亲则希望我继续读书，因为搞体育竞赛不是长事，不可以终其一生，而医学研究和治病救人是可以从事一生的工作。

我听取了父亲的建议，开始准备高考。北京医学院招的学生分数要求比较高，我由于数学考得不好，本来以为没希望的，没想到录取了，我真的考上了北医！

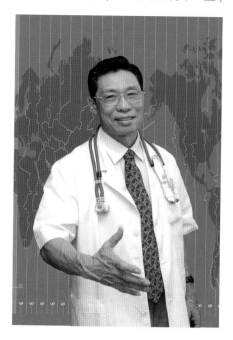

1955年开始读书，到1958年三年级我去参加了全运会。1960年才又回到学校继续读书，对于这样的结果，我感到终身遗憾。由于只读了三年半大学，临床上的很多东西我都没有学到。所以后来我从北京回到广州从医，这一条路走

得非常艰难。

因为"出身"问题，我在政治运动中备受煎熬。从大学毕业，一直到1971年回到广州，我几乎没做过一件和临床沾边的事，整整荒废了八年的时光！可以说，我的医学事业从35岁才真正开始。

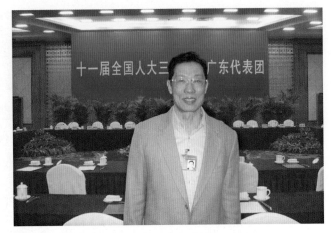

▶ 钟南山院士在全国人民代表大会上

记得刚到广州市第四人民医院时，我就想难道我就在这么一个小地方，一个很破旧的医院里一直混下去？30多岁了还去学内科？慢慢跟人家学？不行！将来我绝不会就是这个样子！我一定要干出点名堂来，一定要改变这里！

我常常要求自己，被安排在一个地方，就在那里钻进去，培养出自己的兴趣。我年轻时最大的兴趣是外科，组织上让我搞慢性支气管炎，肺气肿，是我最不喜欢干的。如果下辈子能再选择，我还是想学外科。但我在呼吸方面钻进去了，并且钻出了兴趣。大家在有困难的时候要磨炼自己，一个人如果能抵抗住挫折，最后就能取得成功！其实很多人都是被动地接受工作，强迫自己对工作产生兴趣，然后一点点从基础做起。

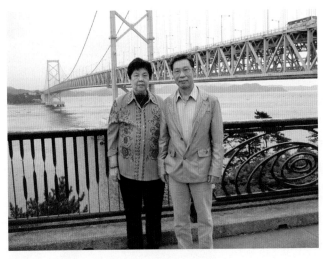

▶ 钟南山院士和夫人在日本

从医40多年来，

我始终恪守一条原则：生命无价，病人的利益高于一切。从最初连咯血和吐血都分不清楚的懵懂医生到院士，至今我都没有违背过这个原则。在"非典"中主动请缨，绝非偶尔为之的心血来潮，而是发自内心的召唤。医务人员的价值，就体现于服务社会、服务群众，只有从群众中获取强大的支持，汲取智慧的源泉，自己才能不断成长。

我认为最好的减压方式就是体育活动。我为什么到现在还喜欢呢？因为它能培养人的三种精神，一个是竞争的精神，一定要力争上游；一个是团队精神；第三是如何在一个单位时间里高效率地完成任务。把体育精神拿到工作、学习上来是极其可贵的。

赠言青年医生

近年来，在每次大型会议的交流时间里，都会有很多青年医师向我提问。问题的涵盖面很广，从职业生涯的规划，到医学思维的训练，从缓解身心压力，到医疗体制改革……让我突然意识到，时代确实不一样了。

我们这代人刚参加工作的时候，考虑更多的是党和组织的需要，个人兴趣、物质回报等，考虑的比较少，那时的工作环境、人际关系，也要相对地简单一些。可是，随着社会经济和医疗科技的发展，人们对医疗工作者的服务水平提出了更高的要求，青年医生需要储备的知识大大增加，职业目标的选择与规划变得至关重要，同时，青年医生还需要学会调节工作压力，并要关注与自己息息相关的医疗体制改革。信息爆炸，选择多样，压力重重，让很多刚走出象牙塔的青年医生感到迷茫和无所适从。

众多的压力与困难之中，让青年医生们最不适应、也是最感到寒心的一点，就是日益紧张的医患关系。原因是多方面的，一方面，现代医学对高科技的崇拜却忽略了其局限性，使得医疗技术与人文关怀分离，另一方面，竞争与激励机制的引进，使得原有价值观受到了金钱的冲击，部分医生没能守住道德底线，再加上媒体的渲染和夸大、法律法规的不健全等原因，医患冲突时有发生。在呼吁社会给医生一份宽容和理解的同时，我也想提醒青年医

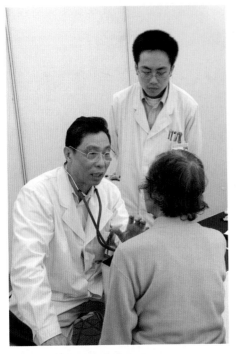
钟南山院士给患者查体

生：在提高你的医学技能的同时，千万不能忽略提高你的人文素养。

现代医学模式已经转向要对病人进行生理和心理全方位的治疗护理，强调"生物-心理-社会"三者结合的医学模式。如果不具备良好的人文素养，自然无法接收和感应到来自病人内心的消息，眼里的病人不是困难的、等待救助的生命，而只是一个个等待药物或者手术治疗的器官，那你又如何与病人展开心灵的对话，寻求身心双佳的治疗之道呢？

在"非典"来袭，汶川求救之时，感动社会的不仅仅是白衣天使的工作效率与医疗技术，更是我们那种舍身为人、心系众生的人文关怀。所以，要想成为一名优秀的医生，在拥有绝对理性的同时，也不能缺乏感性，要学会体谅，学会感恩，在承担责任的过程中，感受自己生命的价值。

我相信，随着国家卫生总费用投入的加大，民众的卫生保健知识水平的提高，城镇卫生资源分布的均匀，中国医疗体制改革的前景是光明的，我们医护人员也将会得到应有的理解和尊重，并在更人性化的工作环境中实现自己的人生价值。

欲速则不达，任何事情都不可能一蹴而就。每一个成功都是一个一个脚步走过来的。多以，请放弃那些一步登天的幻想，认认真真地做好自己的事才是最重要的。年轻人要有动力，要有进取精神，也要主观愿望，但是最重要的还是要脚踏实地。

姚婉贞

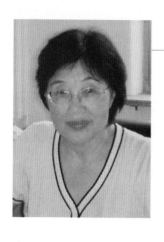

- 中华医学会呼吸病学分会常务委员
- 慢性阻塞性肺疾病学组副组长
- 中国慢性阻塞性肺疾病联盟负责人
- 中华医学会专家会员
- 美国胸科医师协会资深会员

个人简介

Profile

　　姚婉贞，博士研究生导师，曾任北京大学第三医院呼吸科主任。专业特长：内科与呼吸系统疾病疑难危重疾病的诊治。特别是慢性阻塞性肺疾病、支气管哮喘、肺间质疾病、感染性肺部疾病的诊断与治疗以及肺部阴影的鉴别诊断。任中华医学会呼吸病学分会常务委员、慢性阻塞性肺疾病学组副组长、中国慢性阻塞性肺疾病联盟负责人、中华医学会专家会员；美国胸科医师协会资深会员；亚太呼吸病学会委员；北京医学会呼吸专业委员会委员。中华结核和呼吸杂志、中国临床药理杂志、中国呼吸与危重监护杂志等多种杂志的编委。参与我国一些重大疾病诊治规范和临床路径的制定工作，主编《慢性阻塞性肺疾病》、《慢性阻塞性肺疾病热点问题》，译著《慢性阻塞性肺疾病诊断治疗和预防的全球策略》，参与编写《内科学》等20余部著作。发表文章200余篇。获第二届中国呼吸医师奖、中华医学会COPD优秀成果奖、北京市科学技术奖二项、中华医学奖一项等多项奖励，并在防治"非典"期间获多项奖励。

职业生涯感悟

上学的时候的我比较喜欢理工类，1965年参加高考时，理工农医进行了合并，再加上家里人都希望我能读医学专业，就报考了北京医学院。当时我对学医并没有那么强烈的兴趣。不过我有一个特点，既然选择了，就好好地做下去。上中学如此，上大学如此，当医生给病人看病如此，即使做了主任，管理科室也是如此。

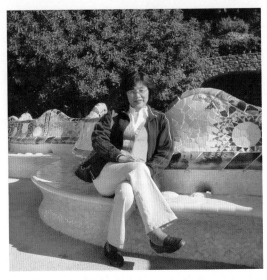

姚婉贞休闲生活照

由于赶上"文化大革命"，学校基本处于停课状态。特殊的时期我除了静心学习之外，也要积极参加学校的各项活动、会议等。1970年毕业的时候，是三届学生一起分配，1 000多人中选择70人留校，我非常幸运地成为其中一员，直接分到了北京大学第三医院。

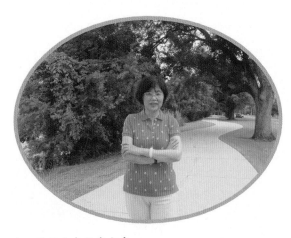

姚婉贞在新奥尔良

那时，我喜欢妇产科专业。但直接被分到了内科。尽管我对此不是很感兴趣，但是既然组织分配了，我也就去做了。而且我相信，只要认真踏实地去做，也会有所作为。我的信念就是只要认真努力、持之以恒，就一定能做成、做好。

从我个人来讲，可以说是很幸运的。从没想过学医，到现在能做出点成绩的医生，我很感恩，也很满足。做医生苦，但是做医生也快乐。当你治愈疾患，当你将患者从死亡线上拉回来，当你研究成果获得认可并可使患者受益，当你通过不断学习和积累解决了很多临床难题，当你因为自己的工作使他人获得快乐，当你因为尊重、理解患者而获得患者的尊敬和理解，你就会发现一切辛苦、努力、委屈，都成了幸福的源头。我认为行医生涯虽苦，但更有快乐，踏踏实实做医学研究，认认真真对待每一位患者，善待每一个人，不论在哪里，都会是一个快乐的医生。

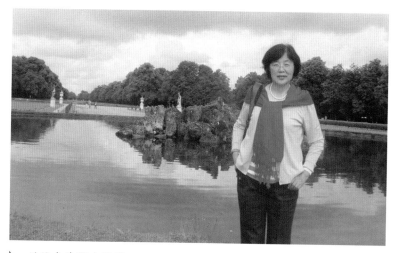

姚婉贞休闲生活照

临床医生，何为临床医生？就是多多亲临病人的床旁了解病情观察疾病的变化，包括病人心理状态。对于医生最重要的就是临床锻炼，要在实践中学习才能真正地进步。曾经有一个案例：一个24岁的女学生，高热，呼吸困难，心包积液。腹部超声正常，CT诊断肺间质纤维化。会诊时我首先详细询问病史，认真查体，发现上腹部有硬块，提示超声检查医生，重新检查，发现是胃部肿瘤，最后确诊为胃印戒细胞癌心包及肺转移。同时也告诉我们，尽管先进医学技术大大推动了疾病的诊治水平，但不能代替物理诊断，不能忽视、望、触、叩、听的基本功，再先进的仪器检查，也得在你查体之后进行，不能仅仅根据检查结果来看病。

赠言青年医生

对于青年医生，我想说的是，每个人都要本着对病人负责的态度去进行工作，踏踏实实，学好基本功，多实践，作为一名白衣天使，查房时先看病人，再做检查，相关检查是辅助手段。要敢于承担责任，虽然医患关系紧张，医疗环境不佳，但病人就在那里，我们要先做好自己，要对病人负责！同时对于现在的年轻医生来说，撰写论文以及其他的事情占据了他们太多时间，难以一心一意看病。要学会合理安排时间，提高效率很重要，抓紧时间，做什么就专心去做，没必要白天黑夜的加班，工作时间长短不是我看重的东西，效率更为重要。

不过现在的年轻医生不像我们当年只要做好医生就行，他们现的面临的压力也很大。各种检查，各种考评，还需要做研究发表文章，在我力所能及的范围内会帮年轻医生做临床科研、修改论文。我非常能理解年轻医生面临的压力。可我们是一名医生，不管怎么样要会看病，看好病！这是我们的工作。

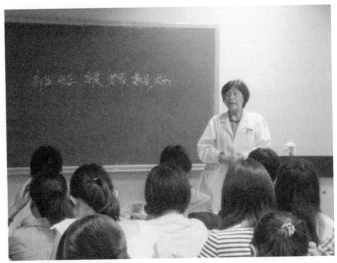

▶ 姚婉贞教授在教学

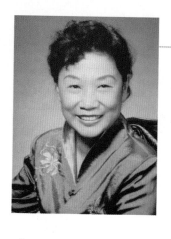

贺　蓓

- 北京大学第三医院呼吸科主任
- 教授、主任医师、博士生导师
- 北京大学第三医院教授委员会委员
- 北京大学第三医院学术委员会委员

个人简介
Profile

　　贺蓓，教授、主任医师、博士生导师，北京大学第三医院呼吸科主任，医院教授委员会和学术委员会委员。1993~1996 年在美国衣阿华大学呼吸科做访问学者和博士后培训。兼任中华医学会呼吸病学分会委员和北京医学会呼吸专业委员会常委，感染学组全国委员，中国医师协会呼吸医师分会常委，北京医师协会呼吸医师分会委员，中华医学会运动医疗分会医务监督学组副组长，北京药理学会抗感染学组副主任委员，美国胸科医师协会和欧洲呼吸学会资深会员。担任《中华医学杂志英文版》、《中华医学杂志》、《中华结核呼吸杂志》、《中国实用内科杂志》和《国际呼吸杂志》编委。获得各项资助 13 项，其中国家和省部级项目 11 项，主要研究领域为肺部感染性疾病和 COPD 的临床和相关基础研究。

职业生涯感悟

　　现在想起来，我选择医生这个职业除了因为父母、姑姑等都是医生，从小就看到他们救死扶伤，觉得医生特别了不起，能够在别人痛苦的时候帮助他们，其中最重要的一个原因，就是在少年时代，对我疼爱有加的外婆患上了癌症。在那个缺医少药的年代，外婆很快就去世了。我悲恸极了，连续几个月都沉浸在悲哀中，那时我就暗下决心，长大后考医科大学，征服癌症。所以，我高中毕业报志愿，全部报考的是医学院校，并且不服从调配，当时下定决心，非医学专业不上！

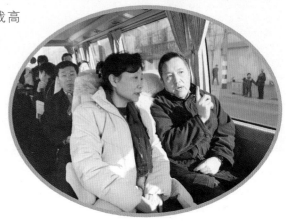

陪同卫生部张茅书记在延安子长县考察

对于医生职业的理解，我认为更多的是受到了父母的影响。父母亲对于我而言是非常好的榜样。想当年他们参加云南援助，参加抗美援朝，都是从医院直接出发，连家都没回。同时他们也没去要求任何奖励、称号，在他们眼里作为一名医生，自己要担负的不止是一个家庭的责任。"职业需要"是我幼时听的最多的一个词语，这四个字也深深地刻到了我的心上。选择了医生这个职业就要有一种职业感、使命感和责任感，在我眼里，医生就应该是我父母这样的。一生做一名正直、有爱心的医生，面对自己、面对患者，都将问心无愧；一生做一名甘于奉献的医生，患者的痊愈就是你的快乐源泉。

现在医患关系的紧张不是简单地在纸上写写画画就能解决的，有太多的关系包含在里面。但是，作为医患两者之间的医生，首先要做的就是做好你自己。同时，在交流过程中尝试着去

贺蓓在办公室

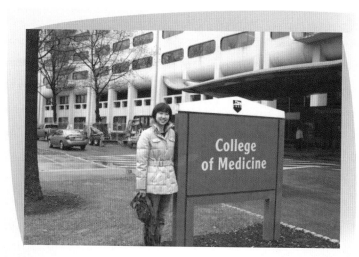

贺蓓女儿在美国宾夕法尼亚攻读硕士研究生

培养和病人之间的信任感，认真对待每一个病人。人心换人心，病人都能体会得到，对于某些特殊的病人，耐心进行沟通，就可以避免很多矛盾的发生。医患和谐是我们共同的心愿，需要我们共同努力。

医生是个长期处在紧张工作环境的职业，放松自己是非常重要的。在放松方式上，家庭对于我而言就是最好的放松场所，我现在每周还会拿出一天时间来和女儿聊聊天，和谐的家庭给你的温暖、温馨是其他方式无法做到的。尤其对于女人来说，我认为一个美满和谐的家庭才是支持你获得成功最主要的动力和原因。

赠言青年医生

作为一名医生，你的工作时间不是以 8 小时来计算的，不要说上班时间，下班时间，不要说加班必须给我加班费，不要说节假日我必须回家过年，因为你选择了医生作为职业，你必须要有奉献精神，而这些，都是一种职业需要！

学医的学生一定要认真踏实的积累，在整个社会大环境很浮躁的情况下，

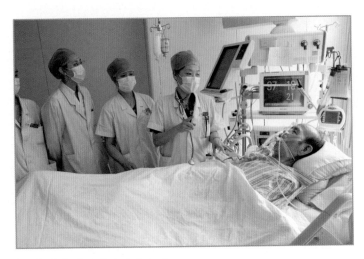

▶ 贺蓓在呼吸重症病房查房

更要脚踏实地地学习、积累。不要怕自己是新手，要抱着勤奋认真的态度对待病人，去实践。眼光要长远，做好自己去争取机会，在工作和生活上要有更多的从容，不要有太多的抱怨。记住：在向别人抱怨之前，先看看自己，大环境是公平的。

　　最后还想跟广大年轻医生说的就是，别浮躁，学会历练，静下心来学习基础知识，多积累，认真对待每位患者，认真对待自己，每个人都会有自己的将来。最后，作为你自己家庭的一份子，记得要回到自己的家庭，放松自己，积极地去面对紧张的工作！

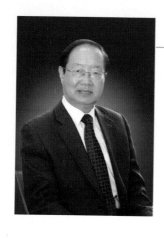

殷凯生

- 南京医科大学二级教授、主任医师、博士研究生导师
- 中华医学会呼吸病学分会常委兼江苏省呼吸病学会名誉主任委员
- 中国中西医结合学会常委兼江苏省呼吸专业委员会主任委员

个人简介

Profile

　　殷凯生，1946年4月生，江苏镇江人。南京医科大学二级教授、主任医师、博士研究生导师，享受国务院特殊津贴的著名呼吸病学专家。现任中华医学会呼吸病学分会常委兼江苏省呼吸病学会名誉主任委员、中国中西医结合学会常委兼江苏省呼吸专业委员会主任委员，中国哮喘联盟总负责人之一、《国际呼吸杂志》和《中华哮喘杂志（电子版）》副总编辑和18种医学杂志的常务编委/编委。培养博士后/博士和硕士研究生60余名。主编《哮喘病的治疗》和《实用抗感染药物治疗学》等专著16部，主编双语《内科学》等全国统编教材6部，主持国家自然科学基金和部、省级课题24项，主持国家新药临床研究80余项，发表医学论文538篇。获国家级优秀图书奖1项、江苏省科技进步一等奖和二等奖各1项、三等奖4项、全军科技进步奖1项、中华医学科技奖1项、国家级实用新型专利1项，2003年获得"全国优秀共产党员"、"全国卫生系统先进个人"、"国家图书奖"和江苏省"五一劳动奖章"，2006年获"首届中国呼吸医师奖"，2007年获"中国医师奖"，2009年获"江苏省突出医学成就奖"，2010年获得"全国优秀科技工作者"称号。

职业生涯感悟

我成为一名医生，最重要的是家庭的原因。我父亲和叔叔都是镇江市比较有名的医生。从小耳濡目染，觉得医生能救死扶伤，也特别受社会的尊重，很有成就感。同时，幼年时被血吸虫感染后漫长的治疗过程也让我体会了病人的痛苦，更坚定了我进入医疗事业救死扶伤的信念。

秉承医学门风不懈奋勇攀登，1963年我考入南京医学院医疗系本科学习，由于成绩优秀毕业后分配到徐州的郊区锻炼。在那里我坚持苦干实干的精神，白天和农民在田里插秧，晚上给村民针灸治疗，深受当地人民的喜欢，多次被评为"先进分子"。

由于报考研究生有严格的年龄限制，为了抓住最后一次机会，我于1980年2月报考。记得当时时间特别紧张，5月份马上要考试，只剩2个多月的准备时间。我白天照常上班，晚上挑灯夜读，天天如此，养成了习惯。那段

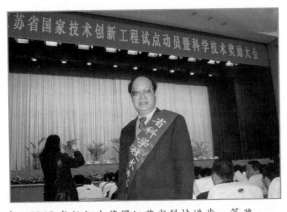

▲ 2010年殷凯生获得江苏省科技进步一等奖

日子真是很充实，我一门心思为了考研，全力以赴，最后如愿以偿，考上了研究生。师从我国著名的呼吸病专家杨玉教授，在南京医学院进行研究生学习，1983年以"全优"的成绩通过答辩，成为获得江苏省呼吸内科医学硕士学位第一人。

医患矛盾古来有之，但原因有很多。我觉得首先是病人痛苦以及对医生的期望和医学现状差异造成的。医学是不断发展的，对疾病认识是永无止境的，医生不可能百病全治；其次，过去都是公费治疗，现在医疗改革以后，虽然患者有医保，但负担依然很重，心理落差大；再次，媒体的推波助澜，也在很大程度上影响了医患关系。但我接触绝大多数的病人及病人家属都是通情达理的，所以作为医生，要多换位思考，多和病人沟通，多关心病人。

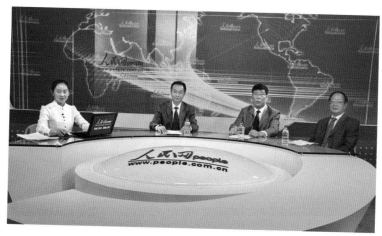

▲ 殷凯生教授在人民网做防治哮喘的节目

我们不能改变环境，就需要我们适应环境，多为病人着想，这样很大程度上能够避免矛盾。

我觉得自己最大的优点是，做任何事情都不服输，都特别努力。做事情一定要做好，绝不能浪费时间。医学除了有医还有学，我虽不是很聪明，但我很勤奋，我坚信勤能补拙。所以我每天晚上都坚持看书，我相信随着时间的积累，终究量变会达到质变的。我发表了500多篇文章，出了20多部书。江苏省重点学科一共有5个人，其中3个是我的学生。目前我培养的学生硕士有40多人，博士20多人，博士后2人，这些都是我引以自豪的事情。

有人问我，工作这么忙，事业和家庭是如何兼顾的？我简单的总结为：有心，用心。一个短信，一个电话，一份小礼物，处处体现家在自己心中的位置。我的第一本书是手写的，50万字，因我的字迹潦草，全是太太帮我转抄的。只有处理好家庭和工作之间的关系，维持家庭生活的和谐、幸福，才能从中获得最大精

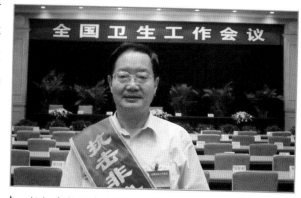

▲ 殷凯生教授在全国卫生会上受表彰

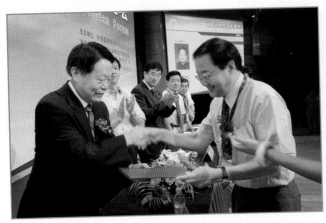

▶ 2006年殷大奎会长为殷凯生教授颁发首届中国呼吸医师奖

神力量，事业家庭双丰收。

众所周知，作为医生，压力特别大，还特别忙。我最大的爱好是玩奇石，这也是我很好的减压方式。无论我长时间出诊、长期出差或者遇到任何烦心事，只要摸到我心爱的石头，顿时觉得心情舒畅。每次一到家，看到我的石头，我就会觉得特别愉悦！

赠言青年医生

1. 学习能力非常重要，要努力学习和工作，并学会抓住重点。

做任何事情都要认认真真，绝不能浪费时间，虚度光阴。宁可不做，也绝不能敷衍了事。

2. 要学会抓住机遇，积极上进，能吃苦，懂规矩，工作规范化。

学习短时间建立患者信任感的能力。不但要有扎实的专业功底，而且还要学会揣摩患者心理，注重细节，将会事半功倍。

3. 做事先做人，人品一定要好，才能当好医生。

年轻医生一定要有耐心、爱心，要真正去关心病人、学会重视病人。医者仁心！

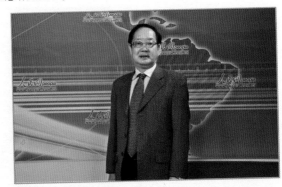

▶ 殷凯生教授做客人民网

黄绍光

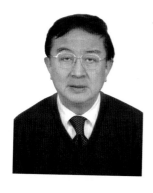

- 上海瑞金医院感染病和呼吸病研究所名誉所长
- 上海医学会危重病专科委员会顾问
- 国家级基金委生理病理学科项目评审专家
- 中华医学会呼吸病学会专家会员

个人简介

▶ Profile

黄绍光，1962 年毕业于上海第二医学院医学系,留校分配到当时的广慈医院肺科工作。在此期间曾于 1965 年受党组织安排，到上海农村接受再教育，参加农村社会主义教育运动工作一年。1976 年又接受组织号召，参加唐山抗震救灾第三批医疗队在灾区工作了 9 个月。在艰苦的自然条件和生活环境中经受了考验。

1981 年考取世界卫生组织奖学金，于 1983 年赴加拿大 McGill 大学 Meakin Christie 研究所担任研究员并参加皇家维克多利亚医院临床工作，师从当时世界著名的呼吸生理学家 Milic Emili 和 M.Cosio 教授，于 1985 年按时回国。1989 年在上海第二医科大学经选拔、评审，破格晋升为上海第二医科大学呼吸内科教授和主任医师。曾任《中华结核和呼吸杂志》副总编辑，上海医学会肺科学会主任委员、上海哮喘之家副主任委员、上海医学会危重病专科委员会副主任委员、中国医师协会呼吸医师分会第一届委员会委员。

现任上海瑞金医院感染病和呼吸病研究所名誉所长、上海医学会危重病专科委员会顾问、国家级基金委生理病理学科项目评审专家，中华医学会医疗事故技术鉴定专家库成员、中华医学会呼吸学会专家会员、中华医学会呼吸学会睡眠学组顾问、《中华全科杂志》编委、《国际呼吸杂志》资深编委、《中国呼吸与危重监护杂志》资深编委、《临床肺科杂志》编委、呼吸学会慢性阻塞性肺病学组慢阻肺学院顾问、MIMS 呼吸系统疾病用药指南编辑顾问、American College of Chest Physician（美国胸科医师学会 ACCP）资深会员、Asian Network for Surveillance of Resistant Pathogens（ANSORP）委员、Tetomilast 临床研究中日韩 CT 评估委员会委员、SAVE 研究 Steering Committee Member 指导委员会委员。

职业生涯感悟

小时候，经常看到父亲为了病人日夜忙碌，记忆中老父亲甚至在八十高龄还在想着要去为病患看病。从小耳染目睹，让我对医生这个职业有着特别的理解："医生不是天使，但却又很实在的帮人解决病痛。是个了不起的职业！"于是，自小就立下明确的志向，以后像父亲一样，救死扶伤，为很多人解除病痛，做一名受人尊敬的好医生。

年轻时怀着一颗单纯的心努力向着自己的目标奋斗。1962 年毕业于上海第二医学院医学系，留校分配到当时的广慈医院肺科工作，正式成为一名医生。在此期间曾于 1965 年受党组织安排，到上海农村接受再教育，参加农村社会主义教育运动工作一年。1976 年又接受组织号召，参加唐山抗震救灾第三批医疗队在灾区工作了 9 个月。在艰苦的自然条件和生活环境中经受了考验。一路走来，我觉得"坚持"是最重要的，如果医生在一线希望面前都不坚持，病人怎么坚持？医学哪有奇迹？任何事情，往往在于我们再坚持一下，再坚持一下也许就会柳暗花明又一村，也许就会创造一个奇迹。

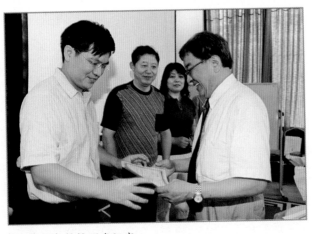
黄绍光教授颁发证书

也许很多人觉得去农村接受再教育，去灾区服务是很辛苦的磨难。其实，那些年对于我来说，是一份非常难得、宝贵的经历，无论是技术还是对医生这个职业的感悟，都上了一个新的台阶。为病人服务的观念，其实就是在这样的经历中培养起来的，不是课本上教的。只有在为

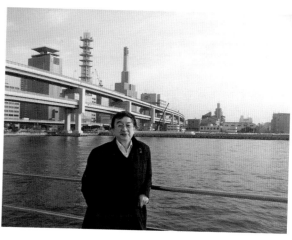

▲ 黄绍光教授休闲生活照

重病人的病床边渡过足够多的不眠之夜，才能掌握抢救病人的过硬本领。扎实的基本功肯定是通过临床实践锻炼出来的。

我们做医生的，一定要学会换位思考，多站在患者的角度想问题。我们如果能够帮助病人分担一些心理上的负担，病人的病情会好转很多。另外，要提高人文素养，医学人文可以帮你更好的和病人沟通，为病人提出更好的解决方案，同时也会帮我们避免很多不愉快和麻烦。

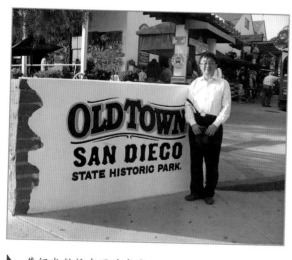

▲ 黄绍光教授在国外考察

再也没有比成为医生拥有更多的机会、责任或是义务了。我总想着为祖国的医疗事业多做些自己力所能及的事情，平时很少能照顾自己的家庭。非常感谢我的爱人对我工作的支持和理解，把家里打理的井井有条，让我能更安心于临床工作。心爱的女儿一家也能按自己的愿望从事自己的事业。

赠言青年医生

　　基本功非常重要，我在教学生怎么做时，更重要的是要告诉学生，为什么这样做。我希望学生们要知其然，也知所以然。要多学习，多看书，踏踏实实掌握基础知识，要学会规范使用技术。虽然现在各种仪器、技术非常发达，但是不要忘了自身根基，不要过多的依赖仪器而忘了医生的基本功锻炼。如果真能做到就能实现多赢，自身的学识有进步，能够帮助病人看好病，同时也为科室的发展、行业的发展做出自己的成绩和贡献。

　　想成为一名好的医生必须要有好的心里调节能力，尽量用最好的状态去面对每一个病人。同时也要相信随着我国医疗事业的发展，公共卫生知识的普及能够大大提高现在医患关系的和谐程度。对于年轻人，懂的"忍让"是非常重要的。在科室里，每个人都有自己的优点，多看人家的长处，少盯人家的短处，少抱怨；对待病人，也要忍让，病人很多时候是没有恶意的，要理解病人是来求助的，有些急躁很正常，还是要学会换位思考；对待自己要认真踏实的积累，谦逊谨慎的做人，有追求，有责任。

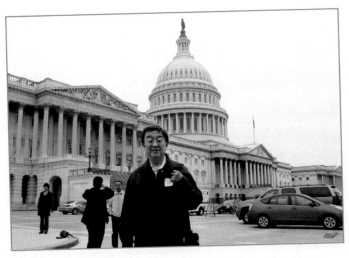

▶ 黄绍光教授在国外